"十四五"河南重点出版物

高等医学教育影像专业规划教材

# X射线检查技术实训与考核

主编　刘媛媛　崔军胜

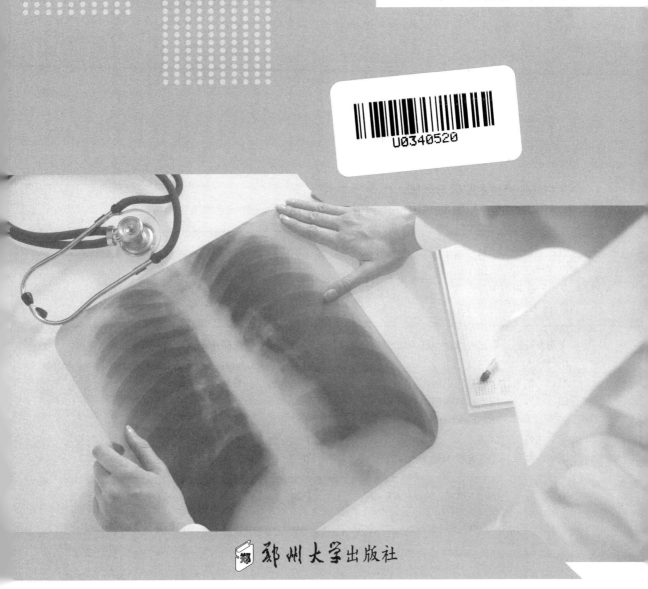

郑州大学出版社

**图书在版编目(CIP)数据**

X 射线检查技术实训与考核／刘媛媛，崔军胜主编. — 郑州：郑州大学出版社，2022. 7(2024. 8 重印)

高等医学教育影像专业规划教材

ISBN 978-7-5645-8608-9

Ⅰ. ①X… Ⅱ. ①刘…②崔… Ⅲ. ①X 射线诊断 - 医学院校 - 教材 Ⅳ. ①R814

中国版本图书馆 CIP 数据核字(2022)第 055203 号

X 射线检查技术实训与考核

X SHEXIAN JIANCHA JISHU SHIXUN YU KAOHE

| | | | | |
|---|---|---|---|---|
| 选题总策划 | 苗 萱 | | 封面设计 | 曾耀东 |
| 助理策划 | 张 楠 | | 版式设计 | 苏永生 |
| 责任编辑 | 薛 晗 | | 责任监制 | 李瑞卿 |
| 责任校对 | 张彦勤 | | | |

| | | | | |
|---|---|---|---|---|
| 出版发行 | 郑州大学出版社 | | 地　　址 | 郑州市大学路 40 号(450052) |
| 出版人 | 卢纪富 | | 网　　址 | http://www. zzup. cn |
| 经　　销 | 全国新华书店 | | 发行电话 | 0371-66966070 |
| 印　　刷 | 河南省诚和印制有限公司 | | | |
| 开　　本 | 787 mm×1 092 mm　1 / 16 | | | |
| 印　　张 | 21.5 | | 字　　数 | 511 千字 |
| 版　　次 | 2022 年 7 月第 1 版 | | 印　　次 | 2024 年 8 月第 3 次印刷 |

| | | | | |
|---|---|---|---|---|
| 书　　号 | ISBN 978-7-5645-8608-9 | | 定　　价 | 79.00 元 |

**顾　　问**

李　萌　教育部高等学校高职高专相关医学类专业教学指导委员会

周进祝　全国高等职业教育医学影像技术及放射治疗技术专业教育教材建设评审委员会

蒋烈夫　河南省卫生职业教育医学影像技术学组

**主 任 委 员**

范　真　南阳医学高等专科学校

**副主任委员**　（以姓氏笔画为序）

于立玲　山东医学高等专科学校

冯　华　咸阳职业技术学院

刘红霞　安阳职业技术学院

刘林祥　山东第一医科大学（山东省医学科学院）

刘荣志　南阳医学高等专科学校

张松峰　商丘医学高等专科学校

易慧智　信阳职业技术学院

郑艳芬　内蒙古科技大学包头医学院第二附属医院

高剑波　郑州大学第一附属医院

陶　春　内蒙古民族大学

程敬亮　郑州大学第一附属医院

委　　员（以姓氏笔画为序）

于立玲　山东医学高等专科学校

丰新胜　山东医学高等专科学校

王　帅　南阳医学高等专科学校

王向华　周口职业技术学院

王毅迪　南阳医学高等专科学校第一附属医院

左晓利　安阳职业技术学院

石继飞　内蒙古科技大学包头医学院

冯　华　咸阳职业技术学院

向　军　毕节医学高等专科学校

刘红霞　安阳职业技术学院

刘林祥　山东第一医科大学(山东省医学科学院)

刘宝冶　内蒙古民族大学附属医院

刘荣志　南阳医学高等专科学校

刘媛媛　咸阳职业技术学院

李　拓　南阳医学高等专科学校第一附属医院

李　臻　郑州大学第一附属医院

李胤桦　郑州大学第一附属医院

郑艳芬　内蒙古科技大学包头医学院第二附属医院

陶　春　内蒙古民族大学

曹允希　山东第一医科大学(山东省医学科学院)

崔军胜　南阳医学高等专科学校

蒋　蕾　南阳医学高等专科学校

樊　冰　南阳医学高等专科学校

**主　编**

　　刘媛媛　　崔军胜

**副主编**

　　任红丽　贺　朝　张兆国　刘翠玲

　　黄　巍　王英林

**编　委**（以姓氏笔画为序）

　　王　贞　信阳职业技术学院

　　王英林　鄂尔多斯应用技术学院

　　王晶晶　苏州卫生职业技术学院

　　任红丽　咸阳职业技术学院

　　闫　悦　安阳职业技术学院

　　刘媛媛　咸阳职业技术学院

　　刘翠玲　潍坊护理职业学院

　　李　杨　南阳医学高等专科学校

　　李佳忆　河南护理职业学院

　　张兆国　陕西中医药大学附属医院

　　张艳霞　济南护理职业学院

　　武宇轩　周口职业技术学院

　　贺　朝　陕西中医药大学第二附属医院

　　黄　巍　河南护理职业学院

　　崔军胜　南阳医学高等专科学校

　　穆　野　信阳职业技术学院

# 编写说明

　　"高等医学教育影像专业规划教材"原丛书名为"医学影像实训与考核"。本套丛书是为了贯彻落实国家高等职业教育教学改革精神,响应临床岗位对医学影像技术专业人才的需求,满足高等教育医学影像技术专业人才培养目标和职业能力要求,进一步规范教材建设,不断提升人才培养水平和教育教学质量而组织编写的。

　　该丛书的编写会由郑州大学出版社主办、有关参编单位承办,已成功举办三届。第一届于2013年12月由南阳医学高等专科学校承办召开;第二届于2017年7月由内蒙古科技大学包头医学院承办召开;第三届于2021年3月由安阳职业技术学院承办召开。编写会议为各院校医学影像专业参编教师提供了相互交流的平台,也为本轮教材的编写奠定了良好的基础。

　　在第三届编写会上,全体编写人员及相关领域的专家通过编写会一起学习和研读教育部颁发的医学影像技术专业教学标准,对各门类教材内容的衔接和各实验实训内容统一等问题进行了充分的研讨。本次编写会不仅决定继续完善各类实训类教材并延续其特色,还决定创新编写适合医学影像技术专业学生学习的理论课教材,为医学影像技术专业的教学与实践提供范本。

　　在本套丛书的编写过程中,一是注重综合医学影像技术专业基本理论和必备知识的应用,突出医学影像技术临床岗位技能的训练,用于医学影像技术专业学生平时的实验实训课及进入临床医院实习前的综合实训操作,力争达到培养医学影像技术专业学生熟练应用技能的目标,缩短学生进入临床岗位的适应期。二是加强了知识和技能课后练习的内容,提炼总结学习要点,为学生"以练促学"提供了评价、评估标准和丰富的题库,方便学生的学习和自测、自评。

　　本轮丛书的大多数编者是来自全国各地本科及高职高专院校医学影像领域教学和临床一线的专家,他们有着丰富的教学和实践经验,特别注重突出应用性与实践性,并关注技术发展带来的学习内容与方式的变化,以适应本科及高职高专层次"三个特定"(培养目标、学制、学时)的需要,并为教学实践中的实训与考核提供参考。

最后,考虑到该丛书已从最初的实训教材扩展到理论课教材,因此将丛书名由"医学影像实训与考核"更名为"高等医学教育影像专业规划教材"。

本套丛书包含的理论教材有:《临床医学概论》《诊断学基础》《医学影像解剖学》《医学影像物理学》《简明传染病影像学》《医学影像设备工作手册》《医学影像图像的三维建模》。包含的实训类教材有:《医学影像诊断实训与考核》(第3版)、《医学影像设备实训与考核》(第3版)、《医学影像检查技术实训与考核》(第2版)、《医学影像成像原理及放射防护实训与考核》《超声医学实训与考核》《超声检查技术实训与考核》《X射线检查技术实训与考核》《CT检查技术实训与考核》《MRI检查技术实训与考核》《介入诊疗技术实训与考核》《影像医学实训教程》。

本套丛书为"十四五"河南重点出版物出版规划项目。其中《医学影像检查技术实训与考核》已经获河南省教育科学研究优秀成果奖;《超声检查技术实训与考核》获批"十四五"首批职业教育河南省规划教材。

**教育部高等学校高职高专相关医学类专业教学指导委员会**
**医学影像技术专业分委会**
**李萌**
**2022年2月**

　　《X射线检查技术实训与考核》基于医学影像技师真实工作流程，创设实训情境，突出学生主体地位，注重以完整工作过程培养学生核心职业能力，结合"岗课赛证"要求，落实"三教"改革，充分发挥教材的育人功能。紧扣高职高专高素质技术技能人才培养目标，结合学生认知规律，突出任务驱动、项目导向，以学生操作为主，教师示范指导，通过X射线检查申请单以临床医学影像技师工作流程开展实训过程，实现"教、学、做"一体化。

　　本教材编写以习近平新时代中国特色社会主义思想为指导，深入贯彻党的二十大精神，落实习近平总书记关于教材建设的重要指示，紧紧围绕立德树人根本任务，坚持正确政治方向，以促进学生全面发展、增强综合素质为目标，创新教材建设理念，增强教材育人功能，重视应用实践，打造培根铸魂、启智增慧、适应时代要求的精品教材。

　　本教材在编写中加强了教学内容与工作岗位的对接，注重培养学生作为X射线摄影技师的核心职业素养。以医学影像科工作案例导入，按照工作任务设计实训操作项目，使实训步骤更贴近X射线技术真实岗位。教材内容涵盖全身各系统常规X射线检查技术、X射线造影检查技术2个学习项目、31项学习任务，每个学习任务均设置实训目的、实训步骤、实训记录、实训讨论、评分标准、知识拓展等环节。每个学习任务均设有课后习题，将放射医学技术资格证、全国医用设备使用人员业务能力考评的考试大纲及全国职业院校医学影像技术技能大赛评分标准融入课后习题,可供学习者复习,便于巩固提升。教材中摄影体位等技能点均以彩图及二维码视频呈现,图文并茂,通俗易懂,可满足随时随地学习需求。

本教材在编写上参考了中华医学会影像技术学会主编的《放射师临床工作指南》,还参考了人民卫生出版社出版的《X 线摄影检查技术》等教材。本书也体现了 2021 年度陕西高等职业教育教学改革研究资助项目——高职医学影像技术专业"三教"改革研究与实践(项目编号:21GY014)的研究成果。本书不仅可作为学生的实训教科书使用,也可作为影像科技师的工具书对临床操作提供帮助。

由于编者水平有限,书中可能存在疏漏或不足之处,恳请广大师生和读者给予指正。

刘媛媛　崔军胜

2022 年 12 月

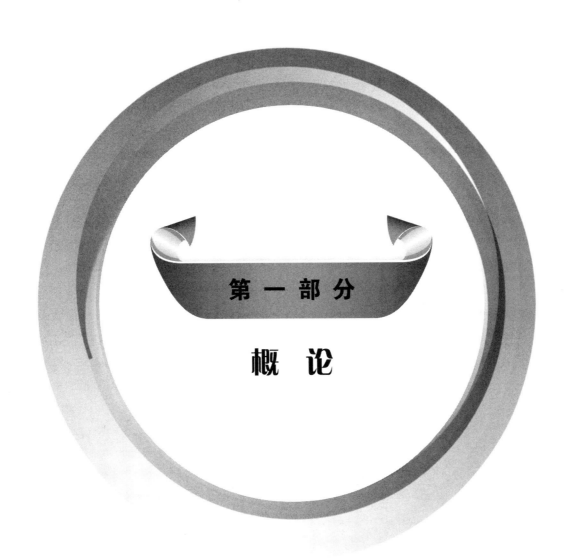

第一部分

概 论

X射线检查技术主要是应用医用X射线摄影装置,通过设置X射线摄影条件、摄影体位、图像后处理、图像质量评价等技术,获取人体结构、病理、生理、生化等信息,为临床提供诊疗信息的综合应用技术。

## 【X射线检查技术发展简史】

1.常规X射线检查技术的发展

1895年11月8日,德国物理学家威廉·康拉德·伦琴在研究阴极射线管中气体放电现象时,发现了X射线,并获得了人类第一张X射线摄影照片,即伦琴夫人的手骨影像。

1896年,人类第一台常规X射线机诞生。

1920年,开始采用各种防护装置对影像技师和被检者进行合理防护。

1920—1950年,旋转阳极X射线管、滤线器、X射线断层摄影装置、多轨迹断层摄影装置、光电限时器、影像增强器、自动洗片机、荧光缩影摄影等相继出现,使得模拟影像的摄影技术得到了广泛的发展。

20世纪80年代,计算机X射线摄影(computed radiography,CR)、数字X射线摄影(digital radiography,DR)成像技术开始应用。

1913年,开始乳腺X射线摄影检查。

1989年,将数字化成像系统应用于牙科影像学检查。

2.X射线检查的发展

1898年,应用造影剂硝酸铋开展造影检查。

1912年,以气体为造影剂,进行脑部造影检查。

20世纪20年代初,各种碘制剂应用于造影检查。

20世纪60年代开始应用非离子型透影剂(又称对比剂),主要用于心血管检查。

3.我国X射线检查技术的发展

1911年,英籍医师康特(H. B. Ket)捐赠给河北省中华医院(今开滦总医院)一台小型X射线机,这是我国第一台小型X射线机。

1951年,上海精密医疗器械厂首先试制200 mA四管单相全波整流X射线机。

1973年,上海第二医学院附属瑞金医院等单位研制出乳腺摄影X射线机。

## 【医学影像技师的职责】

医学影像技师在工作岗位上,在科主任及诊断医生的指导下,正确阅读申请单,按照临床要求,熟练应用医学影像设备,完成体位设计、摄影条件选择、射线防护、图像后处理等操作,为临床诊断提供真实的影像学资料。日常工作中,要做好设备的维护、保养。

作为医学影像技师,不但要独立完成好技术操作,还应具备良好的团队协作精神,建立和谐的"医、技、护"工作模式。关心、体贴每一位患者,让患者有温暖的就医体验,做精技术、善沟通、有温度的新一代医学影像人。

## 【X射线检查技术学习方法】

基于X射线摄影检查技术应用广泛、实践性强的特点,建议在学习中采取以下方法。

1.合作学习法:在实训过程中,按照学生特点进行组合分组,分别体验检查者与被检者,小组成员发挥各自特长,经过讨论,共同完成学习任务。

2.探究学习法:教师依据不同摄影体位,结合临床实际及学生学习特点,创设问题,引导学生注意观察操作细节,主动探究,创新性地解决问题。

3.自主学习法:指导学生按照自身情况,制定短期学习目标,鼓励学生在实现目标中不断前进、自我完善。

（刘媛媛）

# 第 二 部 分

## 常规X射线检查技术

► **任务一**

# 手后前位、手后前斜位、手前后斜位、拇指正位、拇指侧位

【课前预习】

1.自主学习:手骨由腕骨、掌骨、指骨构成。腕骨由 8 块骨组成,排成近、远两列,每列 4 块。腕骨呈现明显的后凸前凹。两列腕骨可相互滑动以增大桡腕关节或腕部的活动,此外每一块小骨与其邻近的小骨也可滑动。腕骨诸骨间借骨间韧带连结。近侧列自外向内的4 块骨:手舟骨是近侧与桡骨相关节的舟形骨,并且有一明显的结节;月骨近侧与桡骨相关节的半月形骨,前面比后面宽;三角骨近侧与桡尺远侧关节的关节盘相关节并呈三个角的锥形骨;豌豆骨是位于三角骨掌面呈豌豆形的小骨。远侧列自外向内的4 块骨:大多角骨是四边形的骨;小多角骨是楔形的骨;头状骨是具有圆形头的骨;钩骨楔形且有一钩状突起。远侧列腕骨的近侧面与近侧列腕骨相关节,其远侧面与掌骨相关节。

指骨与腕骨间的手骨,称为掌骨,共5 块,依次称第 1~5 掌骨。每块掌骨包括一体和两端。远侧端或掌骨头与近节指骨相关节,并且形成拳的指节;近侧端或掌骨底与腕骨相关节。第 1 掌骨(位于拇指)是最粗壮、最短的掌骨。第 3 掌骨因其底的外侧面有一茎突而区别于其他掌骨。

2.自我检测

(1)手部 X 射线平片检查不能观察的是(　　)

　　A.手骨关节结构　　　　　　B.手骨形态　　　　　　C.手骨骨折

　　D.软组织情况　　　　　　　E.骨钙含量

(2)以下哪块不是腕骨(　　)

　　A.舟骨　　　　　　　　　　B.月骨　　　　　　　　C.三角骨

　　D.桡骨　　　　　　　　　　E.钩骨

参考答案:

(1)E　(2)D

7

3.根据检查申请单回答问题。

**×××医院 X 射线检查申请单**

申请科室:急诊科    执行科室:普放室    X 射线号:××××××

| 姓名:李×× 性别:女 年龄:52 岁 门诊号:×××××× |
|---|
| 项目:数字 X 射线摄影(DR) |
| 检查部位:左手 |
| 主诉:左手畸形、疼痛、肿胀 1 h<br>病历摘要:1 h 前滑倒,左手掌着地,左手畸形、疼痛、肿胀及活动受限。临床诊断:怀疑左手手骨骨折 |
| 检查目的与要求:怀疑左手手骨骨折,明确是否有手骨骨折 |
| 重要告知:X 射线、CT 检查有辐射危险,婴幼儿请慎重检查,妊娠 3 个月内禁止检查<br>同意请签字:    联系方式:<br>申请医师:<br>申请日期: |

问题:

(1)根据以上 X 射线检查申请单信息,作为影像技师应如何进行 X 射线检查?

(2)该项检查的检查目的和要求有哪些?

## 【知识目标】

1.了解手骨影像解剖结构。

2.熟悉手骨常见病变的影像诊断。

3.掌握手后前位、手后前斜位、手前后斜位、拇指正位(也称前后位)、拇指侧位摄影流程及要点。

## 【能力目标】

1.能操作 X 射线检查设备,选择合适的手骨摄影条件。

2.能按照手骨摄影规程进行手后前位、手后前斜位、手前后斜位、拇指正位、拇指侧位摄影。

3.学会对图像进行后处理,获得符合诊断要求的影像。

## 【素质目标】

1.通过手摄影规程练习,培养学生养成严谨认真的工作作风,注意射线防护,关爱患者。

2.通过学习手摄影的操作标准,培养学生树立团队协作精神。

## 【实训目的】

1. 能正确且熟练使用 X 射线设备。

2. 掌握手后前位、手后前斜位、手前后斜位、拇指正位、拇指侧位摄影方法。

3. 能够正确对 X 射线照片进行质量评价。

## 【实训步骤】

### (一)概述

1. 在带教指导老师的引导下,学生对手后前位、手后前斜位、手前后斜位、拇指正位、拇指侧位的理论相关知识进行归纳、总结。

2. 在带教指导老师的指导下,根据课前 X 射线检查申请单分组,学生分为检查者和被检者进行角色扮演,掌握手后前位、手后前斜位、手前后斜位、拇指正位、拇指侧位摄影目的、体位设计、中心线、呼吸方式及影像显示知识点。

3. 检查前了解被检者的基本情况,数字 X 射线摄影时做好患者基本信息录入工作。明确检查要求,与被检者或家属进行必要的交流沟通争取最佳配合,暴露被检部位(去除可能重叠在手部的物品,如手表、手链、戒指、指环等)。

### (二)手后前位摄影

1. 普通 X 射线摄影:将标记好的铅字正贴于接收器边缘,并将其置于摄影床一端。使用 CR 摄影系统时把成像板(imaging plates, IP)置于摄影床一端,使用 DR 摄影时把平板探测器置于摄影床下方。

2. 被检者侧坐于摄影床一端,被检侧腕关节及指伸展,手掌向下,手指伸直自然分开,平放并紧贴影像接收器(image receptor, IR;又称照射野),第 3 掌骨头置于 IR 中心。IR 上缘包括指骨软组织,下缘包括腕关节。对非照射部位进行射线防护。

3. 调节摄影距离和中心线,摄影距离一般为 80 cm,中心线经第 3 掌骨头垂直射入接收器。

4. 选择合适的照射野,根据检查部位和被检者情况,能全部容下被检部位即可。

5. 曝光条件:管电压 50 kV、管电流 100 mA、曝光时间 0.08 s,也可选用自动控制曝光。呼吸方式为平静呼吸下曝光。

6. 进行图像后处理、标记图像左右,CR 和 DR 摄影把图像送入影像存储与传输系统(picture archiving and communcation systems, PACS),冲洗或打印照片,观察 X 射线照片显示部位及评价照片质量(图 2-1-1)。

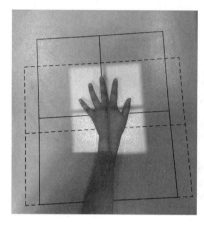
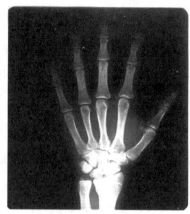

图2-1-1　手后前位体位及影像

### (三)手后前斜位摄影

1.普通 X 射线摄影:将标记好的铅字正贴于接收器边缘,并将其置于摄影床一端。使用 CR 摄影系统时把 IP 置于摄影床一端,使用 DR 摄影时把平板探测器置于摄影床下方。

2.被检者侧坐于摄影床一端,被检侧手掌向下,小指和第 5 掌骨触及 IR,桡侧抬高掌面与接收器约呈 45°角,手指均匀分开且稍弯曲,各指尖触及 IR,第 3 掌骨头置于 IR 中心。IR 上缘包括指骨软组织,下缘包括腕关节。对非照射部位进行射线防护。

3.调节摄影距离和中心线,摄影距离一般为 80 cm,中心线经第 3 掌骨头垂直射入接收器。

4.选择合适的照射野,根据检查部位和被检者情况,能全部容下被检部位即可。

5.曝光条件:管电压 45～50 kV、管电流 100 mA、曝光时间 0.08 s,也可选用自动控制曝光。呼吸方式为平静呼吸下曝光。

6.进行图像后处理、标记图像左右,CR 和 DR 摄影把图像送入 PACS 系统,冲洗或打印照片,观察 X 射线照片显示部位及评价照片质量(图2-1-2)。

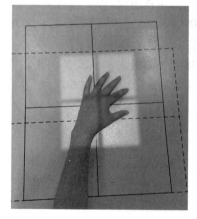
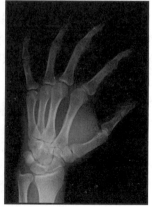

图2-1-2　手后前斜位体位及影像

**（四）手前后斜位摄影**

1.普通 X 射线摄影：将标记好的铅字正贴于接收器边缘，并将其置于摄影床一端。使用 CR 摄影系统时把 IP 置于摄影床一端，使用 DR 摄影时把平板探测器置于摄影床下方。

2.被检者侧坐于摄影床一端，被检侧手呈侧位，手外旋使手背与 IR 约呈 45°角，各手指自然分开，第4、5掌骨背侧触及 IR，第3掌骨头置于 IR 中心。IR 上缘包括指骨软组织，下缘包括腕关节。对非照射部位进行射线防护。

3.调节摄影距离和中心线，摄影距离一般为80 cm，中心线经第3掌骨头垂直射入接收器。

4.选择合适的 IR，根据检查部位和被检者情况，能全部容下被检部位即可。

5.曝光条件：管电压45～50 kV、管电流100 mA、曝光时间0.08 s，也可选用自动控制曝光。呼吸方式为平静呼吸下曝光。

6.进行图像后处理、标记图像左右，CR 和 DR 摄影把图像送入 PACS 系统，冲洗或打印照片，观察 X 射线照片显示部位及评价照片质量（图2-1-3）。

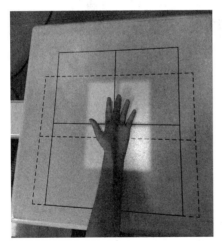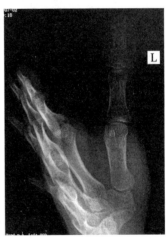

**图2-1-3　手前后斜位体位及影像**

**（五）拇指正位摄影**

1.普通 X 射线摄影：将标记好的铅字正贴于接收器边缘，并将其置于摄影床一端。使用 CR 摄影系统时把 IP 置于摄影床一端，使用 DR 摄影时把平板探测器位于摄影床下方。

2.被检者侧坐于摄影床一端，被检侧前臂伸直，手及前臂极度内旋，被检侧拇指背面紧贴 IR，用对侧手将被检侧的其余四指向手背掰开，将拇指掌指关节置于 IR 中心。IR 上缘包括拇指骨软组织，下缘包括腕关节。对非照射部位进行射线防护。

3.调节摄影距离和中心线，摄影距离一般为80 cm，中心线经拇指掌指关节垂直射入接收器。

4.选择合适的照射野,根据检查部位和被检者情况,能全部容下被检部位即可。

5.曝光条件:管电压45～50 kV、管电流100 mA、曝光时间0.08 s,也可选用自动控制曝光。呼吸方式为平静呼吸下曝光。

6.进行图像后处理、标记图像左右,CR 和 DR 摄影把图像送入 PACS 系统,冲洗或打印照片,观察 X 射线照片显示部位及评价照片质量(图2-1-4)。

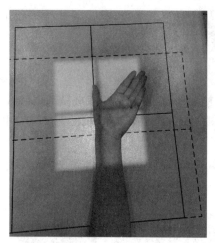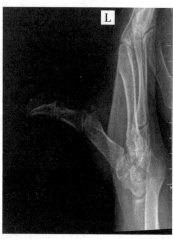

图2-1-4 拇指正位体位及影像

(六)拇指侧位摄影

1.普通 X 射线摄影:将标记好的铅字正贴于接收器边缘,并将其置于摄影床一端。使用 CR 摄影系统时把 IP 置于摄影床一端,使用 DR 摄影时把平板探测器置于摄影床下方。

2.被检者侧坐于摄影床一端,被检侧前臂伸直,被检侧拇指外侧贴近 IR,其余四指自然弯曲或半握拳,将拇指掌指关节置于 IR 中心。IR 上缘包括拇指骨软组织,下缘包括腕关节。对非照射部位进行射线防护。

3.调节摄影距离和中心线,摄影距离一般为80 cm,中心线经拇指掌指关节垂直射入接收器。

4.选择合适的照射野,根据检查部位和被检者情况,能全部容下被检部位即可。

5.曝光条件:管电压45～50 kV、管电流100 mA、曝光时间0.08 s,也可选用自动控制曝光。呼吸方式为平静呼吸下曝光。

6.进行图像后处理、标记图像左右,CR 和 DR 摄影把图像送入 PACS 系统,冲洗或打印照片,观察 X 射线照片显示部位及评价照片质量(图2-1-5)。

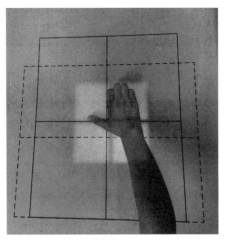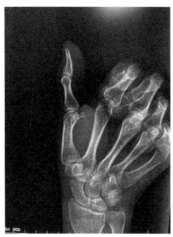

图 2-1-5　拇指侧位体位及影像

## 【实训记录】

实训记录见表 2-1-1。

表 2-1-1　实训记录

| 摄影体位 | 焦点大小 | 管电压/kV | 管电流/mA | 曝光时间/s | FFD/cm | 滤线栅(有/无) |
|---|---|---|---|---|---|---|
| 手后前位 | | | | | | |
| 手后前斜位 | | | | | | |
| 手前后斜位 | | | | | | |
| 拇指正位 | | | | | | |
| 拇指侧位 | | | | | | |

## 【实训讨论】

1. 手后前位 X 射线摄影,体位设计分别是什么?
2. 手后前斜位和前后斜位的主要区别是什么? 影像显示有哪些不一样?
3. 拇指正位和拇指侧位的中心线是什么?

## 【实训视频】

手后前位摄影体位

手后前斜位摄影体位

手前后斜位摄影体位

拇指正位摄影体位

拇指侧位摄影体位

## 【评分标准】

手后前位摄影评分标准

| 项目总分 | 考核内容 | 分值 | 评分标准 | 得分 |
|---|---|---|---|---|
| 准备质量标准（20分） | 1.详细阅读申请单,核对被检者姓名、性别、检查部位 | 6分 | 未核对者扣6分 | |
| | 2.检查室温、空气湿度,接通设备电源、开机;观察电源电压是否正常 | 6分 | 缺一项扣1分 | |
| | 3.检查接收器(FPD/IP)位置是否正确、打印机状态是否正常 | 4分 | 不符合要求每项扣2分 | |
| | 4.去除被检者身上金属等高密度异物 | 4分 | 未做扣4分 | |

续表

| 项目总分 | 考核内容 | 分值 | 评分标准 | 得分 |
|---|---|---|---|---|
| 操作质量标准（70 分） | 1. 移动 X 射线管,焦-片距离调整在 80 cm 范围内 | 7 分 | 根据情况酌情扣分 | |
| | 2. 将 X 射线中心线对准床下滤线栅中心,调整照射野,第 3 掌骨头置于 IR 中心。IR 上缘包括指骨软组织,下缘包括腕关节 | 10 分 | 根据情况酌情扣分 | |
| | 3. 录入被检者信息。录入被检者姓名、年龄、体重、病史等信息 | 3 分 | 未做扣 3 分 | |
| | 4. 被检者摄影体位中点对准台面中线。叮嘱被检者曝光时保持体位静止不变 | 6 分 | 一项未做扣 3 分 | |
| | 5. 被检者侧坐于摄影床一端,被检侧腕关节及指伸展,手掌向下,手指伸直自然分开,平放并紧贴 IR,呼吸方式正确 | 9 分 | 一项未做扣 3 分 | |
| | 6. 中心线经第 3 掌骨头垂直射入接收器 | 6 分 | 根据情况酌情扣分 | |
| | 7. 体位上下缘定位正确 | 4 分 | 根据情况酌情扣分 | |
| | 8. 对非照射部位进行射线防护 | 5 分 | 未做扣 5 分 | |
| | 9. 设置曝光条件,管电压和管电流正确,也可选用自动控制曝光 | 8 分 | 根据情况酌情扣分 | |
| | 10. 手闸曝光,曝光期间观察曝光指示灯是否正常 | 6 分 | 未做扣 6 分 | |
| | 11. 曝光结束,记录摄影条件,预览图像,判断图像质量是否合格 | 6 分 | 未做扣 6 分 | |
| 图像后处理及存储质量标准（10 分） | 1. 在 CR/DR 系统中新建检查项目,录入被检者信息,选择检查部位、体位,点击"确认"键,进入曝光界面 | 2 分 | 未做扣 2 分 | |
| | 2. CR 系统用条码扫描仪对 IP 的条码窗进行信息读取。将扫描后的 IP 插入激光扫描仪,读取影像信息 | 2 分 | 未做扣 2 分 | |
| | 3. 获得图像后,对图像进行后处理,调节亮度、剪裁、标记,并对多幅图像进行排版。影像显示能满足诊断学要求 | 2 分 | 根据情况酌情扣分 | |
| | 4. 确认图像信息,存储、传输、打印照片 | 2 分 | 未做扣 2 分 | |
| | 5. 退回至主界面,按顺序关机 | 2 分 | 未做扣 2 分 | |

手后前斜位摄影评分标准

| 项目总分 | 考核内容 | 分值 | 评分标准 | 得分 |
|---|---|---|---|---|
| 准备质量标准<br>（20分） | 1.详细阅读申请单，核对被检者姓名、性别、检查部位 | 6分 | 未核对者扣6分 | |
| | 2.检查室温、空气湿度，接通设备电源、开机；观察电源电压是否正常 | 6分 | 缺一项扣1分 | |
| | 3.检查接收器（FPD/IP）位置是否正确、打印机状态是否正常 | 4分 | 不符合要求每项扣2分 | |
| | 4.去除被检者身上金属等高密度异物 | 4分 | 未做扣4分 | |
| 操作质量标准<br>（70分） | 1.移动X射线管，焦-片距离调整在80 cm范围内 | 7分 | 根据情况酌情扣分 | |
| | 2.将X射线中心线对准床下滤线栅中心，调整照射野，第3掌骨头置于IR中心。IR上缘包括指骨软组织，下缘包括腕关节 | 10分 | 根据情况酌情扣分 | |
| | 3.录入被检者信息。录入被检者姓名、年龄、体重、病史等信息 | 3分 | 未做扣3分 | |
| | 4.被检者摄影体位中点对准台面中线。叮嘱被检者曝光时保持体位静止不变 | 6分 | 一项未做扣3分 | |
| | 5.被检者侧坐于摄影床一端，被检侧手掌向下，小指和第5掌骨触及IR，桡侧抬高掌面与接收器约呈45°角，手指均匀分开且稍弯曲，各指尖触及IR。呼吸方式正确 | 9分 | 一项未做扣3分 | |
| | 6.中心线经第3掌骨头垂直射入接收器 | 6分 | 根据情况酌情扣分 | |
| | 7.体位上下缘定位正确 | 4分 | 根据情况酌情扣分 | |
| | 8.对非照射部位进行射线防护 | 5分 | 未做扣5分 | |
| | 9.设置曝光条件，管电压和管电流正确，也可选用自动控制曝光 | 8分 | 根据情况酌情扣分 | |
| | 10.手闸曝光，曝光期间观察曝光指示灯是否正常 | 6分 | 未做扣6分 | |
| | 11.曝光结束，记录摄影条件，预览图像，判断图像质量是否合格 | 6分 | 未做扣6分 | |

续表

| 项目总分 | 考核内容 | 分值 | 评分标准 | 得分 |
|---|---|---|---|---|
| 图像后处理及存储质量标准（10分） | 1.在 CR/DR 系统中新建检查项目,录入被检者信息,选择检查部位、体位,点击"确认"键,进入曝光界面 | 2分 | 未做扣2分 | |
| | 2.CR 系统用条码扫描仪对 IP 的条码窗进行信息读取。将扫描后的 IP 插入激光扫描仪,读取影像信息 | 2分 | 未做扣2分 | |
| | 3.获得图像后,对图像进行后处理,调节亮度、剪裁、标记,并对多幅图像进行排版。影像显示能满足诊断学要求 | 2分 | 根据情况酌情扣分 | |
| | 4.确认图像信息,存储、传输、打印照片 | 2分 | 未做扣2分 | |
| | 5.退回至主界面,按顺序关机 | 2分 | 未做扣2分 | |

【知识拓展】

**手侧位**

体位设计:被检者侧坐于摄影床一端;被检侧手伸直,尺侧在下,拇指位于并拢的四指上方,手掌与 IR 垂直;第 5 掌骨头置于 IR 中心。

中心线:对准第 2 掌骨头垂直暗盒射入。

标准影像显示:第 2、3、4、5 掌骨呈侧位,第 1 掌骨呈正位影像,诸骨相互重叠;手掌侧及背侧软组织影像显示良好。

用途:观察手部软组织内异物位置及骨折或脱位情况。

【课后习题】

1.手骨病变检查的首选体位是(　　　　)

　A.手前后位　　　　　　　B.手后前位和斜位　　　　　C.手侧位

　D.手斜位　　　　　　　　E.手双斜位

2.手正斜位摄片中心线对应的解剖部位是(　　　　)

　A.第 1 掌骨头　　　　　　B.第 2 掌骨头　　　　　　　C.第 3 掌骨头

　D.第 4 掌骨头　　　　　　E.第 5 掌骨头

3.手后前斜位摄片要求正确的方法是(　　　)

　　A.掌侧贴近接收器　　　　B.尺侧贴近接收器　　　　C.背侧贴近接收器

　　D.桡侧贴近接收器　　　　E.以上都错

参考答案:

1.B　2.C　3.B

(刘媛媛)

# 腕关节后前位、腕关节侧位、腕关节尺偏位

## 【课前预习】

1. 自主学习:腕关节是一由多关节组成的复杂关节,包括桡腕关节、腕骨间关节和腕掌关节,3 个关节相互关连,统称为腕关节。桡腕关节由桡骨远端、尺骨远端的三角软骨盘和近排腕骨中的手舟骨、月骨、三角骨构成。腕骨间关节由近排腕骨和远排腕骨构成。腕掌关节由远排腕骨和第 2 ~ 5 掌骨基底构成,而由大多角骨与第 1 掌骨构成的拇指腕掌关节为一独立的关节。桡骨远端膨大,外侧向下延伸形成桡骨茎突,内侧有凹陷的关节面,桡骨尺侧切迹。尺骨头背侧向下突出为尺骨茎突,正常人桡骨茎突较尺骨茎突长1.0 ~ 1.5 cm。尺骨头相对于腕骨完全是关节外结构,但其外侧的半环形关节面与桡骨构成远尺桡关节,其远侧与关节盘相关节。关节盘(三角软骨盘)置于远尺、桡骨之间,并将尺骨与腕关节隔开,它附着于尺骨茎突、桡骨内侧面及腕关节囊上,关节盘是尺骨远端的重要部分,具有维持远尺桡关节稳定的作用。

2. 自我检测

(1)腕关节尺偏位主要显示的部位是(　　　　)

    A. 手舟骨            B. 月骨            C. 豌豆骨

    D. 三角骨            E. 头状骨

(2)腕关节 X 射线不能观察的改变是(　　　　)

    A. 关节间隙增宽       B. 关节软骨情况    C. 关节周围软组织情况

    D. 关节两骨端         E. 骨性关节面情况

参考答案:

(1)A　(2)B

3. 根据检查申请单回答问题。

×××医院 X 射线检查申请单

申请科室:急诊科　　　执行科室:普放室　　　X 射线号:×××××

| |
|---|
| 姓名:李××　　性别:女　　年龄:36 岁　　门诊号:×××××× |
| 项目:数字 X 射线摄影(DR) |
| 检查部位:腕关节 |
| 主诉:右腕畸形、肿痛 1 h<br>病历摘要:1 h 前滑倒,右手着地,右腕畸形、剧痛、肿胀、活动受限。临床诊断:怀疑右侧腕骨骨折伴脱位 |
| 检查目的与要求:怀疑右侧腕骨骨折伴脱位,明确是否有腕骨骨折 |
| 重要告知:X 射线、CT 检查有辐射危险,婴幼儿请慎重检查,妊娠 3 个月内禁止检查<br>同意请签字:　　　　　联系方式:<br>申请医师:<br>申请日期: |

问题:

(1)根据以上 X 射线检查申请单信息,作为影像技师应如何进行 X 射线检查?

(2)该项检查的检查目的和要求有哪些?

【知识目标】

1.了解腕骨影像解剖结构。

2.熟悉腕关节常见病变的影像诊断。

3.掌握腕关节后前位、腕关节侧位、腕关节尺偏位摄影流程及要点。

【能力目标】

1.能操作 X 射线检查设备,选择合适的腕关节摄影条件。

2.能按照腕关节摄影规程进行腕关节后前位、腕关节侧位、腕关节尺偏位摄影。

3.学会对图像进行后处理,获得符合诊断要求的影像。

【素质目标】

1.通过腕关节摄影规程练习,培养学生养成严谨认真的工作作风,注意射线防护,关爱患者。

2.通过学习腕关节摄影的操作标准,培养学生树立团队协作精神。

【实训目的】

1.能正确且熟练使用 X 射线设备。

2. 掌握腕关节后前位、腕关节侧位、腕关节尺偏位 X 射线摄影方法。

3. 能够正确对 X 射线照片进行质量评价。

## 【实训步骤】

### (一)概述

1. 在带教指导老师的引导下,学生对腕关节后前位、腕关节侧位、腕关节尺偏位的理论相关知识进行归纳、总结。

2. 在带教指导老师的指导下,根据课前 X 射线检查申请单分组,学生分为检查者和被检者进行角色扮演,掌握腕关节后前位、腕关节侧位、腕关节尺偏位摄影目的、体位设计、中心线、呼吸方式及影像显示知识点。

3. 检查前了解被检者的基本情况,数字 X 射线摄影时做好患者基本信息录入工作。明确检查要求,与被检者或家属进行必要的交流沟通争取最佳配合,暴露被检部位(去除可能重叠在腕部的物品,如手链、手表、手镯等)。

### (二)腕关节后前位摄影

1. 普通 X 射线摄影:将标记好的铅字正贴于接收器边缘,并将其置于摄影床一端。使用 CR 摄影系统时把 IP 置于摄影床一端,使用 DR 摄影时把平板探测器置于摄影床下方。

2. 被检者侧坐于摄影床一端,被检侧肘部弯曲,前臂伸直,掌面向下呈半握拳状或伸直,被检侧腕部紧贴 IR,尺、桡骨茎突连线中点置于 IR 中心。IR 上缘包括掌骨,下缘包括尺、桡骨远端。对非照射部位进行射线防护。

3. 调节摄影距离和中心线,摄影距离一般为 80 cm,中心线经尺、桡骨茎突连线的中点垂直射入接收器。

4. 选择合适的照射野根据检查部位和被检者情况,能全部容下被检部位即可。

5. 曝光条件:管电压 50 kV、管电流 100 mA、曝光时间 0.08 s,也可选用自动控制曝光。呼吸方式为平静呼吸下曝光。

6. 进行图像后处理、标记图像左右,CR 和 DR 摄影把图像送入 PACS 系统,冲洗或打印照片,观察 X 射线照片显示部位及评价照片质量(图 2-2-1)。

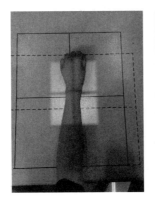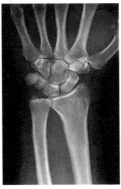

图 2-2-1 腕关节后前位体位及影像

（三）腕关节侧位摄影

1.普通 X 射线摄影:将标记好的铅字正贴于接收器边缘,并将其置于摄影床一端。使用 CR 摄影系统时把 IP 置于摄影床一端,使用 DR 摄影时把平板探测器置于摄影床下方。

2.被检者侧坐于摄影床一端,被检侧手呈半握拳状或伸直,腕部尺侧在下,腕掌面与 IR 垂直,尺骨茎突置于 IR 中心。IR 上缘包括掌骨,下缘包括尺、桡骨远端。对非照射部位进行射线防护。

3.调节摄影距离和中心线,摄影距离一般为 80 cm,中心线经桡骨茎突垂直射入接收器。

4.选择合适的照射野,根据检查部位和被检者情况,能全部容下被检部位即可。

5.曝光条件:管电压 50 kV、管电流 100 mA、曝光时间 0.08 s,也可选用自动控制曝光。呼吸方式为平静呼吸下曝光。

6.进行图像后处理、标记图像左右,CR 和 DR 摄影把图像送入 PACS 系统,冲洗或打印照片,观察 X 射线照片显示部位及评价照片质量(图 2-2-2)。

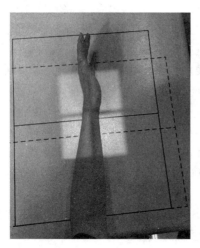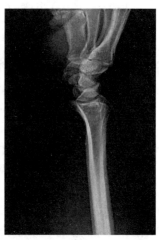

图 2-2-2　腕关节侧位体位及影像

（四）腕关节尺偏位摄影

1.普通 X 射线摄影:将标记好的铅字正贴于接收器边缘,并将其置于摄影床一端。使用 CR 摄影系统时把 IP 置于摄影床一端,使用 DR 摄影时把平板探测器位于摄影床下方。

2.被检者侧坐于摄影床一端,被检侧手和前臂伸直,手掌面向下并向尺侧偏移;腕部置于远端与床面呈 20°角的 IR 中心。上缘包括掌骨,下缘包括尺、桡骨远端。对非照射部位进行射线防护。

3.调节摄影距离和中心线,摄影距离一般为 80 cm,中心线经尺、桡骨茎突连线中点垂直射入接收器。

4. 选择合适的照射野,根据检查部位和被检者情况,能全部容下被检部位即可。

5. 曝光条件:管电压 50 kV、管电流 100 mA、曝光时间 0.08 s,也可选用自动控制曝光。呼吸方式为平静呼吸下曝光。

6. 进行图像后处理、标记图像左右,CR 和 DR 摄影把图像送入 PACS 系统,冲洗或打印照片,观察 X 射线照片显示部位及评价照片质量(图 2-2-3)。

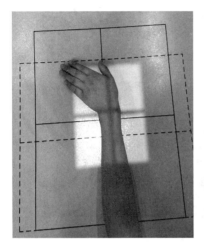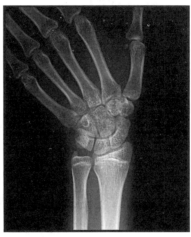

图 2-2-3　腕关节尺偏位体位及影像

【实训记录】

实训记录见表 2-2-1。

表 2-2-1　实训记录

| 摄影体位 | 焦点大小 | 管电压/kV | 管电流/mA | 曝光时间/s | FFD/cm | 滤线栅(有/无) |
|---|---|---|---|---|---|---|
| 腕关节后前位 | | | | | | |
| 腕关节侧位 | | | | | | |
| 腕关节尺偏位 | | | | | | |

【实训讨论】

1. 腕关节后前位和侧位摄影时,中心线的入射点是什么?

2. 申请单中的被检者摄影体位 X 射线照片主要观察什么内容?

3. 腕关节尺偏位的摄影目的和体位设计分别是什么?

【实训视频】

腕关节后前位摄影体位

腕关节侧位摄影体位

腕关节尺偏位摄影体位

【评分标准】

腕关节后前位摄影评分标准

| 项目总分 | 考核内容 | 分值 | 评分标准 | 得分 |
|---|---|---|---|---|
| 准备质量标准<br>（20分） | 1.详细阅读申请单,核对被检者姓名、性别、检查部位 | 6分 | 未核对者扣6分 | |
| | 2.检查室温、空气湿度,接通设备电源、开机;观察电源电压是否正常 | 6分 | 缺一项扣1分 | |
| | 3.检查接收器（FPD/IP）位置是否正确、打印机状态是否正常 | 4分 | 不符合要求每项扣2分 | |
| | 4.去除被检者身上金属等高密度异物 | 4分 | 未做扣4分 | |

续表

| 项目总分 | 考核内容 | 分值 | 评分标准 | 得分 |
|---|---|---|---|---|
| 操作质量标准（70分） | 1. 移动 X 射线管,焦-片距离调整在 80 cm 范围内 | 7分 | 根据情况酌情扣分 | |
| | 2. 将 X 射线中心线对准床下滤线栅中心,调整照射野,尺、桡骨茎突连线中点置于 IR 中心。IR 上缘包括掌骨,下缘包括尺、桡骨远端 | 10分 | 根据情况酌情扣分 | |
| | 3. 录入被检者信息。录入被检者姓名、年龄、体重、病史等信息 | 3分 | 未做扣3分 | |
| | 4. 被检者摄影体位中点对准台面中线。叮嘱被检者曝光时保持体位静止不变 | 6分 | 一项未做扣3分 | |
| | 5. 被检者侧坐于摄影床一端,被检侧肘部弯曲,前臂伸直,掌面向下呈半握拳状或伸直,被检侧腕部紧贴 IR,呼吸方式正确 | 9分 | 一项未做扣3分 | |
| | 6. 中心线经第 3 掌骨头垂直射入接收器 | 6分 | 根据情况酌情扣分 | |
| | 7. 体位上下缘定位正确 | 4分 | 根据情况酌情扣分 | |
| | 8. 对非照射部位进行射线防护 | 5分 | 未做扣5分 | |
| | 9. 设置曝光条件,管电压和管电流正确,也可选用自动控制曝光 | 8分 | 根据情况酌情扣分 | |
| | 10. 手闸曝光,曝光期间观察曝光指示灯是否正常 | 6分 | 未做扣6分 | |
| | 11. 曝光结束,记录摄影条件,预览图像,判断图像质量是否合格 | 6分 | 未做扣6分 | |
| 图像后处理及存储质量标准（10分） | 1. 在 CR/DR 系统中新建检查项目,录入被检者信息,选择检查部位、体位,点击"确认"键,进入曝光界面 | 2分 | 未做扣2分 | |
| | 2. CR 系统用条码扫描仪对 IP 的条码窗进行信息读取。将扫描后的 IP 插入激光扫描仪,读取影像信息 | 2分 | 未做扣2分 | |
| | 3. 获得图像后,对图像进行后处理,调节亮度、剪裁、标记,并对多幅图像进行排版。影像显示能满足诊断学要求 | 2分 | 根据情况酌情扣分 | |
| | 4. 确认图像信息,存储、传输、打印照片 | 2分 | 未做扣2分 | |
| | 5. 退回至主界面,按顺序关机 | 2分 | 未做扣2分 | |

## 腕关节侧位摄影评分标准

| 项目总分 | 考核内容 | 分值 | 评分标准 | 得分 |
|---|---|---|---|---|
| 准备质量标准（20分） | 1.详细阅读申请单，核对被检者姓名、性别、检查部位 | 6分 | 未核对者扣6分 | |
| | 2.检查室温、空气湿度，接通设备电源、开机；观察电源电压是否正常 | 6分 | 缺一项扣1分 | |
| | 3.检查接收器（FPD/IP）位置是否正确、打印机状态是否正常 | 4分 | 不符合要求每项扣2分 | |
| | 4.去除被检者身上金属等高密度异物 | 4分 | 未做扣4分 | |
| 操作质量标准（70分） | 1.移动X射线管，焦-片距离调整在80 cm范围内 | 7分 | 根据情况酌情扣分 | |
| | 2.将X射线中心线对准床下滤线栅中心，调整照射野，尺骨茎突置于IR中心。IR上缘包括掌骨，下缘包括尺、桡骨远端 | 10分 | 根据情况酌情扣分 | |
| | 3.录入被检者信息。录入被检者姓名、年龄、体重、病史等信息 | 3分 | 未做扣3分 | |
| | 4.被检摄影体位中点对准摄影台面中线。叮嘱被检者曝光时保持体位静止不变 | 6分 | 一项未做扣3分 | |
| | 5.被检者侧坐于摄影床一端，被检侧手呈半握拳状或伸直，腕部尺侧在下，腕掌面与IR垂直。呼吸方式正确 | 9分 | 一项未做扣3分 | |
| | 6.中心线经第3掌骨头垂直射入接收器 | 6分 | 根据情况酌情扣分 | |
| | 7.体位上下缘定位正确 | 4分 | 根据情况酌情扣分 | |
| | 8.对非照射部位进行射线防护 | 5分 | 未做扣5分 | |
| | 9.设置曝光条件，管电压和管电流正确，也可选用自动控制曝光 | 8分 | 根据情况酌情扣分 | |
| | 10.手闸曝光，曝光期间观察曝光指示灯是否正常 | 6分 | 未做扣6分 | |
| | 11.曝光结束，记录摄影条件，预览图像，判断图像质量是否合格 | 6分 | 未做扣6分 | |

续表

| 项目总分 | 考核内容 | 分值 | 评分标准 | 得分 |
|---|---|---|---|---|
| 图像后处理及存储质量标准（10分） | 1.在 CR/DR 系统中新建检查项目,录入被检者信息,选择检查部位、体位,点击"确认"键,进入曝光界面 | 2分 | 未做扣2分 | |
| | 2.CR 系统用条码扫描仪对 IP 的条码窗进行信息读取。将扫描后的 IP 插入激光扫描仪,读取影像信息 | 2分 | 未做扣2分 | |
| | 3.获得图像后,对图像进行后处理,调节亮度、剪裁、标记,并对多幅图像进行排版。影像显示能满足诊断学要求 | 2分 | 根据情况酌情扣分 | |
| | 4.确认图像信息,存储、传输、打印照片 | 2分 | 未做扣2分 | |
| | 5.退回至主界面,按顺序关机 | 2分 | 未做扣2分 | |

## 【知识拓展】

### 四肢摄影注意事项

1.投照任何一个部位,必须使患者处于最舒适的位置。

2.长骨摄影时,应包括上、下两个关节,病变局限在一端时,应至少包括邻近一侧的关节。肢体的长轴与胶片的长轴平行。

3.在一张胶片上投照正、侧两个位置时,两边肢体的同一端必须放在胶片的同一侧。

4.每次投照时所用胶片的大小,应以被检部位的实际大小来衡定尺寸,不要过大或过小。

5.给骨折患者摆位时应小心谨慎,摆动肢体时防止骨折错位,尽量减少患者痛苦。不能动者可转换 X 射线管的方向,以适应其体位。

6.婴幼儿骨关节常规摄取双侧像,以便对比。两次摄影时,摄影条件应相同。

## 【课后习题】

1.腕关节摄影检查的常规体位是(　　)

  A.正位及轴位　　　　　　B.正位和侧位　　　　　　C.正位和斜位

  D.侧位和斜位　　　　　　E.轴位和斜位

2.腕关节正位摄影中心线应对准(　　)

  A.第3掌骨基底部　　　　B.腕骨远侧中点　　　　　C.腕骨近侧中点

  D.桡骨远端的中点　　　　E.尺、桡骨茎突连线的中点

3.腕关节后前位中心线应对准射入接收器的是(　　)

  A.尺、桡骨茎突连线的中点上方1 cm　　　　B.尺、桡骨茎突连线的中点

C.尺、桡骨茎突连线的中点下方 1 cm          D.桡骨茎突

E.尺骨茎突

4.手舟骨骨折应选用的方法是(          )

A.手后前位                    B.手前后斜位                    C.舟骨尺偏位

D.手侧位                      E.手后前斜位

参考答案：

1.B  2.E  3.B  4.C

（刘媛媛）

# 尺、桡骨正位和侧位

## 【课前预习】

1. 自主学习:尺骨为前臂的稳定骨,是两根前臂骨中位于内侧且较长的骨,分二端一体。桡骨位于前臂外侧部,分一体两端。尺骨近侧端有一半月形凹陷的滑车切迹,切迹上下两端有两个突起,上方的为鹰嘴,下方的为冠突。冠突外侧的浅凹为桡骨切迹与桡骨头相关节。冠突下方有一粗糙的尺骨粗隆。尺骨体呈三棱柱形,外侧缘锐利为骨间嵴与桡骨的骨间嵴相对。远侧端细小,呈圆盘状称尺骨头;从尺骨头后内侧发出一小而圆的突起为尺骨茎突,尺骨茎突的位置较桡骨茎突高 1 cm。桡骨上端膨大称桡骨头,头上面的关节凹与肱骨小头相关节;头下方略细,称桡骨颈,颈的内下侧有突起的桡骨粗隆,桡骨体呈二棱柱形,内侧缘为薄锐的骨间缘。下端前凹后凸,外侧向下突出,称茎突,下端内面有关节面,称尺切迹,与尺骨头相关节,下面有腕关节面与腕骨相关节。

2. 自我检测

(1)以下属于长骨的是(      )

    A. 肋骨                 B. 胸骨                 C. 椎骨

    D. 尺、桡骨          E. 头骨

(2)关于上肢骨位置描述正确的是(      )

    A. 肱骨位于桡骨上方       B. 尺骨位于桡骨外侧       C. 肱骨位于尺骨下方

    D. 肱骨位于桡骨下方       E. 以上都错误

**参考答案:**

(1)D   (2)A

3. 根据检查申请单回答问题。

×××医院 X 射线检查申请单

申请科室:急诊科　　执行科室:普放室　　X 射线号:×××××

| | |
|---|---|
| 姓名:李××　　性别:女　　年龄:31 岁　　门诊号:×××××× | |
| 项目:数字 X 射线摄影(DR) | |
| 检查部位:前臂 | |
| 主诉:右前臂剧痛 1 h<br>病历摘要:1 h 前摔倒,右手掌着地,右前臂中下段剧痛、肿胀,临床诊断:怀疑右前臂骨折<br>检查目的与要求:怀疑右前臂骨折,明确是否有尺、桡骨骨折 | |
| 重要告知:X 射线、CT 检查有辐射危险,婴幼儿请慎重检查,妊娠 3 个月内禁止检查<br>同意请签字:　　　　　联系方式:<br>申请医师:<br>申请日期: | |

问题:

(1)根据以上 X 射线检查申请单信息,作为影像技师应如何进行 X 射线检查?

(2)该项检查的检查目的和要求有哪些?

## 【知识目标】

1. 了解尺、桡骨影像解剖结构。

2. 熟悉尺、桡骨常见病变的影像诊断。

3. 掌握尺、桡骨正位和侧位摄影流程及要点。

## 【能力目标】

1. 能操作 X 射线检查设备,选择合适的尺、桡骨摄影条件。

2. 能按照尺、桡骨摄影规程进行尺、桡骨正位和侧位摄影。

3. 学会对图像进行后处理,获得符合诊断要求的影像。

## 【素质目标】

1. 通过尺、桡骨摄影规程练习,培养学生养成严谨认真的工作作风,注意射线防护,关爱患者。

2. 通过学习尺、桡骨摄影的操作标准,培养学生树立团队协作精神。

## 【实训目的】

1. 能正确且熟练使用 X 射线设备。

2. 掌握尺、桡骨正位和侧位 X 射线摄影方法。

3.能够正确对 X 射线照片进行质量评价。

## 【实训步骤】

### (一)概述

1.在带教指导老师的引导下,学生对尺、桡骨正位和侧位的理论相关知识进行归纳、总结。

2.在带教指导老师的指导下,根据课前 X 射线检查申请单分组,学生分为检查者和被检者进行角色扮演,掌握尺、桡骨正位和侧位摄影目的、体位设计、中心线、呼吸方式及影像显示知识点。

3.检查前了解被检者的基本情况,数字 X 射线摄影时做好患者基本信息录入工作。明确检查要求,与被检者或家属进行必要的交流沟通争取最佳配合,暴露被检部位(去除可能重叠在前臂的物品,如手链、手表等,衣袖上的金属纽扣、拉链等)。

### (二)尺、桡骨正位摄影

1.普通 X 射线摄影:将标记好的铅字正贴于接收器边缘,并将其置于摄影床一端。使用 CR 摄影系统时把 IP 置于摄影床一端,使用 DR 摄影时把平板探测器置于摄影床下方。

2.被检者侧坐于摄影一端,被检侧前臂伸直,腕部稍外旋,使前臂远端保持正位体位,肘部及肱骨远端紧贴 IR,背侧在下平放于 IR 上;尺、桡骨长轴与 IR 平行,并包括其两端或邻近病变一端的关节;前臂中点置于 IR 中心。IR 上缘包括肘关节,下缘包括腕关节。对非照射部位进行射线防护。

3.调节摄影距离和中心线,摄影距离一般为 80 cm,中心线经尺、桡骨的中点垂直射入接收器。

4.选择合适的照射野根据检查部位和被检者情况,能全部容下被检部位即可。

5.曝光条件:管电压 55 kV、管电流 100 mA、曝光时间 0.08 s,也可选用自动控制曝光。呼吸方式为平静呼吸下曝光。

6.进行图像后处理、标记图像左右,CR 和 DR 摄影把图像送入 PACS 系统,冲洗或打印照片,观察 X 射线照片显示部位及评价照片质量(图 2-3-1)。

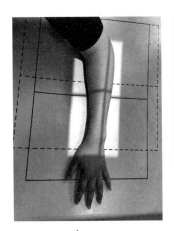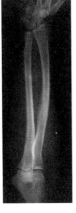

图 2-3-1　尺、桡骨正位体位及影像

**（三）尺、桡骨侧位摄影**

1.普通 X 射线摄影：将标记好的铅字正贴于接收器边缘，并将其置于摄影床一端。使用 CR 摄影系统时把 IP 置于摄影床一端，使用 DR 摄影时把平板探测器置于摄影床下方。

2.被检者侧坐于摄影床一端，被检侧肘部弯曲90°角，手呈侧位，尺侧紧贴 IR，肩部放低，使肘部与肱骨远端贴在接收器上，尺、桡骨中点置于 IR 中心。IR 上缘包括肘关节，下缘包括腕关节。对非照射部位进行射线防护。

3.调节摄影距离和中心线，摄影距离一般为 80 cm，中心线经尺、桡骨中点垂直射入接收器。

4.选择合适的照射野，根据检查部位和被检者情况，能全部容下被检部位即可。

5.曝光条件：管电压 55 kV、管电流 100 mA、曝光时间 0.08 s，也可选用自动控制曝光。呼吸方式为平静呼吸下曝光。

6.进行图像后处理、标记图像左右，CR 和 DR 摄影把图像送入 PACS 系统，冲洗或打印照片，观察 X 射线照片显示部位及评价照片质量（图 2-3-2）。

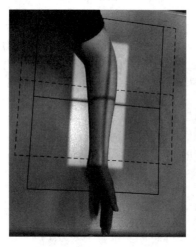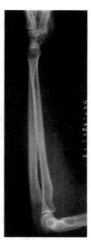

图 2-3-2　尺、桡骨侧位体位及影像

【实训记录】

实训记录见表 2-3-1。

表 2-3-1　实训记录

| 摄影体位 | 焦点大小 | 管电压/kV | 管电流/mA | 曝光时间/s | FFD/cm | 滤线栅(有/无) |
|---|---|---|---|---|---|---|
| 尺、桡骨正位 | | | | | | |
| 尺、桡骨侧位 | | | | | | |

## 【实训讨论】

1. 尺、桡骨正位和侧位 X 射线摄影,体位设计分别是什么?
2. 申请单中的被检者摄影体位 X 射线照片主要观察什么内容?

## 【实训视频】

尺、桡骨正位摄影体位

尺、桡骨侧位摄影体位

## 【评分标准】

**尺、桡骨正位摄影评分标准**

| 项目总分 | 考核内容 | 分值 | 评分标准 | 得分 |
|---|---|---|---|---|
| 准备质量标准<br>(20分) | 1. 详细阅读申请单,核对被检者姓名、性别、检查部位 | 6分 | 未核对者扣6分 | |
| | 2. 检查室温、空气湿度、接通设备电源、开机;观察电源电压是否正常 | 6分 | 缺一项扣1分 | |
| | 3. 检查接收器(FPD/IP)位置是否正确、打印机状态是否正常 | 4分 | 不符合要求每项扣2分 | |
| | 4. 去除被检者身上金属等高密度异物 | 4分 | 未做扣4分 | |
| 操作质量标准<br>(70分) | 1. 移动 X 射线管,焦-片距离调整在 80 cm 范围内 | 7分 | 根据情况酌情扣分 | |
| | 2. 将 X 射线中心线对准床下滤线栅中心,调整照射野;前臂中点置于 IR 中心。IR 上缘包括肘关节,下缘包括腕关节 | 10分 | 根据情况酌情扣分 | |
| | 3. 录入被检者信息。录入被检者姓名、年龄、体重、病史等信息 | 3分 | 未做扣3分 | |
| | 4. 被检者摄影体位中点对准台面中线。叮嘱被检者曝光时保持体位静止不变 | 6分 | 一项未做扣3分 | |

续表

| 项目总分 | 考核内容 | 分值 | 评分标准 | 得分 |
|---|---|---|---|---|
| 操作质量标准<br>（70 分） | 5. 被检者侧坐于摄影一端，被检侧前臂伸直，腕部稍外旋，使前臂远端保持正位体位，肘部及肱骨远端紧贴 IR，背侧在下平放于 IR 上；尺、桡骨长轴与 IR 平行，并包括其两端或邻近病变一端的关节。呼吸方式正确 | 9 分 | 一项未做扣 3 分 | |
| | 6. 中心线经尺、桡骨的中点垂直射入接收器 | 6 分 | 根据情况酌情扣分 | |
| | 7. 体位上下缘定位正确 | 4 分 | 根据情况酌情扣分 | |
| | 8. 对非照射部位进行射线防护 | 5 分 | 未做扣 5 分 | |
| | 9. 设置曝光条件，管电压和管电流正确，也可选用自动控制曝光 | 8 分 | 根据情况酌情扣分 | |
| | 10. 手闸曝光，曝光期间观察曝光指示灯是否正常 | 6 分 | 未做扣 6 分 | |
| | 11. 曝光结束，记录摄影条件，预览图像，判断图像质量是否合格 | 6 分 | 未做扣 6 分 | |
| 图像后处理及存储质量标准<br>（10 分） | 1. 在 CR/DR 系统中新建检查项目，录入被检者信息，选择检查部位、体位，点击"确认"键，进入曝光界面 | 2 分 | 未做扣 2 分 | |
| | 2. CR 系统用条码扫描仪对 IP 的条码窗进行信息读取。将扫描后的 IP 插入激光扫描仪，读取影像信息 | 2 分 | 未做扣 2 分 | |
| | 3. 获得图像后，对图像进行后处理，调节亮度、剪裁、标记，并对多幅图像进行排版。影像显示能满足诊断学要求 | 2 分 | 根据情况酌情扣分 | |
| | 4. 确认图像信息，存储、传输、打印照片 | 2 分 | 未做扣 2 分 | |
| | 5. 退回至主界面，按顺序关机 | 2 分 | 未做扣 2 分 | |

尺、桡骨侧位摄影评分标准

| 项目总分 | 考核内容 | 分值 | 评分标准 | 得分 |
|---|---|---|---|---|
| 准备质量标准<br>（20分） | 1.详细阅读申请单,核对被检者姓名、性别、检查部位 | 6分 | 未核对者扣6分 | |
| | 2.检查室温、空气湿度,接通设备电源、开机;观察电源电压是否正常 | 6分 | 缺一项扣1分 | |
| | 3.检查接收器（FPD/IP）位置是否正确、打印机状态是否正常 | 4分 | 不符合要求每项扣2分 | |
| | 4.去除被检者身上金属等高密度异物 | 4分 | 未做扣4分 | |
| 操作质量标准<br>（70分） | 1.移动 X 射线管,焦-片距离调整在 80 cm 范围内 | 7分 | 根据情况酌情扣分 | |
| | 2.将 X 射线中心线对准床下滤线栅中心,调整照射野,尺、桡骨中点置于 IR 中心。IR 上缘包括肘关节,下缘包括腕关节 | 10分 | 根据情况酌情扣分 | |
| | 3.录入被检者信息。录入被检者姓名、年龄、体重、病史等信息 | 3分 | 未做扣3分 | |
| | 4.被检者摄影体位中点对准台面中线。叮嘱被检者曝光时保持体位静止不变 | 6分 | 一项未做扣3分 | |
| | 5.被检者侧坐于摄影床一端,被检侧肘部弯曲90°角,手呈侧位,尺侧紧贴 IR,肩部放低,使肘部与肱骨远端贴在接收器上。呼吸方式正确 | 9分 | 一项未做扣3分 | |
| | 6.中心线经尺、桡骨的中点垂直射入接收器 | 6分 | 根据情况酌情扣分 | |
| | 7.体位上下缘定位正确 | 4分 | 根据情况酌情扣分 | |
| | 8.对非照射部位进行射线防护 | 5分 | 未做扣5分 | |
| | 9.设置曝光条件,管电压和管电流正确,也可选用自动控制曝光 | 8分 | 根据情况酌情扣分 | |
| | 10.手闸曝光,曝光期间观察曝光指示灯是否正常 | 6分 | 未做扣6分 | |
| | 11.曝光结束,记录摄影条件,预览图像,判断图像质量是否合格 | 6分 | 未做扣6分 | |

续表

| 项目总分 | 考核内容 | 分值 | 评分标准 | 得分 |
|---|---|---|---|---|
| 图像后处理及存储质量标准（10分） | 1. 在 CR/DR 系统中新建检查项目,录入被检者信息,选择检查部位、体位,点击"确认"键,进入曝光界面 | 2分 | 未做扣2分 | |
| | 2. CR 系统用条码扫描仪对 IP 的条码窗进行信息读取。将扫描后的 IP 插入激光扫描仪,读取影像信息 | 2分 | 未做扣2分 | |
| | 3. 获得图像后,对图像进行后处理,调节亮度、剪裁、标记,并对多幅图像进行排版。影像显示能满足诊断学要求 | 2分 | 根据情况酌情扣分 | |
| | 4. 确认图像信息,存储、传输、打印照片 | 2分 | 未做扣2分 | |
| | 5. 退回至主界面,按顺序关机 | 2分 | 未做扣2分 | |

## 【课后习题】

1. 尺、桡骨正位摄影时中心线摄入点正确的是(    )
   A. 尺、桡骨前1/3       B. 桡骨中点           C. 尺骨中点
   D. 尺、桡骨中点        E. 前后斜位

2. 观察桡骨中段骨折最佳的摄影体位是(    )
   A. 尺、桡骨正位        B. 尺、桡骨斜位        C. 尺、桡骨侧位
   D. 尺、桡骨正位和斜位   E. 尺、桡骨正位和侧位

3. 尺、桡骨正位摄影时体位设计叙述错误的是(    )
   A. 尺、桡骨长轴与 IR 平行,并包括其两端或邻近病变一端的关节
   B. 拍摄管电压设置 55 kV,管电流设置 100 mA
   C. 呼吸方式为深吸气后屏气曝光
   D. 接收器上缘包括肘关节,下缘包括腕关节
   E. 中心线经尺、桡骨的中点垂直照射野中心

参考答案:

1. D   2. E   3. C

（任红丽）

▶ **任务四**

# 肘关节正位、肘关节侧位

## 【课前预习】

1. 自主学习:肘关节由肱尺、肱桡和桡尺近侧 3 组关节包于一个关节囊内构成,故称为复关节。其中肱骨滑车与尺骨半月切迹构成肱尺关节,属于蜗状关节,是肘关节的主体部分;肱骨小头与桡骨头凹构成肱桡关节,属于球窝关节;桡骨头环状关节面与尺骨的桡骨切迹构成桡尺近侧关节,属于车轴关节。关节囊附着于各关节面附近的骨面上,肱骨内、外上髁均位于囊外。关节囊前后松弛薄弱,两侧紧张增厚形成侧副韧带。尺侧副韧带呈三角形,起自肱骨内上髁,呈放射状止于尺骨半月切迹的边缘,有防止肘关节侧屈的作用。桡侧副韧带也呈三角形,附于肱骨外上髁与桡骨环状韧带之间。此外,在桡骨头周围有桡骨环状韧带,附着于尺骨的桡骨切迹的前后缘,此韧带同切迹一起形成一个漏斗形的骨纤维环,包绕桡骨头。4 岁以下的幼儿,桡骨头发育不全,且环状韧带较松弛,故当肘关节伸直位牵拉前臂时,易发生桡骨头半脱位。

2. 自我检测

(1)以下属于长骨的是(　　　)

    A. 肋骨　　　　　　　　　　B. 胸骨　　　　　　　　　　C. 椎骨

    D. 尺、桡骨　　　　　　　　E. 头骨

(2)关于上肢骨位置描述正确的是(　　　)

    A. 肱骨位于桡骨上方　　　B. 尺骨位于桡骨外侧　　　C. 肱骨位于尺骨下方

    D. 肱骨位于桡骨下方　　　E. 以上都错误

**参考答案:**

(1)D　(2)A

3. 根据检查申请单回答问题。

**×××医院 X 射线检查申请单**

申请科室:急诊科　　执行科室:普放室　　X 射线号:××××××

| | |
|---|---|
| 姓名:李×× 性别:男 年龄:56 岁 门诊号:×××××× | |
| 项目:数字 X 射线摄影(DR) | |
| 检查部位:右肘关节 | |
| 主诉:右肘疼痛、肿胀、皮下有淤血 1 h 病历摘要:1 h 前滑倒,右肘着地,右肘疼痛、肿胀、皮下有淤血,临床诊断:怀疑右肘骨折 检查目的与要求:怀疑右肘骨折,明确是否有右肘关节骨折 | |
| 重要告知:X 射线、CT 检查有辐射危险,婴幼儿请慎重检查,妊娠 3 个月内禁止检查 同意请签字:　　　联系方式: 申请医师: 申请日期: | |

问题:

(1)根据以上 X 射线检查申请单信息,作为影像技师应如何进行 X 射线检查?

(2)该项检查的检查目的和要求有哪些?

【知识目标】

1. 了解肘关节影像解剖结构。

2. 熟悉肘关节常见病变的影像诊断。

3. 掌握肘关节摄影流程及要点。

【能力目标】

1. 能操作 X 射线检查设备,选择合适的肘关节摄影条件。

2. 能按照肘关节摄影规程进行肘关节正位、肘关节侧位摄影。

3. 学会对图像进行后处理,获得符合诊断要求的影像。

【素质目标】

1. 通过肘关节摄影规程练习,培养学生养成严谨认真的工作作风,注意射线防护,关爱患者。

2. 通过学习肘关节摄影的操作标准,培养学生树立团队协作精神。

【实训目的】

1. 能正确且熟练使用 X 射线设备。

2.掌握肘关节正位、肘关节侧位 X 射线摄影方法。

3.能够正确对 X 射线照片进行质量评价。

## 【实训步骤】

### (一)概述

1.在带教指导老师的引导下,学生对肘关节正位、肘关节侧位的理论相关知识进行归纳、总结。

2.在带教指导老师的指导下,根据课前 X 射线检查申请单分组,学生分为检查者和被检者进行角色扮演,掌握肘关节正位和肘关节侧位摄影目的、体位设计、中心线、呼吸方式及影像显示知识点。

3.检查前了解被检者的基本情况,数字 X 射线摄影时做好患者基本信息录入工作。明确检查要求,与被检者或家属进行必要的交流沟通争取最佳配合,暴露被检部位(去除可能重叠在肘关节的物品,如金属纽扣、膏药、装饰物等)。

### (二)肘关节正位摄影

1.普通 X 射线摄影:将标记好的铅字正贴于接收器边缘,并将其置于摄影床一端。使用 CR 摄影系统时把 IP 置于摄影床一端,使用 DR 摄影时把平板探测器置于摄影床下方。

2.被检者侧坐于摄影床一端,被检侧肩向下与肘平,被检侧肘关节伸直,背侧紧贴接收器上,掌心向上,尺骨鹰嘴置于 IR 中心。IR 上缘包括肱骨远端,下缘包括尺、桡骨近端。对非照射部位进行射线防护。

3.调节摄影距离和中心线,摄影距离一般为 80 cm,中心线经肱骨内外上髁连线中点垂直射入接收器。

4.选择合适的照射野,根据检查部位和被检者情况,能全部容下被检部位即可。

5.曝光条件:管电压 52 kV、管电流 100 mA、曝光时间 0.08 s,也可选用自动控制曝光。呼吸方式为平静呼吸下曝光。

6.进行图像后处理、标记图像左右,CR 和 DR 摄影把图像送入 PACS 系统,冲洗或打印照片,观察 X 射线照片显示部位及评价照片质量(图 2-4-1)。

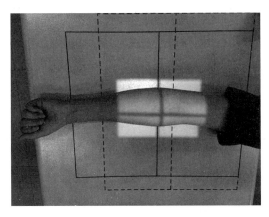
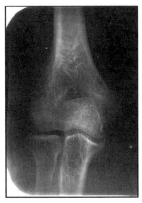

图 2-4-1　肘关节正位体位及影像

### （三）肘关节侧位摄影

1.普通 X 射线摄影:将标记好的铅字正贴于接收器边缘,并将其置于摄影床一端。使用 CR 摄影系统时把 IP 置于摄影床一端,使用 DR 摄影时把平板探测器置于摄影床下方。

2.被检者侧坐于摄影床一端,被检侧肘部弯曲90°角,手呈侧位,尺侧紧贴 IR,肩部放低,使肘部与肱骨远端贴在接收器上,肱骨内上髁置于 IR 中心。IR 上缘包括肱骨远端,下缘包括尺、桡骨近端。对非照射部位进行射线防护。

3.调节摄影距离和中心线,摄影距离一般为80 cm,中心线对准肱骨外上髁垂直射入接收器。

4.选择合适的照射野,根据检查部位和被检者情况,能全部容下被检部位即可。

5.曝光条件:管电压55 kV、管电流100 mA、曝光时间0.08 s,也可选用自动控制曝光。呼吸方式为平静呼吸下曝光。

6.进行图像后处理、标记图像左右,CR 和 DR 摄影把图像送入 PACS 系统,冲洗或打印照片,观察 X 射线照片显示部位及评价照片质量(图2-4-2)。

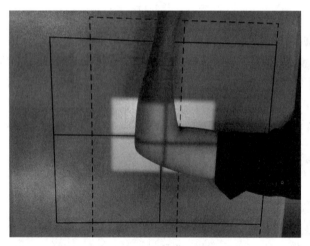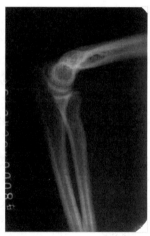

图2-4-2　肘关节侧位体位及影像

## 【实训记录】

实训记录见表2-4-1。

表2-4-1　实训记录

| 摄影体位 | 焦点大小 | 管电压/kV | 管电流/mA | 曝光时间/s | FFD/cm | 滤线栅(有/无) |
| --- | --- | --- | --- | --- | --- | --- |
| 肘关节正位 | | | | | | |
| 肘关节侧位 | | | | | | |

## 【实训讨论】

1.肘关节正位和肘关节侧位 X 射线摄影,体位设计分别是什么?
2.申请单中的被检者摄影体位 X 射线照片主要观察什么内容?

## 【实训视频】

肘关节正位摄影体位

肘关节侧位摄影体位

## 【评分标准】

### 肘关节正位摄影评分标准

| 项目总分 | 考核内容 | 分值 | 评分标准 | 得分 |
|---|---|---|---|---|
| 准备质量标准<br>(20分) | 1.详细阅读申请单,核对被检者姓名、性别、检查部位 | 6分 | 未核对者扣6分 | |
| | 2.检查室温、空气湿度,接通设备电源、开机;观察电源电压是否正常 | 6分 | 缺一项扣1分 | |
| | 3.检查接收器(FPD/IP)位置是否正确、打印机状态是否正常 | 4分 | 不符合要求每项扣2分 | |
| | 4.去除被检者身上金属等高密度异物 | 4分 | 未做扣4分 | |
| 操作质量标准<br>(70分) | 1.移动 X 射线管,焦-片距离调整在 80 cm 范围内 | 7分 | 根据情况酌情扣分 | |
| | 2.将 X 射线中心线对准床下滤线栅中心,调整照射野,尺骨鹰嘴置于 IR 中心。IR 上缘包括肱骨远端,下缘包括尺、桡骨近端 | 10分 | 根据情况酌情扣分 | |
| | 3.录入被检者信息。录入被检者姓名、年龄、体重、病史等信息 | 3分 | 未做扣3分 | |
| | 4.被检者摄影体位中点对准台面中线。叮嘱被检者曝光时保持体位静止不变 | 6分 | 一项未做扣3分 | |

续表

| 项目总分 | 考核内容 | 分值 | 评分标准 | 得分 |
|---|---|---|---|---|
| 操作质量标准<br>（70分） | 5.被检者侧坐于摄影床一端，被检侧肩向下与肘平，被检侧肘关节伸直，背侧紧贴接收器上，掌心向上。呼吸方式正确 | 9分 | 一项未做扣3分 | |
| | 6.中心线经肱骨内外上髁连线中点垂直射入接收器 | 6分 | 根据情况酌情扣分 | |
| | 7.体位上下缘定位正确 | 4分 | 根据情况酌情扣分 | |
| | 8.对非照射部位进行射线防护 | 5分 | 未做扣5分 | |
| | 9.设置曝光条件，管电压和管电流正确，也可选用自动控制曝光 | 8分 | 根据情况酌情扣分 | |
| | 10.手闸曝光，曝光期间观察曝光指示灯是否正常 | 6分 | 未做扣6分 | |
| | 11.曝光结束，记录摄影条件，预览图像，判断图像质量是否合格 | 6分 | 未做扣6分 | |
| 图像后处理及存储质量标准（10分） | 1.在CR/DR系统中新建检查项目，录入被检者信息，选择检查部位、体位，点击"确认"键，进入曝光界面 | 2分 | 未做扣2分 | |
| | 2.CR系统用条码扫描仪对IP的条码窗进行信息读取。将扫描后的IP插入激光扫描仪，读取影像信息 | 2分 | 未做扣2分 | |
| | 3.获得图像后，对图像进行后处理，调节亮度、剪裁、标记，并对多幅图像进行排版。影像显示能满足诊断学要求 | 2分 | 根据情况酌情扣分 | |
| | 4.确认图像信息，存储、传输、打印照片 | 2分 | 未做扣2分 | |
| | 5.退回至主界面，按顺序关机 | 2分 | 未做扣2分 | |

**肘关节侧位摄影评分标准**

| 项目总分 | 考核内容 | 分值 | 评分标准 | 得分 |
|---|---|---|---|---|
| 准备质量标准<br>（20分） | 1.详细阅读申请单，核对被检者姓名、性别、检查部位 | 6分 | 未核对者扣6分 | |
| | 2.检查室温、空气湿度，接通设备电源、开机；观察电源电压是否正常 | 6分 | 缺一项扣1分 | |
| | 3.检查接收器（FPD/IP）位置是否正确、打印机状态是否正常 | 4分 | 不符合要求每项扣2分 | |
| | 4.去除被检者身上金属等高密度异物 | 4分 | 未做扣4分 | |

续表

| 项目总分 | 考核内容 | 分值 | 评分标准 | 得分 |
|---|---|---|---|---|
| 操作质量标准（70分） | 1. 移动 X 射线管,焦-片距离调整在 80 cm 范围内 | 7分 | 根据情况酌情扣分 | |
| | 2. 将 X 射线中心线对准床下滤线栅中心,调整照射野,肱骨内上髁置于 IR 中心。IR 上缘包括肱骨远端,下缘包括尺、桡骨近端 | 10分 | 根据情况酌情扣分 | |
| | 3. 录入被检者信息。录入被检者姓名、年龄、体重、病史等信息 | 3分 | 未做扣3分 | |
| | 4. 被检者摄影体位中点对准台面中线。叮嘱被检者曝光时保持体位静止不变 | 6分 | 一项未做扣3分 | |
| | 5. 被检者侧坐于摄影床一端,被检侧肘部弯曲90°角,手呈侧位,尺侧紧贴接收器,肩部放低,使肘部与肱骨远端贴在接收器上。呼吸方式正确 | 9分 | 一项未做扣3分 | |
| | 6. 中心线对准肱骨外上髁垂直射入接收器 | 6分 | 根据情况酌情扣分 | |
| | 7. 体位上下缘定位正确 | 4分 | 根据情况酌情扣分 | |
| | 8. 对非照射部位进行射线防护 | 5分 | 未做扣5分 | |
| | 9. 设置曝光条件,管电压和管电流正确,也可选用自动控制曝光 | 8分 | 根据情况酌情扣分 | |
| | 10. 手闸曝光,曝光期间观察曝光指示灯是否正常 | 6分 | 未做扣6分 | |
| | 11. 曝光结束,记录摄影条件,预览图像,判断图像质量是否合格 | 6分 | 未做扣6分 | |
| 图像后处理及存储质量标准（10分） | 1. 在 CR/DR 系统中新建检查项目,录入被检者信息,选择检查部位、体位,点击"确认"键,进入曝光界面 | 2分 | 未做扣2分 | |
| | 2. CR 系统用条码扫描仪对 IP 的条码窗进行信息读取。将扫描后的 IP 插入激光扫描仪,读取影像信息 | 2分 | 未做扣2分 | |
| | 3. 获得图像后,对图像进行后处理,调节亮度、剪裁、标记,并对多幅图像进行排版。影像显示能满足诊断学要求 | 2分 | 根据情况酌情扣分 | |
| | 4. 确认图像信息,存储、传输、打印照片 | 2分 | 未做扣2分 | |
| | 5. 退回至主界面,按顺序关机 | 2分 | 未做扣2分 | |

## 【知识拓展】

### 肘部轴位

体位设计:被检者坐于摄影床阴极端;被检侧上臂背侧紧贴IR,肩部尽量放低,肘部极度屈曲,使手指触及肩部。尺骨鹰嘴置于IR中心。

中心线:欲显示尺骨鹰嘴轴位像时,中心线对准尺骨鹰嘴下方2.5 cm垂直接收器射入;欲显示尺神经沟像时,中心线向肩部倾斜30°角,经尺骨鹰嘴射入影像信息接收器。

标准影像显示:尺骨鹰嘴轴位像,鹰嘴突出于肱骨髁下方,尺神经沟的前缘及垂直面显示在鹰嘴突的内侧,为一微凹的切线像。

用途:观察尺神经沟的切线位,鹰嘴的轴位。

## 【课后习题】

1.肘关节正位摄影时中心线射入点正确的是(　　　)

    A.肱骨中点　　　　　　　　B.肱骨内外上髁连线中点　　C.尺骨中点

    D.尺、桡骨中点　　　　　　E.经肱骨内上髁

2.观察肘关节脱位最佳的摄影体位是(　　　)

    A.肘关节正位　　　　　　　B.肘关节斜位　　　　　　　C.肘关节侧位

    D.肘关节正、斜位　　　　　E.肘关节正、侧位

3.尺、桡骨侧位摄影时体位设计叙述错误的是(　　　)

    A.被检者侧坐于摄影床一端,被检侧肘部弯曲90°角,手呈侧位

    B.拍摄管电压设置80 kV,管电流设置200 mA

    C.呼吸方式为平静呼吸下曝光

    D.接收器上缘包括肱骨近端,下缘包括尺、桡骨近端

    E.中心线经肱骨外上髁垂直照射野中心

参考答案:

1.B　2.E　3.D

(任红丽)

# 任务五

## 肱骨正位、肱骨侧位

【课前预习】

1. 自主学习:肱骨是上肢最粗壮的骨,上端与肩胛骨形成肩关节,下端与桡骨和尺骨形成肘关节。肱骨是位于上臂的长管状骨,中间为体,上端为肱骨头。肱骨上端由肱骨头、肱骨颈、大结节和小结节组成。肱骨头与肩胛骨的关节盂相关节。肱骨头周围的环状浅沟,分隔肱骨头与大、小结节之间的稍细部分,称为肱骨解剖颈。肱骨外科颈位于解剖颈下 2~3 cm,胸大肌止点以上,肱骨上端与体交界处稍缩细的部分,此处由松质骨向皮质骨过渡且稍细,是力学薄弱区,肱骨外科颈是肱骨的常见骨折部位(图2-5-1)。

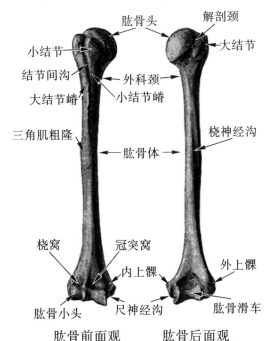

图2-5-1 肱骨

2. 自我检测

(1)肱骨最常见的骨折部位是( )

    A. 肱骨头            B. 肱骨颈              C. 肱骨外科颈

    D. 肱骨解剖颈       E. 大结节

(2)四肢 X 射线检查被检者检查前准备包括( )(多选)

    A. 清洁肠道                B. 去除检查部位金属物品

    C. 对被检者进行呼吸训练      D. 交代检查事项,取得患者配合

    E. 准备钡剂

参考答案:

(1)C   (2)BD

3. 根据检查申请单回答问题。

×××医院 X 射线检查申请单

申请科室:急诊科     执行科室:普放室     X 射线号:×××××

| |
|---|
| 姓名:李××    性别:男    年龄:26 岁    门诊号:×××××× |
| 项目:数字 X 射线摄影(DR) |
| 检查部位:右上臂 |
| 主诉:车祸手臂着地外伤<br>病历摘要:1 h 前骑车遇车祸,右侧手臂着地,感右上臂近肩关节处疼痛,肿胀、畸形、活动受限<br>临床诊断:怀疑肱骨骨折<br>检查目的与要求:怀疑肱骨骨折,明确是否有肱骨骨折存在,请包括肩关节 |
| 重要告知:X 射线、CT 检查有辐射危险,婴幼儿请慎重检查,妊娠 3 个月内禁止检查<br>同意请签字:     联系方式:<br>申请医师:<br>申请日期: |

问题:

(1)根据以上 X 射线检查申请单信息,作为影像技师应如何进行 X 射线检查?

(2)该项检查的检查目的和要求有哪些?

【知识目标】

1. 了解肱骨影像解剖结构。

2. 熟悉肱骨常见病变的影像诊断。

3. 掌握肱骨正位、肱骨侧位摄影流程及要点。

【能力目标】

1. 能操作 X 射线检查设备,选择合适的四肢摄影条件。

2.能按照四肢摄影规程进行肱骨正位、肱骨侧位摄影。

3.学会对图像进行后处理,获得符合诊断要求的影像。

## 【素质目标】

1.通过肱骨摄影规程练习,培养学生养成严谨认真的工作作风,注意射线防护,关爱患者。

2.通过学习肱骨部位摄影的操作标准,培养学生树立团队协作精神。

## 【实训目的】

1.能正确且熟练使用 X 射线设备。

2.掌握肱骨正位、肱骨侧位 X 射线摄影方法。

3.能够正确对 X 射线照片进行质量评价。

## 【实训步骤】

### (一)概述

1.在带教指导老师的引导下,学生对肱骨正位、肱骨侧位的理论相关知识进行归纳、总结。

2.在带教指导老师的指导下,根据课前 X 射线检查申请单分组,学生分为检查者和被检者进行角色扮演,掌握肱骨正位和肱骨侧位摄影目的、体位设计、中心线、呼吸方式及影像显示知识点。

3.检查前了解被检者的基本情况,数字 X 射线摄影时做好患者基本信息录入工作。明确检查要求,与被检者或家属进行必要的交流沟通争取最佳配合,暴露被检部位(去除可能重叠在上肢的物品,必要时更衣)。对于肱骨摄影的患者,应包括上、下两个关节,病变局限在一端时,应至少包括邻近病变一端的关节,以明确解剖位置。对外伤者摄影时,应根据患者的状况摄影体位灵活多变,若需移动肢体时,应轻、准、快,以免骨折错位或增加患者痛苦。

### (二)肱骨正位摄影

1.普通 X 射线摄影:将标记好的铅字正贴于接收器边缘,并将其置于托盘上。使用 CR 摄影系统时把 IP 置于托盘上,使用 DR 摄影时把平板探测器置于摄影床下方。

2.摄影体位

(1)仰卧位摄影:被检者仰卧于摄影床上,被检侧上肢伸直并外展,外展角度为 20°~30°角,掌面向上,使肩、肘与摄影床面平行,上臂和肩部紧贴接收器,上臂长轴与探测器长轴平行,肱骨中点置于照射器中心;IR 上缘包括肩关节,下缘包括肘关节(若病变局限一端时,可只包括邻近端关节)。对非照射部位进行射线防护。

(2)站立位摄影:被检者穿戴好防护用具,站立于摄影架前,身体矢状面与摄影架面板垂直,被检侧上肢伸直外展 20°~30°。

3. 调节摄影距离和中心线,摄影距离一般为 100 cm,中心线对准肱骨中点垂直接收器中心。

4. 选择合适的照射野,根据检查部位和被检者情况,能全部容下被检部位即可。

5. 曝光条件:管电压 50 ~ 55 kV、管电流 100 mA、曝光时间 0.08 s,也可选用自动控制曝光。

6. 进行图像后处理、标记图像左右,CR 和 DR 摄影把图像送入 PACS 系统,冲洗或打印照片,观察 X 射线照片显示部位及评价照片质量(图 2-5-2)。

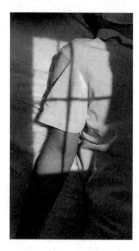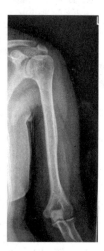

图 2-5-2　肱骨正位体位及影像

(三)肱骨侧位摄影

1. 普通 X 射线摄影:将标记好的铅字正贴于接收器边缘,并将其置于托盘上。使用 CR 摄影系统时把 IP 置于托盘上,使用 DR 摄影时把平板探测器置于摄影床下方。

2. 被检者做好防护后仰卧于床上,被检侧上臂稍外展,屈肘呈 90°角,手内旋掌面向下置于腹前,将上臂内侧靠近接收器,使肱骨内、外上髁重叠呈侧位,上臂长轴与接收器长轴平行,将上臂中点置于 IR 中心。IR 上缘包括肩关节,下缘包括肘关节(若病变局限一端时,可只包括邻近端关节)。

3. 调节摄影距离和中心线,摄影距离一般为 100 cm,中心线对准肱骨中点垂直射入接收器。

4. 选择合适的照射野,根据检查部位和被检者情况,能全部容下被检部位即可。

5. 曝光条件:管电压 50 ~ 55 kV、管电流 100 mA、曝光时间 0.08 s,也可选用自动控制曝光。

6. 进行图像后处理、标记图像左右,CR 和 DR 摄影把图像送入 PACS 系统,冲洗或打印照片,观察 X 射线照片显示部位及评价照片质量(图 2-5-3)。

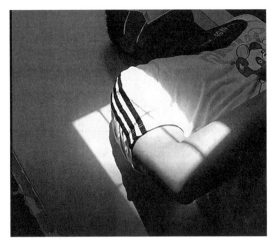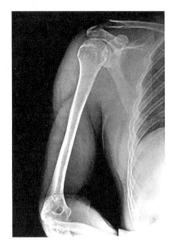

图 2-5-3　肱骨侧位体位及影像

## 【实训记录】

实训记录见表 2-5-1。

表 2-5-1　实训记录

| 摄影体位 | 焦点大小 | 管电压/kV | 管电流/mA | 曝光时间/s | FFD/cm | 滤线栅(有/无) |
|---|---|---|---|---|---|---|
| 肱骨正位 | | | | | | |
| 肱骨侧位 | | | | | | |

## 【实训讨论】

1.肱骨正位和肱骨侧位 X 射线摄影,体位设计分别是什么?

2.肱骨摄影时,需要进行呼吸训练吗?

3.申请单中的被检者摄影体位 X 射线照片主要观察什么内容?

## 【实训视频】

肱骨正位摄影体位　　　　　　肱骨侧位摄影体位

## 【评分标准】

### 肱骨正位摄影评分标准

| 项目总分 | 考核内容 | 分值 | 评分标准 | 得分 |
|---|---|---|---|---|
| 准备质量标准<br>（20分） | 1.详细阅读申请单,核对被检者姓名、性别、检查部位 | 6分 | 未核对者扣6分 | |
| | 2.检查室温、空气湿度,接通设备电源、开机;观察电源电压是否正常 | 6分 | 缺一项扣1分 | |
| | 3.检查接收器（FPD/IP）位置是否正确、打印机状态是否正常 | 4分 | 不符合要求每项扣2分 | |
| | 4.去除被检者身上金属等高密度异物 | 4分 | 未做扣4分 | |
| 操作质量标准<br>（70分） | 1.移动X射线管,焦-片距离调整在80 cm范围内 | 7分 | 根据情况酌情扣分 | |
| | 2.将X射线中心线对准床下滤线栅中心,调整照射野,肱骨中点置于IR中心。IR上缘包括肩关节,下缘包括肘关节（若病变局限一端时,可只包括邻近端关节） | 10分 | 根据情况酌情扣分 | |
| | 3.录入被检者信息。录入被检者姓名、年龄、体重、病史等信息 | 3分 | 未做扣3分 | |
| | 4.被检者摄影体位中点对准台面中线。叮嘱被检者曝光时保持体位静止不变 | 6分 | 一项未做扣3分 | |
| | 5.被检者仰卧于摄影床上,被检侧上肢伸直并外展,外展角度为20°～30°角,掌面向上,使肩、肘与摄影床面平行,上臂和肩部紧贴接收器,上臂长轴与探测器长轴平行。呼吸方式正确 | 9分 | 一项未做扣3分 | |
| | 6.中心线对准肱骨中点垂直射入接收器 | 6分 | 根据情况酌情扣分 | |
| | 7.体位上下缘定位正确 | 4分 | 根据情况酌情扣分 | |
| | 8.对非照射部位进行射线防护 | 5分 | 未做扣5分 | |
| | 9.设置曝光条件,管电压和管电流正确,也可选用自动控制曝光 | 8分 | 根据情况酌情扣分 | |
| | 10.手闸曝光,曝光期间观察曝光指示灯是否正常 | 6分 | 未做扣6分 | |
| | 11.曝光结束,记录摄影条件,预览图像,判断图像质量是否合格 | 6分 | 未做扣6分 | |

续表

| 项目总分 | 考核内容 | 分值 | 评分标准 | 得分 |
|---|---|---|---|---|
| 图像后处理及存储质量标准（10分） | 1. 在 CR/DR 系统中新建检查项目,录入被检者信息,选择检查部位、体位,点击"确认"键,进入曝光界面 | 2分 | 未做扣2分 | |
| | 2. CR 系统用条码扫描仪对 IP 的条码窗进行信息读取。将扫描后的 IP 插入激光扫描仪,读取影像信息 | 2分 | 未做扣2分 | |
| | 3. 获得图像后,对图像进行后处理,调节亮度、剪裁、标记,并对多幅图像进行排版。影像显示能满足诊断学要求 | 2分 | 根据情况酌情扣分 | |
| | 4. 确认图像信息,存储、传输、打印照片 | 2分 | 未做扣2分 | |
| | 5. 退回至主界面,按顺序关机 | 2分 | 未做扣2分 | |

肱骨侧位摄影评分标准

| 项目总分 | 考核内容 | 分值 | 评分标准 | 得分 |
|---|---|---|---|---|
| 准备质量标准（20分） | 1. 详细阅读申请单,核对被检者姓名、性别、检查部位 | 6分 | 未核对者扣6分 | |
| | 2. 检查室温、空气湿度,接通设备电源、开机;观察电源电压是否正常 | 6分 | 缺一项扣1分 | |
| | 3. 检查接收器（FPD/IP）位置是否正确、打印机状态是否正常 | 4分 | 不符合要求每项扣2分 | |
| | 4. 去除被检者身上金属等高密度异物 | 4分 | 未做扣4分 | |
| 操作质量标准（70分） | 1. 移动 X 射线管,焦-片距离调整在 80 cm 范围内 | 7分 | 根据情况酌情扣分 | |
| | 2. 将 X 射线中心线对准床下滤线栅中心,调整照射野,肱骨中点置于 IR 中心。IR 上缘包括肩关节,下缘包括肘关节（若病变局限一端时,可只包括邻近端关节） | 10分 | 根据情况酌情扣分 | |
| | 3. 录入被检者信息。录入被检者姓名、年龄、体重、病史等信息 | 3分 | 未做扣3分 | |
| | 4. 被检者摄影体位中点对准台面中线。叮嘱被检者曝光时保持体位静止不变 | 6分 | 一项未做扣3分 | |

续表

| 项目总分 | 考核内容 | 分值 | 评分标准 | 得分 |
|---|---|---|---|---|
| 操作质量标准（70分） | 5.被检者做好防护后仰卧于床上,被检侧上臂稍外展,屈肘呈90°角,手内旋掌面向下置于腹前,将上臂内侧靠近接收器,使肱骨内、外上髁重叠呈侧位,上臂长轴与接收器长轴平行。呼吸方式正确 | 9分 | 一项未做扣3分 | |
| | 6.中心线对准肱骨中点垂直射入接收器 | 6分 | 根据情况酌情扣分 | |
| | 7.体位上下缘定位正确 | 4分 | 根据情况酌情扣分 | |
| | 8.对非照射部位进行射线防护 | 5分 | 未做扣5分 | |
| | 9.设置曝光条件,管电压和管电流正确,也可选用自动控制曝光 | 8分 | 根据情况酌情扣分 | |
| | 10.手闸曝光,曝光期间观察曝光指示灯是否正常 | 6分 | 未做扣6分 | |
| | 11.曝光结束,记录摄影条件,预览图像,判断图像质量是否合格 | 6分 | 未做扣6分 | |
| 图像后处理及存储质量标准（10分） | 1.在CR/DR系统中新建检查项目,录入被检者信息,选择检查部位、体位,点击"确认"键,进入曝光界面 | 2分 | 未做扣2分 | |
| | 2.CR系统用条码扫描仪对IP的条码窗进行信息读取。将扫描后的IP插入激光扫描仪,读取影像信息 | 2分 | 未做扣2分 | |
| | 3.获得图像后,对图像进行后处理,调节亮度、剪裁、标记,并对多幅图像进行排版。影像显示能满足诊断学要求 | 2分 | 根据情况酌情扣分 | |
| | 4.确认图像信息,存储、传输、打印照片 | 2分 | 未做扣2分 | |
| | 5.退回至主界面,按顺序关机 | 2分 | 未做扣2分 | |

## 【知识拓展】

### 肱骨近端穿胸侧位摄影

体位设计:被检者做好防护后,站立于摄影架前,被检侧上臂外缘与摄影架面板紧贴,身体矢状面与摄影架面板平行;被检侧上肢及肩部尽量下垂,掌心向前,使肱骨长轴与摄影架长轴平行,肱骨中点置于IR中心,对侧上肢上举抱头。此法常用于肱骨头和肱骨外科颈骨折的患者。

中心线:对准对侧腋窝垂直射入。

标准影像显示:肱骨穿胸侧位影像(图2-5-4)。

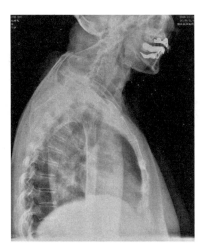

**图 2-5-4　肱骨近端穿胸侧位影像**

## 【课后习题】

1. 关于肱骨侧位摄影,以下错误的是(　　　)

　A. 被检者仰卧于摄影床上,被检侧屈肘90°角

　B. 肱骨中点置于接收器中心

　C. 上肢伸直并外展,外展角度为20°～30°角

　D. 中心线对准肱骨中点垂直射入

　E. 手内旋掌面向下置于腹前

2. 关于肱骨上端的描述,错误的是(　　　)

　A. 肱骨上端与肩胛骨形成肩关节

　B. 肱骨上端与体交界处稍缩窄的地方为外科颈

　C. 解剖颈为骨折易发部位

　D. 肱骨头周围的环状浅沟为解剖颈

　E. 自由呼吸

3. 肱骨近端穿胸位侧位摄影常适用的病变是(　　　)

　A. 肘关节骨折　　　　　　B. 肱骨骨肉瘤　　　　　　C. 肱骨骨结核

　D. 肱骨软骨肉瘤　　　　　E. 肱骨外科颈骨折

参考答案:

1. C　2. C　3. E

(刘翠玲)

## ▶ 任务六

# 肩关节正位、肩关节穿胸位

## 【课前预习】

1. 自主学习:肩关节是上肢与躯干连接的部分,包括臂上部、腋窝、胸前区及肩胛骨所在的背部区域等。关节囊薄而松弛,附着于关节盂周缘和解剖颈,囊内有肱二头肌长头腱通过,其下壁薄弱,是肩关节脱位最常见的部位。肩关节由肩胛骨的关节盂和肱骨头构成,属球窝关节,可做屈、伸、内收、外展、旋内、旋外和环转运动,是全身最灵活的关节(图2-6-1)。

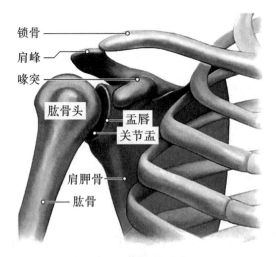

图2-6-1 肩关节

2. 自我检测

(1)关于人体之最,下列对应关系正确的是( )

A. 最灵活的关节——肩关节 B. 最大的籽骨——大多角骨

54

C.最复杂的关节——腕关节　　　　　D.最长的长骨——股骨

E.最大细胞——干细胞

(2)关节脱位好发部位是(　　)

A.腕关节　　　　　　　　B.膝关节　　　　　　　　C.肘关节

D.肩关节　　　　　　　　E.髋关节

参考答案:

(1)A　(2)D

3.根据检查申请单回答问题。

×××医院 X 射线检查申请单

申请科室:急诊科　　　执行科室:普放室　　　X 射线号:××××××

| 姓名:李××　　性别:男　　年龄:26 岁　　门诊号:×××××× |
| --- |
| 项目:数字 X 射线摄影(DR) |
| 检查部位:左肩关节 |
| 主诉:外伤后活动受限<br>病历摘要:患者,女性,60 岁,行走时摔伤致左肩疼痛且活动障碍 1 h。患者伤后神志清楚,无恶心呕吐,无皮肤活动出血及四肢麻木。左肩部呈方肩畸形,活动时疼痛加剧,可及弹性固定。左上肢皮肤感觉正常,桡动脉搏动良好,肘关节、腕关节活动好<br>临床诊断:怀疑肩关节脱位<br>检查目的与要求:怀疑肩关节脱位,明确是否有肩关节脱位存在 |
| 重要告知:X 射线、CT 检查有辐射危险,婴幼儿请慎重检查,妊娠 3 个月内禁止检查<br>同意请签字:　　　　联系方式:<br>申请医师:<br>申请日期: |

问题:

(1)根据以上 X 射线检查申请单信息,作为影像技师应如何进行 X 射线检查?

(2)该项检查的检查目的和要求有哪些?

## 【知识目标】

1.了解肩关节影像解剖结构。

2.熟悉肩关节常见病变的影像诊断。

3.掌握肩关节正位、肩关节穿胸位摄影流程及要点。

## 【能力目标】

1.能操作 X 射线检查设备,选择合适的四肢摄影条件。

2.能按照四肢摄影规程进行肩关节正位、肩关节穿胸位摄影。

3.学会对图像进行后处理,获得符合诊断要求的影像。

# 【素质目标】

1.通过肩关节摄影规程练习,培养学生养成严谨认真的工作作风,注意射线防护,关爱患者。

2.通过学习肩关节摄影的操作标准,培养学生树立团队协作精神。

# 【实训目的】

1.能正确且熟练使用X射线设备。

2.掌握肩关节正位、肩关节穿胸位X射线摄影方法。

3.能够正确对X射线照片进行质量评价。

# 【实训步骤】

## (一)概述

1.在带教指导老师的引导下,学生对肩关节正位、肩关节穿胸位的理论相关知识进行归纳、总结。

2.在带教指导老师的指导下,根据课前X射线检查申请单分组,学生分为检查者和被检者进行角色扮演,掌握肩关节正位、肩关节穿胸位摄影目的、体位设计、中心线、呼吸方式及影像显示知识点。

3.检查前了解被检者的基本情况,数字X射线摄影时做好患者基本信息录入工作。明确检查要求,与被检者或家属进行必要的交流沟通争取最佳配合,暴露被检部位(去除肩部的金属纽扣、装饰物、膏药等,必要时更衣)。对外伤者摄影时,应根据患者的状况摄影体位灵活多变,若需移动肢体时,应轻、准、快,以免骨折错位或增加患者痛苦。

## (二)肩关节正位摄影

1.普通X射线摄影:将标记好的铅字正贴于接收器边缘,并将其置于滤线栅下的托盘上。使用CR摄影系统时把IP置于滤线栅下方的托盘上,使用DR摄影时把平板探测器置于摄影床下方。

2.被检者穿戴好防护用具等,站立于摄影架前或仰卧于摄影床上,被检侧对侧肩部向前斜或垫高以保持身体稳定,被检侧上肢稍外旋且与躯干分开,肩部背侧紧贴接收器,手掌向前或向上,头部转向对侧,肩胛骨喙突置于IR中心,IR上缘超出肩部软组织3 cm。

3.调节摄影距离和中心线,摄影距离一般为85 cm,中心线对准肩关节喙突垂直照射野中心。

4.选择合适的照射野,根据检查部位和被检者情况,能全部容下被检部位即可。

5.曝光条件:管电压70~75 kV、管电流20~30 mA,曝光时间也可选用自动控制曝光。屏气曝光。

6.进行图像后处理、标记图像左右,CR和DR摄影把图像送入PACS系统,冲洗或打印照片,观察 X 射线照片显示部位及评价照片质量(图 2-6-2)。

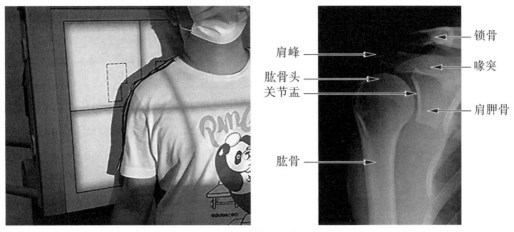

图 2-6-2　肩关节正位体位及影像

### (三)肩关节穿胸位摄影

1. 普通 X 射线摄影:将标记好的铅字正贴于接收器边缘,并将其置于滤线栅下的托盘上。使用 CR 摄影系统时把 IP 置于滤线栅下方的托盘上,使用 DR 摄影时把平板探测器置于摄影床下方。

2. 被检者侧立于摄影架前,被检侧上臂外侧紧贴探测器,肱骨外科颈置于 IR 中心。健侧上肢上举抱头,对侧肩关节上抬使肱骨头高于被检侧或身体向患侧倾斜约 15°角。

3. 调节摄影距离和中心线,摄影距离一般为 90 cm,中心线对准对侧腋下垂直射入照射野中心。深吸气后屏气曝光。

4. 选择合适的照射野,根据检查部位和被检者情况,能全部容下被检部位即可。

5. 曝光条件:管电压 70～75 kV、管电流量 20～30 mA,也可选用自动控制曝光。

6. 进行图像后处理、标记图像左右,CR 和 DR 摄影把图像送入 PACS 系统,冲洗或打印照片,观察 X 射线照片显示部位及评价照片质量(图 2-6-3)。

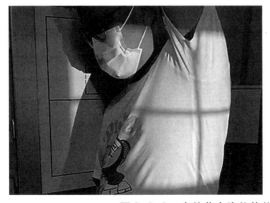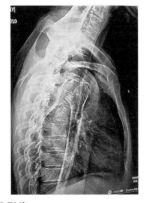

图 2-6-3　肩关节穿胸位体位及影像

## 【实训记录】

实训记录见表2-6-1。

表2-6-1 实训记录

| 摄影体位 | 焦点大小 | 管电压/kV | 管电流/mA | 曝光时间/s | FFD/cm | 滤线栅(有/无) |
|---|---|---|---|---|---|---|
| 肩关节正位 | | | | | | |
| 肩关节穿胸位 | | | | | | |

## 【实训讨论】

1.肩关节正位、肩关节穿胸位 X 射线摄影,体位设计分别是什么?

2.肩关节摄影时,需要进行呼吸训练吗?

3.申请单中的被检者摄影体位 X 射线照片主要观察什么内容?

## 【实训视频】

肩关节正位摄影体位

肩关节穿胸位摄影体位

## 【评分标准】

### 肩关节正位摄影评分标准

| 项目总分 | 考核内容 | 分值 | 评分标准 | 得分 |
|---|---|---|---|---|
| 准备质量标准<br>(20分) | 1.详细阅读申请单,核对被检者姓名、性别、检查部位 | 6分 | 未核对者扣6分 | |
| | 2.检查室温、空气湿度,接通设备电源、开机;观察电源电压是否正常 | 6分 | 缺一项扣1分 | |
| | 3.检查接收器(FPD/IP)位置是否正确、打印机状态是否正常 | 4分 | 不符合要求每项扣2分 | |
| | 4.去除被检者身上金属等高密度异物 | 4分 | 未做扣4分 | |

续表

| 项目总分 | 考核内容 | 分值 | 评分标准 | 得分 |
|---|---|---|---|---|
| 操作质量标准<br>（70 分） | 1. 移动 X 射线管,焦–片距离调整在 80 cm 范围内 | 7 分 | 根据情况酌情扣分 | |
| | 2. 将 X 射线中心线对准床下滤线栅中心,调整照射野,肩胛骨喙突置于 IR 中心。IR 上缘超出肩部软组织 3 cm | 10 分 | 根据情况酌情扣分 | |
| | 3. 录入被检者信息。录入被检者姓名、年龄、体重、病史等信息 | 3 分 | 未做扣 3 分 | |
| | 4. 被检者摄影体位中点对准台面中线。叮嘱被检者曝光时保持体位静止不变 | 6 分 | 一项未做扣 3 分 | |
| | 5. 被检者穿戴好防护用具等,站立于摄影架前或仰卧于摄影床上,被检侧对侧肩部向前斜或垫高以保持身体稳定,被检侧上肢稍外旋且与躯干分开,肩部背侧紧贴接收器,手掌向前或向上,头部转向对侧。呼吸方式正确 | 9 分 | 一项未做扣 3 分 | |
| | 6. 中心线对准肩关节喙突垂直射入接收器 | 6 分 | 根据情况酌情扣分 | |
| | 7. 体位上下缘定位正确 | 4 分 | 根据情况酌情扣分 | |
| | 8. 对非照射部位进行射线防护 | 5 分 | 未做扣 5 分 | |
| | 9. 设置曝光条件,管电压和管电流正确,也可选用自动控制曝光 | 8 分 | 根据情况酌情扣分 | |
| | 10. 手闸曝光,曝光期间观察曝光指示灯是否正常 | 6 分 | 未做扣 6 分 | |
| | 11. 曝光结束,记录摄影条件,预览图像,判断图像质量是否合格 | 6 分 | 未做扣 6 分 | |
| 图像后处理及存储质量标准<br>（10 分） | 1. 在 CR/DR 系统中新建检查项目,录入被检者信息,选择检查部位、体位,点击"确认"键,进入曝光界面 | 2 分 | 未做扣 2 分 | |
| | 2. CR 系统用条码扫描仪对 IP 的条码窗进行信息读取。将扫描后的 IP 插入激光扫描仪,读取影像信息 | 2 分 | 未做扣 2 分 | |
| | 3. 获得图像后,对图像进行后处理,调节亮度、剪裁、标记,并对多幅图像进行排版。影像显示能满足诊断学要求 | 2 分 | 根据情况酌情扣分 | |
| | 4. 确认图像信息,存储、传输、打印照片 | 2 分 | 未做扣 2 分 | |
| | 5. 退回至主界面,按顺序关机 | 2 分 | 未做扣 2 分 | |

【知识拓展】

## 冈上肌出口位

摄影体位:被检者面向摄影架站立,两足稍分开,使身体平稳,被检侧肩部紧贴摄影架,身体冠状面与摄影架呈50°~60°角,患侧上肢自然下垂,掌心向前,轻轻外展被检侧上肢,使肩胛骨与肱骨重叠并垂直摄影架,避免肱骨近段与胸廓重叠。

中心线:向足端倾斜10°~15°角,对准患侧肱骨头周围中心入射照射野中心。

摄影条件:管电压70~75 kV,管电流10~15 mA。

焦-片距离:150~180 cm。

【课后习题】

1. 肩关节正位摄影,中心线应对准(　　　)射入。

　　A. 锁骨中点　　　　　　　　B. 关节盂　　　　　　　　C. 肩胛骨中点

　　D. 肩胛骨喙突　　　　　　　E. 肱骨头

2. 关于肩关节正位摄影,错误的是(　　　)

　　A. 被检侧上肢伸直稍外旋　　　　　　B. 肩部紧贴接收器

　　C. 中心线对准肩胛骨喙突　　　　　　D. 被检侧对侧肩部向前斜

　　E. 头部转向患侧

(3、4 共用题干)

患者女,3岁,其父提拉其右手,患儿突然出现胡闹,肩关节出现畸形,不愿活动。

3. 为明确诊断,首选检查是(　　　)

　　A. 肩关节 X 射线检查　　　　B. 肘关节 X 射线检查　　　C. 肩关节 CT 检查

　　D. 肩关节 MRI 检查　　　　　E. 腕关节 X 射线检查

4. 最可能的诊断是(　　　)

　　A. 右肩锁关节脱位　　　　　B. 右肩关节脱位　　　　　C. 右肱骨骨折

　　D. 肩周炎　　　　　　　　　E. 风湿性关节炎

参考答案:

1. D　2. E　3. A　4. B

(刘翠玲)

# 肩胛骨正位、肩胛骨斜位、锁骨正位

## 【课前预习】

1. 自主学习：肩胛骨，为不规则扁骨，位于背部的外上方，在体表可触及，形状为倒置的三角形，介于第2~7肋之间。每侧肩胛骨前面为肩胛下窝，是一大而浅的窝。后面有一横行的骨嵴，称肩胛冈，冈上、下分别有冈上窝和冈下窝。肩胛冈的外侧扁平，称肩峰。外侧角肥厚，有梨形关节面，称关节盂，关节盂的上、下方各有一小的粗糙隆起，分别称盂上结节和盂下结节。上角和下角分别位于内侧缘的上端和下端，分别平对第2肋和第7肋，可作为计数肋的标志。肩胛骨上缘的外侧有肩胛切迹，肩胛切迹外侧的指状突起，因外形酷似鸟嘴，故称喙突；内侧缘长而薄，对向脊柱，称脊柱缘；外侧缘肥厚，对向腋窝，称腋缘。肩胛骨、锁骨和肱骨构成肩关节。肩胛骨主要功能是连接躯干与上肢，同时参与上肢运动（图2-7-1）。

肩胛骨的运动可分为上提、下抑、外旋、内旋、外展及内收6种运动。锁骨除在旋转运动时发生在肩锁关节外，大致都随肩胛骨一起运动。向上旋转时，肩胛骨下角较上角更向外前，致关节盂朝上，向下旋转时相反，关节盂朝下。正常时肩胛骨与肱骨一起运动，当上臂外展超过90°时，肩胛骨必须向上旋转。

上臂外展并非沿冠状面，而在其前30°~45°，称为肩胛面，如上臂前屈，关节盂必须朝前。肩肱关节和肩胛骨运动是相协调的。肩胛骨与胸壁之间无关节结构，任何一个肌肉的收缩都难以产生肩胛骨单一方向的运动。

因此肩胛骨任何一个方向的运动，均由互相协同而又相互拮抗的肌肉共同完成。有关肩胛骨运动的肌肉中，大都直接附着于肩胛骨上，但少数通过肱骨的运动（如胸大肌、背阔肌）而间接运动。肩胛骨一些肌肉也同时参与肩胛骨的稳定，使肱骨能顺利运动。

锁骨为S状弯曲的细长骨，属上肢带骨，架于胸廓前上方，横于颈部和胸部交界处，全长于皮下均可摸到，维持肩关节在正常位置，是重要的骨性标志。锁骨上面光滑，下面粗糙，形似长骨，但无骨髓腔，可分为一体两端。中间部分是锁骨体，内侧2/3凸向前，外侧1/3凸向后。内侧端粗大，与胸骨柄相关节，称为胸骨端；外侧端扁平，与肩胛骨的肩

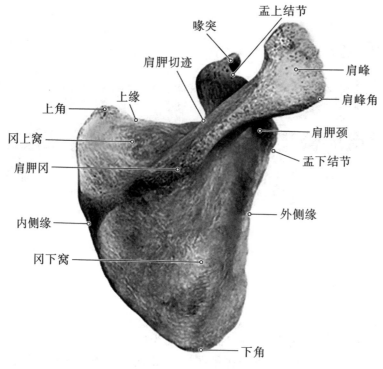

图 2-7-1　肩胛骨

峰相关节,称肩峰端。锁骨支持肩胛骨,使上肢骨与胸廓保持一定距离,利于上肢的灵活运动。由于位置表浅,锁骨易骨折,并多见于锁骨中外 1/3 交界处,儿童多见,骨折时肩关节失去支持,呈下垂、内移和向前移位的畸形。当人的肩膀受到撞击、上肢过度被拉伸都可能引起锁骨骨折。锁骨是三角肌,胸锁乳突肌的起点、斜方肌的止点(图 2-7-2、图 2-7-3)。

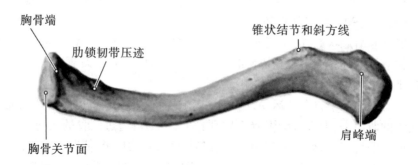

图 2-7-2　锁骨(下面观)

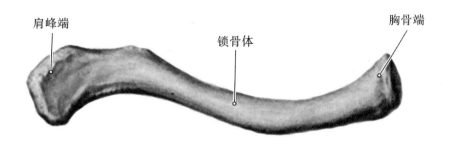

肩峰端　　　　　　锁骨体　　　　　　胸骨端

图 2-7-3　锁骨(上面观)

2. 自我检测

(1) 锁骨内侧端与胸骨柄构成(　　　)

　　A. 肩峰　　　　　　　　　　B. 喙突　　　　　　　　　C. 肩关节

　　D. 肩锁关节　　　　　　　　E. 胸锁关节

(2) 拍摄锁骨后前位,被检侧上肢应(　　　)

　　A. 内旋 180°　　　　　　　　B. 外旋 180°　　　　　　　C. 内旋 90°

　　D. 外旋 90°　　　　　　　　E. 自然放于体侧

(3) 肩胛骨正位摄影,中心线正确射入点是(　　　)

　　A. 经喙突下方 4～5 cm 处　　B. 关节盂　　　　　　　　C. 肩峰

　　D. 肩胛骨喙突　　　　　　　E. 肱骨头

(4) 显示肩胛骨 X 射线解剖结构的最佳摄影方法是(　　　)

　　A. 肩胛骨正位　　　　　　　B. 肩胛骨斜位　　　　　　C. 肩胛骨后前位

　　D. 球管向头侧倾斜 45°　　　E. 球管向足侧倾斜 45°

(5) 锁骨摄影的叙述,错误的是(　　　)

　　A. 头部转向对侧　　　　　　B. 上肢内旋,掌心向后　　C. 头部转向患侧

　　D. 使用滤线栅　　　　　　　E. 锁骨紧贴床面或接收器

参考答案:

(1)E　(2)A　(3)A　(4)A　(5)C

3.根据检查申请单回答问题。

×××医院 X 射线检查申请单

申请科室:急诊科　　执行科室:普放室　　X 射线号:×××××

| 姓名:李×× | 性别:男 | 年龄:26 岁 | 门诊号:×××××× |
| --- | --- | --- | --- |

项目:数字 X 射线摄影(DR)

检查部位:肩胛骨正位、肩胛骨斜位、锁骨正位

主诉:肩胛骨、锁骨疼痛 1 h
病历摘要:右肩部外伤 1 h。右肩部剧烈疼痛、肿胀、瘀斑,肩关节活动受限。查体:T 36.6 ℃,P 76 次/min,BP 115/85 mmHg
临床诊断:怀疑肩胛骨、锁骨骨折
检查目的与要求:怀疑肩胛骨、锁骨骨折,明确是否有肩胛骨、锁骨骨折

重要告知:X 射线、CT 检查有辐射危险,婴幼儿请慎重检查,妊娠 3 个月内禁止检查
同意请签字:　　　　　联系方式:
申请医师:
申请日期:

问题:
(1)根据以上 X 射线检查申请单信息,作为影像技师应如何进行 X 射线检查?
(2)该项检查的检查目的和要求有哪些?

## 【知识目标】

1.了解肩胛骨、锁骨部位的影像解剖结构。

2.熟悉肩胛骨、锁骨骨折的影像诊断方法。

3.掌握肩胛骨正位、肩胛骨斜位、锁骨正位摄影流程及要点。

## 【能力目标】

1.能操作 X 射线检查设备,选择合适的肩胛骨正位、肩胛骨斜位、锁骨正位摄影条件。

2.能按照摄影规程进行肩胛骨正位、肩胛骨斜位、锁骨正位摄影。

3.学会对图像进行后处理,获得符合诊断要求的影像。

## 【素质目标】

1.通过肩胛骨正位、肩胛骨斜位、锁骨正位摄影规程练习,培养学生养成严谨认真的工作作风,注意射线防护,关爱患者。

2.通过学习肩胛骨正位、肩胛骨斜位、锁骨正位摄影的操作标准,培养学生树立团队协作精神。

# 【实训目的】

1. 能正确且熟练使用 X 射线设备。
2. 掌握肩胛骨正位、肩胛骨斜位、锁骨正位 X 射线摄影方法。
3. 能够正确对 X 射线照片进行质量评价。

# 【实训步骤】

## (一) 概述

1. 在带教指导老师的引导下,学生对肩胛骨正位、肩胛骨斜位、锁骨正位的理论相关知识进行归纳、总结。

2. 在带教指导老师的指导下,根据课前 X 射线检查申请单分组,学生分为检查者和被检者进行角色扮演,按照体位摄影理论的要求,由检查者对被检者进行体位设计。

3. 设备准备

(1)启动设备:检查室温及空气湿度;接通总电源,打开 X 射线设备控制器电源,按下控制台开机按钮,接通电脑主机电源。打开工作站、报告打印机及胶片打印机。

(2)启动系统:检查设备存储空间,确认 X 射线设备处于正常工作状态。输入用户名、密码登录应用软件系统。

4. 被检者准备

(1)检查前指导被检者去除身上携带的在照射野内的高密度物品,如各种材质的项链、钥匙、拉链、纽扣、挂钩、药膏等,避免穿着影响检查的衣物。被检者长发应避免进入照射野,可嘱被检者将长发盘于头顶。去除检查部位较厚的衣物,只保留一层棉质单衣即可。男性被检者可赤裸上身。如有必要,可更换科室提前准备好的纯棉质衣物。

(2)呼吸训练。对被检者进行呼吸训练,告知被检者听从指令屏气。

(3)叮嘱被检者曝光时保持体位静止不变。

(4)除必要的陪护外,被检者家属及其他候诊者一律等候于候诊区,不允许进入检查室。注意保护被检者个人隐私。

5. 检查步骤

(1)仔细阅读申请单,并核对被检者基本信息,明确被检者的本次检查部位。

(2)登记患者信息:进行数字 X 射线摄影(DR)时,若被检者已在登记分诊处进行信息登记,则可直接打开"患者列表"界面,选中被检者,进入摄影检查操作界面。若被检者为紧急急诊患者,则应尽快做好被检者基本信息录入工作,病情危重时也可考虑先行简要登记,稍后再补充完整。登记患者信息:打开"患者列表"界面,点击"+"图标,添加新病例。依次输入被检者信息:ID(检查号)、Last Name(姓名)、Sex(性别)、Age(年龄)、Weight(体重)等。点击"确定"。

(3)明确检查部位:选择投照部位,选择"上肢"图标,从列表中选择"肩胛骨正位""肩胛骨斜位""锁骨正位",选择正确体位进行摆位。

(4)与被检者或家属进行交流沟通,安抚被检者情绪,嘱咐被检者配合检查,进行呼吸训练。

(5)调整摄影参数:调整照射野,选择合适的摄影距离、管电压、管电流进行摄影。

(6)曝光操作:摆位结束后,关闭防护门,回到操作台,拿起曝光手闸,准备曝光,要求手握曝光手闸,拇指轻放于曝光手闸按钮上,其余四指握紧手柄。拇指持续按手闸第一层预备曝光按钮做预备曝光,约 2 s 后曝光控制器响起连续短促的"滴滴滴……"提示音,表示 X 射线管旋转阳极转速已达到曝光要求,同时曝光控制台指示灯亮起(此时 X 射线管并未放出射线),此时指示被检者屏气并观察被检者的胸廓,此后拇指继续按下手闸第二层曝光按钮,此时曝光控制器上曝光指示灯亮起,可听到"滴"提示音,表示 X 射线管按照预设曝光剂量已成功放出射线,此时应抬起拇指并松开手闸,结束曝光。若还有其他部位,改变被检者体位后,再次按照上述步骤进行曝光。曝光结束后,确认图像信息,对图像进行后处理,保存、上传图像信息并进行打印。完成后点击"完成并保存",返回"患者列表"。

(7)引导被检者离开:检查结束后,引导被检者起身下扫描床,并询问被检者拍摄过程中是否有不适,交代注意事项及取片时间,对被检者进行人文关怀。

带教指导老师对其操作过程进行评价,并纠正其操作过程的错误之处。学生通过实践操作,掌握肩胛骨正位、肩胛骨斜位及锁骨正位的摄影目的、体位设计、中心线、呼吸方式、摄影参数、影像显示内容及影像质量控制等任务知识点。

**(二)肩胛骨正位摄影**

1.摄影目的:观察单侧肩胛骨的形态、骨质结构等,适用于肩部极度疼痛,上臂不能外展至与躯干相垂直的病例。

2.摄影前准备

(1)认真核对 X 射线摄影检查申请单,了解病情,明确检查目的和摄影部位。若检查目的、摄影部位不清的申请单,应与临床医师核准确认。

(2)根据被检者肩胛骨的大小选择适宜尺寸的胶片与暗盒。X 射线照片标记正确、齐全。

(3)开机预热,拟定并调整摄影条件。

(4)检查前指导被检者去除照射野内不符合摄影要求的衣物或饰品。嘱被检者将长发盘于头顶避免进入照射野。男性被检者可赤裸上身。女性需去胸罩,只保留一层棉质单衣即可。也可更换提前准备好的纯棉质衣物。

(5)针对检查部位,准备患者适合的防护物品。尤其注意对育龄妇女及儿童的性腺及甲状腺等器官的 X 射线防护。

(6)注意保护被检者个人隐私。除必要的陪护外,被检者家属及其他候诊者一律等候于候诊区,不允许进入检查室。

3.体位设计

(1)探测器的选择与使用:①使用普通 X 射线摄影系统摄影时,将排列好的铅字标记牌正贴于暗盒边缘,并将其固定于滤线栅后方的托盘上。②使用计算机 X 射线摄影(CR)时,把成像板(IP)固定于滤线栅后方的托盘上。③使用数字 X 射线摄影(DR)时把平板探测器(FPD)移至卧位摄影模式。

（2）体位（图2-7-4）：①被检者仰卧于摄影台上，被检侧肩胛骨对台面中线。②将对侧肩部用沙袋垫高。③头部转向被检侧，使肩胛骨紧靠台面。④被检侧上臂稍向外展，与躯干呈 40°～45°角。⑤被检侧手掌向上，腕部可放一沙袋固定。⑥叮嘱被检者曝光时保持体位静止不变。⑦IR 上缘超出肩部，下缘包括肩胛骨下角。

（3）肩胛骨正位摄影距离为 90～100 cm。

（4）需使用滤线器。

（5）中心线：中心线对准喙突下方 4～5 cm 处垂直射入。

（6）呼吸方式：平静呼吸下屏气曝光。注意曝光前对被检者进行呼吸训练，避免重复曝光。

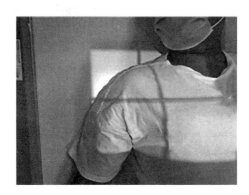

**图2-7-4　肩胛骨正位体位**

4.再次核对被检者信息，选择检查部位：肩胛骨正位。设置曝光条件，X 射线管容量充足的情况下，选择最短曝光时间。管电压 60～75 kV，管电流 15～30 mA，也可选用自动控制曝光、系统预设参数（管电压、管电流、摄影时间）。

5.影像显示：肩胛骨的正位影像，肩胛骨内缘与肋骨少量重叠（图2-7-5）。

6.注意事项

（1）肩胛骨正位摄影检查前，应先嘱被检者清除照射野范围内的高密度异物，以及可能会影响成像质量的衣物。若被检者无自主意识或不能配合本次检查，应与被检者或家属进行必要的交流沟通，争取最佳配合，暴露被检部位。若被检者所着衣物不符合摄影要求，同时拒绝更换科室提前准备好的纯棉质衣物，检查者应向被检者说明更换衣物的原因，以及衣物不符合要求时摄影会导致的问题（如可能出现病变部位与异物影像重叠，从而导致病变影像无法观察，造成漏诊或误诊的后果）。若被检者仍拒绝更换衣物，则不可为其做摄影检查，并应嘱被检者返家更换合适的衣物再行摄影检查。

（2）肩胛骨正位首选正位，即应使被检侧肩胛骨紧贴摄影架。此种情况下，肩胛骨距离探测器更近，从而减少肩胛骨影像放大率。

（3）肩胛骨正位曝光时，应采用平静呼吸下屏气的呼吸方式，即在被检者在屏气状态下曝光，因此做呼吸训练的时候，一定要观察被检者的胸廓起伏状况。

（4）被检侧上臂稍向外展，与躯干呈 40°～45°角，目的是减少肩胛骨与肋骨的重叠，使肩胛骨充分显示。

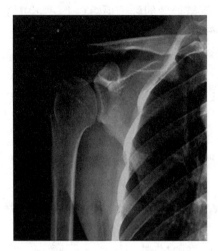

**图2-7-5　正常肩胛骨正位影像**

（5）在不影响成像质量的前提下,使用防护器材,为被检者做好必要放射防护措施。

（6）在整个操作过程中,应注意保护被检者的隐私。无关人员不得在检查室及操作间停留,操作技师应避免与被检者非摄影必要的接触。

7.进行图像后处理、标记图像左右。若为CR系统,将IP插入影像阅读处理器,读取图像信息;将采集到的X射线图像上传到后处理工作站进行图像后处理,再送入ACS系统。若为DR系统,摄影后将图像送入PACS系统。

8.冲洗或打印照片,观察X射线照片显示部位及照片质量评价。X射线照片质量分级评定标准分为4个等级。甲级片:①严格按申请单要求,所摄部位应无丢失;②投照条件适宜,对比度、清晰度好,组织层次基本清楚,黑白分明;③位置正确,中心线、检查部位、胶片三者关系准确无误;④不能有体外异物影、伪影及显影过度或不足;⑤日期、号码、左右标记排列整齐、无误。乙级片:符合甲级片标准的3~4条,其中必须具备前3条。丙级片:符合甲级片标准的前2条,但不影响诊断者。废片:不能用于诊断。

9.嘱被检者更换衣物,带好个人随身物品,指引被检者离开。检查结束后,询问被检者拍摄过程中是否有不适,交代检查后的注意事项及取片时间与地点,注意对被检者的人文关怀。

**（三）肩胛骨斜位摄影**

1.摄影目的:观察肩胛骨的骨折及背部肿瘤的情况。

2.摄影前准备

（1）认真核对X射线摄影检查申请单,了解病情,明确检查目的和摄影部位。检查目的、摄影部位不清的申请单,应与临床医师核准确认。

（2）根据检查部位选择适宜尺寸的胶片与暗盒。X射线照片标记准确、无误、齐全。

（3）开机预热,拟定并调整摄影条件。

（4）检查前指导被检者去除照射野内不符合摄影要求的衣物或饰品。嘱被检者将长发盘于头顶避免进入照射野。男性被检者可赤裸上身。女性需去胸罩,只保留一层棉质单衣即可。也可更换提前准备好的纯棉质衣物。

(5)针对检查部位,准备适当的被检者防护物品。尤其注意对育龄妇女及儿童的性腺及甲状腺等器官的 X 射线防护。

(6)注意保护被检者个人隐私。除必要的陪护外,被检者家属及其他候诊者一律等候于候诊区,不允许进入检查室。

3. 体位设计

(1)探测器的选择与使用:①使用普通 X 射线摄影系统摄影时,将排列好的铅字标记牌正贴于暗盒边缘,并将其固定于滤线栅后方的托盘上。②使用计算机 X 射线摄影(CR)时,把成像板(IP)固定于滤线栅后方的托盘上。③使用数字 X 射线摄影(DR)时把平板探测器(FPD)移至立位摄影模式。

(2)体位(图 2-7-6):①被检者站立于摄影架前,被检侧胸壁紧贴探测器。②环手抱头,肩胛骨垂直于探测器。③对侧上肢手内旋,肩、肘向前倾斜,避免与被检侧肩胛骨重叠。④叮嘱被检者曝光时保持体位静止不变。⑤IR 上缘超出肩部,下缘包括肩胛骨下角。

(3)肩胛骨斜位摄影距离为 75 ~ 100 cm。

(4)需使用滤线器。

(5)中心线:中心线对准肩胛骨内缘中点垂直射入。

(6)呼吸方式:平静呼吸下屏气曝光。注意曝光前对被检者进行呼吸训练,避免重复曝光。

4. 再次核对被检者信息,选择检查部位:肩胛骨斜位。设置曝光条件,X 射线管容量充足的情况下,选择最短曝光时间。管电压 60 ~ 75 kV,管电流 15 ~ 30 mA,也可选用自动控制曝光、系统预设参数(管电压、管电流、摄影时间)。

5. 影像显示:肩胛骨投影于肋骨外侧,呈肩胛骨侧位影像。肩胛骨前后缘呈切线位 Y 字形显示(图 2-7-7)。

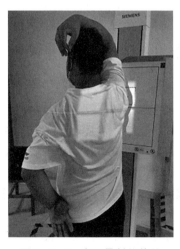
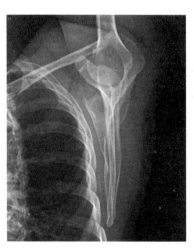

图 2-7-6　肩胛骨斜位体位　　图 2-7-7　正常肩胛骨斜位影像

6.注意事项

(1)肩胛骨斜位摄影检查前,应先嘱被检者清除照射野范围内的高密度异物,以及可能会影响成像质量的衣物。异物处理方式参照肩胛骨正位相应内容要求。

(2)亦可取患侧卧位,此种情况可嘱被检者屈膝保持身体稳定。

(3)被检侧上肢不能上举者,可将肘关节屈曲内收,前臂放在上腹部前方。

(4)对侧上肢手内旋,肩、肘向前倾斜,目的是避免与被检侧肩胛骨重叠。

(5)肩胛骨斜位曝光时,应采用平静呼吸下屏气的呼吸方式,即在被检者在屏气状态下曝光,因此做呼吸训练的时候,一定要观察被检者的胸廓起伏状况。

(6)在不影响成像质量的前提下,使用防护器材,为被检者做好必要放射防护措施。

(7)在整个操作过程中,应注意保护被检者的隐私。无关人员不得在检查室及操作间停留,检查表应避免与被检者非摄影必要的接触。

7.进行图像后处理、标记图像左右。若为 CR 系统,将 IP 插入影像阅读处理器,读取图像信息;将采集到的 X 射线图像上传到后处理工作站进行图像后处理,再送入 PACS 系统。若为 DR 系统,摄影后将图像送入 PACS 系统。

8.冲洗或打印照片,观察 X 射线照片显示部位及照片质量评价。X 射线照片质量分级评定标准分为 4 个等级。甲级片:①严格按申请单要求,所摄部位应无丢失;②投照条件适宜,对比度、清晰度好,组织层次基本清楚,黑白分明;③位置正确,中心线、检查部位、胶片三者关系准确无误;④不能有体外异物影、伪影及显影过度或不足;⑤日期、号码、左右标记排列整齐、无误。乙级片:符合甲级片标准的3~4条,其中必须具备前3条。丙级片:符合甲级片标准的前2条,但不影响诊断者。废片:不能用于诊断。

9.嘱被检者更换衣物,带好个人随身物品,指引被检者离开。检查结束后,询问被检者拍摄过程中是否有不适,交代检查后的注意事项及取片时间与地点,注意对被检者的人文关怀。

**(四)锁骨正位摄影**

1.摄影目的:观察单侧锁骨、胸锁关节、肩锁关节结构的影像表现。

2.摄影前准备

(1)认真核对 X 射线摄影检查申请单,了解病情,明确检查目的和摄影部位。若检查目的、摄影部位不清的申请单,应与临床医师核准确认。

(2)根据检查部位选择适宜尺寸的胶片与暗盒。X 射线照片标记准确、无误、齐全。

(3)开机预热,拟定并调整摄影条件。

(4)检查前指导被检者去除照射野内不符合摄影要求的衣物或饰品。嘱被检者将长发盘于头顶避免进入照射野。男性被检者可赤裸上身,也可嘱被检者更换提前准备好的纯棉质衣物。

(5)针对检查部位,准备适当的患者防护物品。尤其注意对育龄妇女及儿童的性腺及晶状体等器官的 X 射线防护。

(6)注意保护被检者个人隐私。除必要的陪护外,被检者家属及其他候诊者一律等候于候诊区,不允许进入检查室。

3.体位设计

(1)探测器的选择与使用:①使用普通 X 射线摄影系统摄影时,将排列好的铅字标记牌正贴于暗盒边缘,并将其固定于滤线栅后方的托盘上。②使用计算机 X 射线摄影(CR)时,把成像板(IP)固定于滤线栅后方的托盘上。③使用数字 X 射线摄影(DR)时把平板探测器(FPD)移至立位摄影模式。

(2)体位(图2-7-8):①被检者俯卧于摄影床上;②头部转向对侧;③被检侧锁骨紧贴暗盒;④被检侧上肢内旋180°角;⑤锁骨中点置于照射野中,对暗盒上 1/3 横线中点;⑥叮嘱被检者曝光时保持体位静止不变。

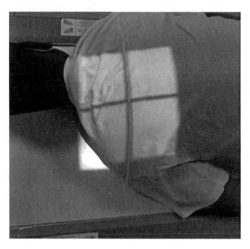

图2-7-8　锁骨正位体位

(3)锁骨正位摄影距离为 75 ~ 100 cm。

(4)可使用滤线器。

(5)中心线:中心线对准锁骨中点垂直暗盒射入。

(6)呼吸方式:平静呼吸下屏气曝光。注意曝光前对被检者进行呼吸训练,避免重复曝光。

4.再次核对被检者信息,选择检查部位:锁骨正位。设置曝光条件,X 射线管容量充足的情况下,选择最短曝光时间。管电压 60 ~ 75 kV,管电流 15 ~ 30 mA,也可选用自动控制曝光、系统预设参数(管电压、管电流、摄影时间)。

5.影像显示:显示锁骨正位影像;肩锁关节及胸锁关节影像显示清晰(图2-7-9)。

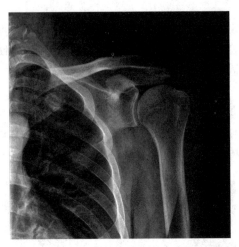

**图 2-7-9　正常锁骨正位影像**

6. 注意事项

（1）锁骨摄影检查前，应先嘱被检者清除照射野范围内的高密度异物，以及可能会影响成像质量的衣物。异物处理方式参照肩胛骨正位相应内容要求。

（2）锁骨正位首选后前位，即应使被检侧锁骨紧贴摄影架。此种情况下，锁骨距离探测器更近，从而减少锁骨影像放大率。

（3）锁骨正位曝光时，应采用平静呼吸下屏气的呼吸方式，即在患者在屏气状态下曝光，因此做呼吸训练的时候，一定要观察患者的胸廓起伏状况。

（4）在不影响成像质量的前提下，使用防护器材，为被检者做好必要放射防护措施。

（5）在整个操作过程中，应注意保护被检者的隐私。无关人员不得在检查室及操作间停留，操作技师应避免与被检者非摄影必要的接触。

7. 进行图像后处理、标记图像左右。若为 CR 系统，将 IP 插入影像阅读处理器，读取图像信息；将采集到的 X 射线图像上传到后处理工作站进行图像后处理，再送入 PACS 系统。若为 DR 系统，摄影后将图像送入 PACS 系统。

8. 冲洗或打印照片，观察 X 射线照片显示部位及照片质量评价。X 射线照片质量分级评定标准分为 4 个等级。甲级片：①严格按申请单要求，所摄部位应无丢失；②投照条件适宜，对比度、清晰度好，组织层次基本清楚，黑白分明；③位置正确，中心线、检查部位、胶片三者关系准确无误；④不能有体外异物影、伪影及显影过度或不足；⑤日期、号码、左右标记排列整齐、无误。乙级片：符合甲级片标准的 3～4 条，其中必须具备前 3 条。丙级片：符合甲级片标准的前 2 条，但不影响诊断者。废片：不能用于诊断。

9. 嘱被检者更换衣物，带好个人随身物品，指引被检者离开。检查结束后，询问被检者拍摄过程中是否有不适，交代检查后的注意事项及取片时间与地点，注意对被检者的人文关怀。

【实训记录】

实训记录见表 2-7-1。

表 2-7-1　实训记录

| 摄影体位 | 焦点大小 | 管电压/kV | 管电流/mA | 曝光时间/s | FFD/cm | 滤线栅(有/无) |
|---|---|---|---|---|---|---|
| 肩胛骨正位 | | | | | | |
| 肩胛骨斜位 | | | | | | |
| 锁骨正位 | | | | | | |

【实训讨论】

1. 肩胛骨正位、肩胛骨斜位及锁骨正位 X 射线摄影,体位设计分别是什么?
2. 肩胛骨、锁骨摄影时,为什么要深吸气后屏气曝光?
3. 申请单中的被检者摄影体位 X 射线照片主要观察什么内容?

【实训视频】

肩胛骨正位摄影体位

肩胛骨斜位摄影体位

锁骨正位摄影体位

## 【评分标准】

### 肩胛骨正位摄影评分标准

| 项目总分 | 考核内容 | 分值 | 评分标准 | 得分 |
|---|---|---|---|---|
| 准备质量标准<br>（20分） | 1.详细阅读申请单,核对被检者姓名、性别、检查部位 | 6分 | 未核对者扣6分 | |
| | 2.检查室温、空气湿度,接通设备电源、开机;观察电源电压是否正常 | 6分 | 缺一项扣1分 | |
| | 3.检查接收器（FPD/IP）位置是否正确、打印机状态是否正常 | 4分 | 不符合要求每项扣2分 | |
| | 4.去除被检者身上金属等高密度异物 | 4分 | 未做扣4分 | |
| 操作质量标准<br>（70分） | 1.移动 X 射线管,焦-片距离调整在80 cm 范围内 | 7分 | 根据情况酌情扣分 | |
| | 2.将 X 射线中心线对准床下滤线栅中心,调整照射野,肩胛骨喙突置于 IR 中心。IR 上缘超出肩部软组织3 cm | 10分 | 根据情况酌情扣分 | |
| | 3.录入被检者信息。录入被检者姓名、年龄、体重、病史等信息 | 3分 | 未做扣3分 | |
| | 4.被检者摄影体位中点对准台面中线。叮嘱被检者曝光时保持体位静止不变 | 6分 | 一项未做扣3分 | |
| | 5.患者仰卧于摄影台上,被检侧肩胛骨对台面中线,将对侧肩部用沙袋垫高,头部转向被检侧,使肩胛骨紧靠台面,被检侧上臂稍向外展,与躯干呈40°～45°角,被检侧手掌向上,腕部可放一沙袋固定。叮嘱被检者曝光时保持体位静止不变。平静呼吸下屏气曝光 | 9分 | 一项未做扣3分 | |
| | 6.中心线对准喙突下方4～5 cm 处垂直射入 | 6分 | 根据情况酌情扣分 | |
| | 7.上缘超出肩部,下缘包括肩胛骨下角 | 4分 | 根据情况酌情扣分 | |
| | 8.对非照射部位进行射线防护 | 5分 | 未做扣5分 | |
| | 9.设置曝光条件,管电压和管电流正确,也可选用自动控制曝光 | 8分 | 根据情况酌情扣分 | |
| | 10.手闸曝光,曝光期间观察曝光指示灯是否正常 | 6分 | 未做扣6分 | |
| | 11.曝光结束,记录摄影条件,预览图像,判断图像质量是否合格 | 6分 | 未做扣6分 | |

续表

| 项目总分 | 考核内容 | 分值 | 评分标准 | 得分 |
|---|---|---|---|---|
| 图像后处理及存储质量标准（10 分） | 1. 在 CR/DR 系统中新建检查项目，录入被检者信息，选择检查部位、体位，点击"确认"键，进入曝光界面 | 2 分 | 未做扣 2 分 | |
| | 2. CR 系统用条码扫描仪对 IP 的条码窗进行信息读取。将扫描后的 IP 插入激光扫描仪，读取影像信息 | 2 分 | 未做扣 2 分 | |
| | 3. 获得图像后，对图像进行后处理，调节亮度、剪裁、标记，并对多幅图像进行排版。影像显示能满足诊断学要求 | 2 分 | 根据情况酌情扣分 | |
| | 4. 确认图像信息，存储、传输、打印照片 | 2 分 | 未做扣 2 分 | |
| | 5. 退回至主界面，按顺序关机 | 2 分 | 未做扣 2 分 | |

## 锁骨正位摄影评分标准

| 项目总分 | 考核内容 | 分值 | 评分标准 | 得分 |
|---|---|---|---|---|
| 准备质量标准（20 分） | 1. 详细阅读申请单，核对被检者姓名、性别、检查部位 | 6 分 | 未核对者扣 6 分 | |
| | 2. 检查室温、空气湿度，接通设备电源、开机；观察电源电压是否正常 | 6 分 | 缺一项扣 1 分 | |
| | 3. 检查接收器（FPD/IP）位置是否正确、打印机状态是否正常 | 4 分 | 不符合要求每项扣 2 分 | |
| | 4. 去除被检者身上金属等高密度异物 | 4 分 | 未做扣 4 分 | |
| 操作质量标准（70 分） | 1. 移动 X 射线管，焦-片距离调整在 80 cm 范围内 | 7 分 | 根据情况酌情扣分 | |
| | 2. 将 X 射线中心线对准床下滤线栅中心，调整照射野，肩胛骨喙突置于 IR 中心。IR 上缘超出肩部软组织 3 cm | 10 分 | 根据情况酌情扣分 | |
| | 3. 录入被检者信息。录入被检者姓名、年龄、体重、病史等信息 | 3 分 | 未做扣 3 分 | |
| | 4. 被检者摄影体位中点对准台面中线。叮嘱被检者曝光时保持体位静止不变 | 6 分 | 一项未做扣 3 分 | |

续表

| 项目总分 | 考核内容 | 分值 | 评分标准 | 得分 |
|---|---|---|---|---|
| 操作质量标准（70分） | 5. 被检者俯卧于摄影床上，头部转向对侧，被检侧锁骨紧贴接收器，被检侧上肢内旋180°角；锁骨中点置于照射野中，对暗盒上1/3横线中点；叮嘱被检者曝光时保持体位静止不变。平静呼吸下屏气曝光 | 9分 | 一项未做扣3分 | |
| | 6. 中心线对准锁骨中点处垂直射入 | 6分 | 根据情况酌情扣分 | |
| | 7. IR外缘包括肩锁关节，内缘包括胸锁关节 | 4分 | 根据情况酌情扣分 | |
| | 8. 对非照射部位进行射线防护 | 5分 | 未做扣5分 | |
| | 9. 设置曝光条件，管电压和管电流正确，也可选用自动控制曝光 | 8分 | 根据情况酌情扣分 | |
| | 10. 手闸曝光，曝光期间观察曝光指示灯是否正常 | 6分 | 未做扣6分 | |
| | 11. 曝光结束，记录摄影条件，预览图像，判断图像质量是否合格 | 6分 | 未做扣6分 | |
| 图像后处理及存储质量标准（10分） | 1. 在CR/DR系统中新建检查项目，录入被检者信息，选择检查部位、体位，点击"确认"键，进入曝光界面 | 2分 | 未做扣2分 | |
| | 2. CR系统用条码扫描仪对IP的条码窗进行信息读取。将扫描后的IP插入激光扫描仪，读取影像信息 | 2分 | 未做扣2分 | |
| | 3. 获得图像后，对图像进行后处理，调节亮度、剪裁、标记，并对多幅图像进行排版。影像显示能满足诊断学要求 | 2分 | 根据情况酌情扣分 | |
| | 4. 确认图像信息，存储、传输、打印照片 | 2分 | 未做扣2分 | |
| | 5. 退回至主界面，按顺序关机 | 2分 | 未做扣2分 | |

## 【知识拓展】

### 肩锁关节脱位

肩锁关节脱位是由肩峰的锁骨关节面与锁骨外端的肩峰关节面构成的关节，因肩峰受到打击时，肩峰及肩胛骨猛然向下，使关节囊及周围韧带断裂而发生脱位。可有局部疼痛、肿胀及压痛，伤肢外展或上举均较困难，前屈和后伸运动亦受限，局部疼痛加剧，检查时肩锁关节处可摸到锁骨远端上翘，下压后复位，但松手后又翘起。

1.疾病分类:根据伤力及韧带断裂程度,可将其分为 3 级或 3 型。

Ⅰ型:肩锁关节处,有少许韧带、关节囊纤维的撕裂,关节稳定,疼痛轻微,X 射线照片显示正常,但后期可能在锁骨外侧端有骨膜钙化阴影。

Ⅱ型:肩锁关节囊、肩锁韧带有撕裂,喙锁韧带无损伤,锁骨外端翘起,呈半脱位状态,按压有浮动感,可有前后移动,X 射线片显示锁骨外端高于肩峰。

Ⅲ型:肩锁关节囊、肩锁韧带和喙锁韧带完全断裂,引起肩锁关节明显脱位。

2.病因:肩锁关节由肩峰的锁骨关节面与锁骨外端的肩峰关节面构成关节,部分关节内存在纤维软骨盘。关节面多呈垂直方向,关节囊薄弱,由周围的韧带维持其稳定性,维系肩锁关节的主要韧带是肩锁韧带和喙锁韧带,而暴力可以引起肩锁关节脱位,绝大多数患者具有明显的外伤史。

3.症状:肩锁关节脱位常见的临床症状是肩锁关节处疼痛、肿胀、肩关节活动受限,锁骨外端上翘。暴力较大时,可出现合并锁骨骨折、肋骨骨折的症状,锁骨处肿胀、压痛,可扪及异常活动,出现胸部疼痛、胸闷等。

4.影像检查

(1)常规 X 射线片检查:Ⅰ型 X 射线平片未发现明显移位。Ⅱ型 X 射线平片可见锁骨外端向上翘起,为半脱位。对于怀疑Ⅱ型的肩锁关节脱位,可以拍应力位片。Ⅲ型 X 射线平片可见锁骨外端完全离开肩峰端关节面,为完全脱位。

(2)CT 检查:CT 分辨率高,层面无干扰,可以双侧对比,同时检查方便安全,并且对骨、关节的成像清晰,可以较快明确诊断。

(3)MRI 检查:可以对关节的软组织进行成像,如软骨、肌腱、韧带等,敏感程度高于CT 检查,有利于诊断韧带损伤及关节囊破裂。

# 【课后习题】

1.锁骨后前位摄影需要注意的事项是(　　　　)

A.锁骨中外 1/3 置于照射野中心

B.肩胛骨喙突置于照射野中心

C.上肢内旋,掌心向后

D.上肢外旋,掌心向前

E.上肢无特殊要求

2.关于锁骨后前正位摄影,以下错误的是(　　　　)

A.被检者俯卧于检查床或站立于探测器前

B.头部转向对侧,使被检侧锁骨紧贴床面或探测器

C.手臂内转,掌心向下

D.中心线对准锁骨中点垂直射入

E.锁骨正位显示无曲度

3. 肩胛骨摄影,采用的呼吸方式是( )

A. 浅呼吸　　　　　　B. 深呼气　　　　　　C. 快速吸气

D. 平静呼吸　　　　　E. 屏气

**参考答案:**

1. C　2. E　3. E

（李佳忆）

# ▶ 任务八

# 足前后位、足内斜位、足侧位

## 【课前预习】

1. 自主学习：足骨共 26 块，分为跗骨、跖骨和趾骨（图 2-8-1）。

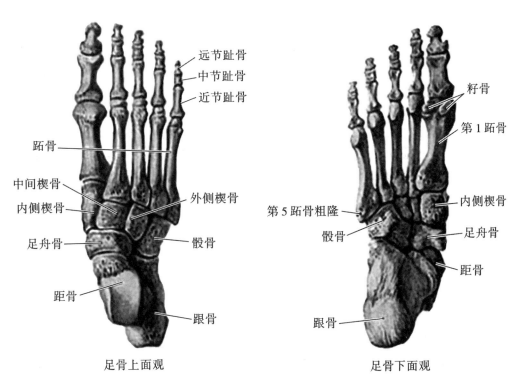

足骨上面观                 足骨下面观

图 2-8-1　足骨

跗骨位于脚的后半部,每侧共7块,包括跟骨、距骨、楔骨、骰骨、足舟骨等骨质结构。跟骨位于脚后跟处,是足部最大一块跗骨,其由一薄层骨皮质包绕丰富的松质骨组成的不规则长方形结构。跟骨与距骨组成跟距关节。跟骨前关节面呈鞍状与骰骨相关节。跟骨内侧面皮下软组织厚,骨面呈弧形凹陷。中1/3有一扁平突起,为载距突。其骨皮质厚而坚硬。跟骨内部骨小梁结构由载距突发出,按所承受压力和张力方向排列为固定的两组,即压力骨小梁和张力骨小梁。两组骨小梁之间形成一骨质疏松的区域,在侧位X射片呈三角形,称为跟骨中央三角。跟骨后部宽大,跟骨下缘致密皮骨质后端向后下突出称为跟骨结节,跟腱附着于跟骨结节。跟骨下缘致密皮骨质前端向前下突出称为跟骨粗隆。距骨位于跟骨上方,高出于其他的跗骨,与载距突构成跟距关节。可分为头、颈、体3部。前部为距骨头,前面有关节面与足舟骨相接,头后稍细部分为距骨颈,颈后较大的部分为距骨体,体上面及两侧面的上份均为关节面,称为距骨滑车,前宽后窄,与胫骨下关节面及内、外踝关节面构成踝关节,体和头的下面,有前、中、后3个关节面,分别与跟骨上面的相应的关节面相关节。楔骨共3块,其序数自内侧数起,由内向外分别称为第1、2、3楔骨,或依次称内侧楔骨、中间楔骨、外侧楔骨,向前分别与第1、2、3跖骨底相关节。足舟骨呈舟状,位于距骨头与3块楔骨之间。足舟骨的后面凹陷接距骨头,前面隆凸与3块楔骨相关节。内侧面的隆起为足舟骨粗隆。骰骨位于跟骨之前,足外侧缘,呈立方形,位于跟骨与第4、5跖骨底之间,内侧面接第3楔骨及足舟骨,其后方突起为骰骨粗隆。

跖骨为短管状骨,在足的中部,共5块,其形状大致与掌骨相当,但比掌骨长而粗壮,其序数自拇趾侧数起。每一跖骨都分为底(靠近足跟的一端)、体和小头(靠近脚趾的一端)3部分,第1、2、3跖骨底分别与第1、2、3楔骨相关节,第4、5跖骨底与骰骨相关节。小头与第1节(近节)趾骨底相关节。第1跖骨在近脚跟一端下方为第1跖骨粗隆;第5跖骨底向后外伸出的乳状骨突,称为第5跖骨粗隆,居足外侧的中部。

趾骨共14块,形状和排列与指骨相似,属于长骨,但都较短小。趾骨除第1趾骨为两节外余均为3节,每节趾骨也大体分为底、体、头3部分,按解剖位置分为近节趾骨、中节趾骨和远节趾骨。每块趾骨又分为底(近端)、体及滑车(远端)3部分。

在足部可摸到的明显骨性标志如下。

足内侧骨性标志:①内踝;②足舟骨粗隆;③第1跖骨粗隆;④第1跖骨头。

足外侧骨性标志:①外踝;②第5跖骨粗隆;③第5跖骨头。

足底骨性标志:①跟骨结节;②跟骨载距突;③第1~5跖骨头;④第1~5跖骨基底部。

足背骨性标志:第3跖骨基底部。

足弓:跗骨和跖骨由韧带、肌肉牵拉形成一个凸向上的弓,称为足弓。主要的弓是足内侧的纵弓,由跟骨、距骨、足舟骨、第1楔骨和第1跖骨构成。人站立时,足骨仅以跟骨结节及第1跖骨头、第5跖骨头3处着地,共同承受全身的重量。

足部的关节包括距小腿关节、跗骨间关节。

距小腿关节(踝关节):由小腿胫骨下关节面和内、外踝关节面与距骨构成。有内侧韧带,连接内踝、足舟骨、距骨和跟骨。外侧韧带连接外踝、距骨和跟骨。外侧韧带较内侧韧带为弱,常因足过度内翻而引起损伤。踝关节可做屈伸运动。

跗骨间关节:①距跟关节(距骨与跟骨);②距跟舟关节(距骨、跟骨与足舟骨);③跟骰关节(跟骨与骰骨),与距跟舟关节又构成跗横关节;④跗跖关节,由 3 块楔骨、骰骨与 5 块跖骨底构成,属于微动关节;⑤跖趾关节,由跖骨头与近节趾骨底构成,可做屈伸运动;⑥趾间关节,各节趾骨之间,可做屈伸运动。

2. 自我检测

(1)拍摄足内斜位,足底与 IR 约呈(　　)角

　　A. 10°~15°　　　　　　　B. 20°~25°　　　　　　　C. 30°~45°

　　D. 50°~60°　　　　　　　E. 90°

(2)用于足弓测量的检查位置是(　　)

　　A. 全足前后位　　　　　B. 足前后位　　　　　　C. 双足负重侧位

　　D. 足侧位　　　　　　　E. 足内斜位

参考答案:

(1)C　(2)C

3. 根据检查申请单回答问题。

#### ×××医院 X 射线检查申请单

申请科室:急诊科　　执行科室:普放室　　X 射线号:××××××

| 姓名:李××　性别:男　年龄:26 岁　门诊号:×××××× |
| --- |
| 项目:数字 X 射线摄影(DR) |
| 检查部位:左足前后位、内斜位、侧位 |
| 主诉:左足部疼痛 3 h<br>病历摘要:外伤 1 h,左足部剧烈疼痛、肿胀、瘀斑,无法正常站立及行走,左足承重时疼痛加剧。<br>查体:T 36.6 ℃,P 76 次/min,BP 112/85 mmHg |
| 临床诊断:考虑左足骨折 |
| 检查目的与要求:明确是否有左足骨折 |
| 重要告知:X 射线检查有辐射危险,婴幼儿请慎重检查,妊娠 3 个月内禁止检查<br>同意请签字:　　　　　联系方式:<br>申请医师:<br>申请日期: |

问题:

(1)根据以上 X 射线检查申请单信息,作为影像技师应如何进行 X 射线检查?

(2)该项检查的检查目的和要求有哪些?

### 【知识目标】

1. 了解足部影像解剖结构。

2.熟悉足部常见病变的影像诊断。

3.掌握足前后位、足内斜位、足侧位摄影流程及体位设计要点。

## 【能力目标】

1.能独立正确地操作 X 射线检查设备,选择合适的足部摄影条件。

2.能按照足部影规程规范地进行足前后位、足内斜位、足侧位摄影。

3.学会对图像进行后处理,获得符合诊断要求的影像。

## 【素质目标】

1.通过足部摄影规程练习,培养学生养成严谨认真的工作作风,注意射线防护,关爱患者。

2.通过学习足部摄影的操作标准,培养学生树立团队协作精神。

3.在进行操作中,爱护仪器设备。

## 【实训目的】

1.能正确且熟练使用 X 射线设备。

2.掌握足前后位、足内斜位、足侧位 X 射线摄影方法、准备工作、注意事项等。

3.能够正确对 X 射线照片进行质量评价。

## 【实训步骤】

### (一)概述

1.在带教指导老师的引导下,学生对足前后位、足内斜位、足侧位的理论相关知识进行归纳、总结。

2.在带教指导老师的指导下,根据课前 X 射线检查申请单分组,学生分为检查者和被检者进行角色扮演,,按照体位摄影理论的要求,由检查者对被检者进行体位设计。

3.设备准备

(1)启动设备:检查室温及空气湿度;接通总电源,打开 X 射线设备控制器电源,按下控制台开机按钮,接通电脑主机电源。打开工作站、报告打印机及胶片打印机。

(2)启动系统:检查设备存储空间,确认 X 射线设备处于正常工作状态。输入用户名、密码登录应用软件系统。

4.患者准备

(1)检查前指导被检者去除身上携带的在照射野内的高密度物品,如鞋、袜、脚链、药膏等,避免穿着影响检查的衣物。去除检查部位的衣物,尽量完全暴露被检部位。若被检者无自主意识或不能配合本次检查,应与被检者或家属进行必要的交流沟通,争取最佳配合,暴露被检部位。

(2)除必要的陪护外,被检者家属及其他候诊者一律等候于候诊区,不允许进入检查室。注意保护被检者个人隐私。

（3）叮嘱被检者曝光时保持体位静止不变。

5.检查步骤

（1）仔细阅读申请单，并核对被检者基本信息，明确被检者的本次检查部位。

（2）登记患者信息：进行数字 X 射线摄影（DR）时，若被检者已在登记分诊处进行信息登记，则可直接打开"患者列表"界面，选中被检者，进入摄影检查操作界面。若被检者为紧急急诊患者，则应尽快做好被检者基本信息录入工作，病情危重时也可考虑先行简要登记，再稍后补充完整。登记患者信息：打开"患者列表"界面，点击"+"图标，添加新病例。依次输入被检者信息：ID（检查号）、Last Name（姓名）、Sex（性别）、Age（年龄）、Weight（体重）等。点击"确定"。

（3）明确检查部位：选择投照部位，选择"下肢"图标，从列表中选择"足前后位""足内斜位"或"足侧位"，选择正确体位进行摆位。

（4）与被检者或家属进行交流沟通，安抚被检者情绪，嘱咐被检者配合检查。

（5）调整摄影参数：调整照射野、选择合适的摄影距离、管电压、管电流进行摄影。

（6）曝光操作：摆位结束后，关闭防护门，回到操作台，拿起曝光手闸，准备曝光，要求手握曝光手闸，拇指轻放于曝光手闸按钮上，其余四指握紧手柄。拇指持续按手闸第一层预备曝光按钮做预备曝光，约 2 s 后曝光控制器响起连续短促的"滴滴滴……"提示音，表示 X 射线管旋转阳极转速已达到曝光要求，同时曝光控制台指示灯亮起（此时 X 射线管并未放出射线），拇指继续按下手闸第二层曝光按钮，此时曝光控制器上曝光指示灯亮起，可听到"滴"提示音，表示 X 射线管按照预设曝光剂量已成功放出射线，此时应抬起拇指并松开手闸，结束曝光。若还有其他部位，改变被检者体位后，再次按照上述步骤进行曝光。曝光结束后，确认图像信息，对图像进行后处理，保存、上传图像信息并进行打印。完成后点击"完成并保存"，返回"患者列表"。

（7）引导被检者离开：检查结束后，引导被检者起身下扫描床，并询问被检者拍摄过程中是否有不适，交代注意事项及取片时间，对被检者进行人文关怀。

带教指导老师对其操作过程进行评价，并纠正其操作过程的错误之处。学生通过实践操作，掌握骨盆前后位、骶髂关节前后位、骶髂关节前后斜位摄影目的、体位设计、中心线、呼吸方式、摄影参数、影像显示内容及影像质量控制等任务知识点。

**（二）足前后位摄影**

1.摄影目的：观察足部形态、骨质结构及足骨间关节，主要用于足骨骨折、关节脱位、退行性变等疾病的影像学检查及筛查。

2.摄影前准备

（1）认真核对 X 射线摄影检查申请单，了解病情，明确检查目的和摄影部位。若检查目的、摄影部位不清的申请单，应与临床医师核准确认。

（2）根据被检者足部大小选择适宜尺寸的胶片与暗盒。X 射线照片标记准确、无误、齐全。

（3）开机预热，拟定并调整摄影条件。

（4）清除被检者检查部位可能造成伪影的衣物如鞋袜等。

（5）针对检查部位,准备适当的个人防护物品。

（6）注意保护被检者个人隐私。除必要的陪护外,被检者家属及其他候诊者一律等候于候诊区,不允许进入检查室。

3.体位设计

（1）探测器的选择与使用:①使用普通X射线摄影系统摄影时,将排列好的铅字标记牌正贴于暗盒边缘,并将其固定于托盘上。②使用计算机X射线摄影(CR)时,把成像板(IP)固定于托盘上。③使用数字X射线摄影(DR)时把平板探测器(FPD)移至摄影床下方。

（2）体位(图2-8-2):①被检者坐于摄影床上或卧位于摄影床上,面向X射线管阳极方向或头侧位于X射线管阴极端方向。②被检侧膝关节屈曲,足踏于IR上,足部长轴与探测器长轴平行。③对侧腿伸直,保持身体平稳。④探测器上缘超过足尖,下缘超过足跟,两侧缘包括足部双侧软组织。⑤叮嘱被检者曝光时保持体位静止不变。

（3）摄影距离为75～100 cm。

（4）中心线:中心线对准第3跖骨基底部垂直射入。

4.再次核对被检者信息,选择检查部位:足前后位。设置曝光条件,管电压45～65 kV,管电流4～16 mA,也可选用自动控制曝光、系统预设参数(管电压、管电流、摄影时间)。

5.影像显示:显示趾骨、跖骨、楔骨、足舟骨、骰骨、足部关节及周围软组织的前后位影像,骨小梁清晰显示,周围软组织层次可见(图2-8-3)。

6.注意事项

（1）摄影时,应使被检者体位处于舒适状态。

（2）婴幼儿常规摄取双侧肢体影像。

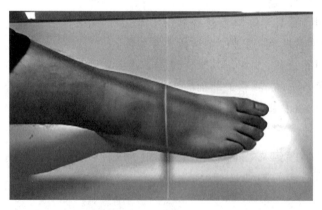

图2-8-2　足前后位体位

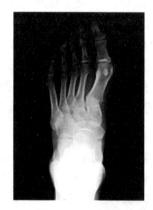

图2-8-3　正常足前后位影像

（3）摆位动作要轻柔、迅速,尽量减轻被检者痛苦,对足外伤骨折或临床骨折征象明显的被检者,应尽量减少被检者的移动,避免出现二次损失伤,若确需移动,则搬动时应平托,不要用力挤压患处。

（4）曝光前注意去除拍摄范围内的异物(石膏、体外固定装置可不去除)。

(5)在不影响成像质量的前提下,使用防护器材,为患者做好必要的放射防护措施。

(6)在整个操作过程中,应注意保护被检者的隐私。

(7)爱护设备,机器操作要轻柔、准确,严禁超载使用。

7. 进行图像后处理、标记图像左右。若为 CR 系统,将 IP 插入影像阅读处理器,读取图像信息;将采集到的 X 射线图像上传到后处理工作站进行图像后处理,再送入 PACS 系统。若为 DR 系统,摄影后将图像送入 PACS 系统。

8. 冲洗或打印照片,观察 X 射线照片显示部位及照片质量评价。X 射线照片质量分级评定标准分为 4 个等级。甲级片:①严格按申请单要求,所摄部位应无丢失;②投照条件适宜,对比度、清晰度好,组织层次基本清楚,黑白分明;③位置正确,中心线、检查部位、胶片三者关系准确无误;④不能有体外异物影、伪影及显影过度或不足;⑤日期、号码、左右标记排列整齐、无误。乙级片:符合甲级片标准的 3～4 条,其中必须具备前 3 条。丙级片:符合甲级片标准的前 2 条,但不影响诊断者。废片:不能用于诊断。

9. 保护被检者下摄影检查床,指引患者离开。检查结束后,引导被检者起身下扫描床,并询问被检者拍摄过程中是否有不适,交代检查后的注意事项及取片时间与地点,注意对被检者的人文关怀。

### (三)足内斜位摄影

1. 摄影目的:观察足各骨及软组织斜位情况,一般作为前后位图像的补充。

2. 摄影前准备

(1)认真核对 X 射线摄影检查申请单,了解病情,明确检查目的和摄影部位。检查目的、摄影部位不清的申请单,应与临床医师核准确认。

(2)根据检查部位选择适宜尺寸的胶片与暗盒。X 射线照片标记准确、无误、齐全。

(3)开机预热,拟定并调整摄影条件。

(4)清除被检者检查部位可能造成伪影的衣物如鞋袜等。

(5)针对检查部位,准备适当的个人防护物品。

(6)注意保护被检者个人隐私。除必要的陪护外,被检者家属及其他候诊者一律等候于候诊区,不允许进入检查室。

3. 体位设计

(1)探测器的选择与使用:①使用普通 X 射线摄影系统摄影时,将排列好的铅字标记牌正贴于暗盒边缘,并将其固定于托盘上。②使用计算机 X 射线摄影(CR)时,把成像板(IP)板固定于托盘上。③使用数字 X 射线摄影(DR)时把平板探测器(PDF)移至摄影床下方。

(2)体位(图 2-8-4):①被检者坐于摄影床上或卧位于摄影床上,面向 X 射线管阳极方向或头侧位于与 X 射线管阴极端方向。②被检侧膝关节屈曲,足底内侧缘紧贴探测器,足外侧抬高,使足底与探测器呈 30°～45°角,足部长轴与探测器长轴平行。③对侧腿伸直,保持身体稳定。④探测器上缘超过足尖,下缘超过足跟,两侧缘包括足两侧软组织。⑤叮嘱被检者曝光时保持体位静止不变。

(3)摄影距离为 75～100 cm。

(4)中心线:中心线对准第 3 跖骨基底部垂直射入。

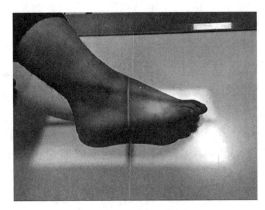

图 2-8-4　足内斜位体位

4．再次核对被检者信息,选择检查部位:足内斜位。设置曝光条件,管电压 45 ~ 65 kV,管电流 4 ~ 16 mA,也可选用自动控制曝光、系统预设参数(管电压、管电流、摄影时间)。

5．影像显示:足部诸骨呈斜位影像及周围软组织像,第 1、2 跖骨部分重叠,其余跖骨及其趾骨清晰显示;跟距关节、楔舟关节及第 3、4 跗跖关节间隙显示;骨小梁清晰显示,周围软组织层次可见(图 2-8-5)。

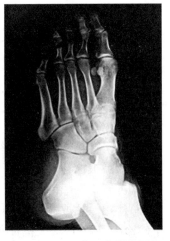

图 2-8-5　正常足内斜位影像

6．注意事项

(1)摄影时,应使被检者体位处于舒适状态。

(2)婴幼儿常规摄取双侧肢体影像。

(3)摆位动作要轻柔、迅速,尽量减轻患者痛苦,对足外伤骨折或临床骨折征象明显的患者,应尽量减少患者的移动,避免出现二次损伤,若确需移动,则搬动时应平托,不要用力挤压患处。

(4)曝光前注意去除拍摄范围内的异物(石膏、体外固定装置可不去除)。

(5)在不影响成像质量的前提下,使用防护器材,为被检者做好必要的放射防护措施。

(6)在整个操作过程中,应注意保护被检者的隐私。

(7)爱护设备,机器操作要轻柔、准确,严禁超载使用。

7．进行图像后处理、标记图像左右。若为 CR 系统,将 IP 插入影像阅读处理器,读取图像信息;将采集到的 X 射线图像上传到后处理工作站进行图像后处理,再送入 PACS 系统。若为 DR 系统,摄影后将图像送入 PACS 系统。

8．冲洗或打印照片,观察 X 射线照片显示部位及评价照片质量。

9．保护被检者下摄影检查床,指引被检者离开。检查结束后,引导被检者起身下扫描床,并询问被检者拍摄过程中是否有不适,交代检查后的注意事项及取片时间与地点,注意对被检者的人文关怀。

**(四)足侧位摄影**

1. 摄影目的:观察足部形态、骨质结构及足骨间关节,主要用于足骨骨折、关节脱位、退行性变、足畸形或足内异物等疾病的影像学检查及筛查,一般作为前后位图像的补充,也可观察测量足弓情况。

2. 摄影前准备

(1)认真核对 X 射线摄影检查申请单,了解病情,明确检查目的和摄影部位。检查目的、摄影部位不清的申请单,应与临床医师核准确认。

(2)根据检查部位选择适宜尺寸的胶片与暗盒。X 射线照片标记准确、无误、齐全。

(3)开机预热,拟定并调整摄影条件。

(4)清除被检者检查部位可能造成伪影的衣物如鞋袜等。

(5)针对检查部位,准备适当的个人防护物品。

(6)注意保护被检者个人隐私。除必要的陪护外,被检者家属及其他候诊者一律等候于候诊区,不允许进入检查室。

3. 体位设计

(1)探测器的选择与使用:①使用普通 X 射线摄影系统摄影时,将排列好的铅字标记牌正贴于暗盒边缘,并将其固定于托盘上。②使用计算机 X 射线摄影(CR)时,把成像板(IP)固定于托盘上。③使用数字 X 射线摄影(DR)时把平板探测器(FPD)移至摄影床下方。

(2)体位(图 2-8-6):①被检者坐于摄影床上或卧位于摄影床上,面向 X 射线管阳极方向或头侧位于与 X 射线管阴极端。②身体向被检侧倾斜、膝关节弯曲,足外侧紧贴 IR,足矢状面与 IR 平行。③对侧腿膝关节弯曲,足踏床面。④探测器上缘超过足尖,下缘超过足跟,两侧缘包括足背与足底部侧软组织。⑤叮嘱被检者曝光时保持体位静止不变。

(3)摄影距离为 75～100 cm。

(4)中心线:中心线对准足中部垂直射入。

4. 再次核对被检者信息,选择检查部位:足侧位。设置曝光条件,管电压 45～65 kV,管电流 4～16 mA,也可选用自动控制曝光、系统预设参数(管电压、管电流、摄影时间)。

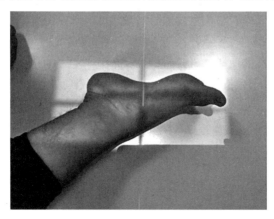

**图 2-8-6　足侧位体位**

5. 影像显示：显示趾骨、跖骨及楔骨侧位重叠影像和骰骨、足舟骨部分重叠影像与距骨、跟骨侧位影像；骨小梁清晰显示，周围软组织层次可见（图2-8-7）。

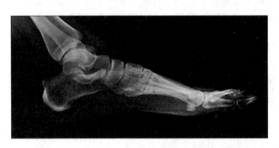

**图2-8-7　正常足侧位影像**

6. 注意事项

（1）摄影时，应使被检者体位处于舒适状态。

（2）婴幼儿常规摄取双侧肢体影像。

（3）摆位动作要轻柔、迅速，尽量减轻被检者痛苦，对足外伤骨折或临床骨折征象明显的被检者，应尽量减少被检者的移动，避免出现二次损失伤，若确需移动，则搬动时应平托，不要用力挤压患处。

（4）曝光前注意去除拍摄范围内的异物（石膏、体外固定装置可不去除）。

（5）在不影响成像质量的前提下，使用防护器材，为被检者做好必要放射防护措施。

（6）在整个操作过程中，应注意保护被检者的隐私。

（7）爱护设备，机器操作要轻柔、准确，严禁超载使用。

7. 进行图像后处理、标记图像左右。若为CR系统，将IP插入影像阅读处理器，读取图像信息；将采集到的X射线图像上传到后处理工作站进行图像后处理，再送入PACS系统。若为DR系统，摄影后将图像送入PACS系统。

8. 冲洗或打印照片，观察X射线照片显示部位及评价照片质量。X射线照片质量分级评定标准分为4个等级。甲级片：①严格按申请单要求，所摄部位应无丢失；②投照条件适宜，对比度、清晰度好，组织层次基本清楚，黑白分明；③位置正确，中心线、检查部位、胶片三者关系准确无误；④不能有体外异物影、伪影及显影过度或不足；⑤日期、号码、左右标记排列整齐、无误。乙级片：符合甲级片标准的3~4条，其中必须具备前3条。丙级片：符合甲级片标准的前2条，但不影响诊断者。废片：不能用于诊断。

9. 保护被检者下摄影检查床，指引患者离开。检查结束后，引导被检者起身下扫描床，并询问被检者拍摄过程中是否有不适，交代检查后的注意事项及取片时间与地点，注意对被检者的人文关怀。

## 【实训记录】

实训记录见表2-8-1。

表 2-8-1 实训记录

| 摄影体位 | 焦点大小 | 管电压/kV | 管电流/mA | 曝光时间/s | FFD/cm | 滤线栅(有/无) |
|---|---|---|---|---|---|---|
| 足前后位 | | | | | | |
| 足内斜位 | | | | | | |
| 足侧位 | | | | | | |

## 【实训讨论】

1.足前后位和内斜位 X 射线摄影,体位设计分别是什么?

2.足侧位在摄影时采取负重状态,图像会有哪些变化?

3.申请单中的被检者摄影体位 X 射线照片主要观察什么内容?

## 【实训视频】

足前后位摄影体位

足内斜位摄影体位

足侧位摄影体位

# 【评分标准】

## 足前后位摄影评分标准

| 项目总分 | 考核内容 | 分值 | 评分标准 | 得分 |
|---|---|---|---|---|
| 准备质量标准<br>（20分） | 1. 详细阅读申请单,核对被检者姓名、性别、检查部位 | 6分 | 未核对者扣6分 | |
| | 2. 检查室温、空气湿度,接通设备电源、开机;观察电源电压是否正常 | 6分 | 缺一项扣1分 | |
| | 3. 检查接收器（FPD/IP）位置是否正确、打印机状态是否正常 | 4分 | 不符合要求每项扣2分 | |
| | 4. 去除被检者身上金属等高密度异物 | 4分 | 未做扣4分 | |
| 操作质量标准<br>（70分） | 1. 移动X射线管,焦-片距离调整在80 cm范围内 | 7分 | 根据情况酌情扣分 | |
| | 2. 将X射线中心线对准床下滤线栅中心,调整照射野,第3跖骨基底部垂直射入 | 10分 | 根据情况酌情扣分 | |
| | 3. 录入被检者信息。录入被检者姓名、年龄、体重、病史等信息 | 3分 | 未做扣3分 | |
| | 4. 被检者摄影体位中点对准台面中线。叮嘱被检者曝光时保持体位静止不变 | 6分 | 一项未做扣3分 | |
| | 5. 被检者坐于摄影床上或卧位于摄影床上,面向X射线管阳极方向或头侧位于X射线管阴极端方向,被检侧膝关节屈曲,足踏于IR上,足部长轴与探测器长轴平行,对侧腿伸直,保持身体平稳,探测器上缘超过足尖,下缘超过足跟,两侧缘包括足部双侧软组织,叮嘱被检者曝光时保持体位静止不变。平静呼吸下屏气曝光 | 9分 | 一项未做扣3分 | |
| | 6. 中心线对准第3跖骨基底部垂直射入 | 6分 | 根据情况酌情扣分 | |
| | 7. IR上缘超过足尖,下缘超过足跟,两侧缘包括足部双侧软组织 | 4分 | 根据情况酌情扣分 | |
| | 8. 对非照射部位进行射线防护 | 5分 | 未做扣5分 | |
| | 9. 设置曝光条件,管电压和管电流正确,也可选用自动控制曝光 | 8分 | 根据情况酌情扣分 | |
| | 10. 手闸曝光,曝光期间观察曝光指示灯是否正常 | 6分 | 未做扣6分 | |
| | 11. 曝光结束,记录摄影条件,预览图像,判断图像质量是否合格 | 6分 | 未做扣6分 | |

续表

| 项目总分 | 考核内容 | 分值 | 评分标准 | 得分 |
|---|---|---|---|---|
| 图像后处理及存储质量标准（10分） | 1. 在 CR/DR 系统中新建检查项目,录入被检者信息,选择检查部位、体位,点击"确认"键,进入曝光界面 | 2分 | 未做扣2分 | |
| | 2. CR 系统用条码扫描仪对 IP 的条码窗进行信息读取。将扫描后的 IP 插入激光扫描仪,读取影像信息 | 2分 | 未做扣2分 | |
| | 3. 获得图像后,对图像进行后处理,调节亮度、剪裁、标记,并对多幅图像进行排版。影像显示能满足诊断学要求 | 2分 | 根据情况酌情扣分 | |
| | 4. 确认图像信息,存储、传输、打印照片 | 2分 | 未做扣2分 | |
| | 5. 退回至主界面,按顺序关机 | 2分 | 未做扣2分 | |

### 足内斜位摄影评分标准

| 项目总分 | 考核内容 | 分值 | 评分标准 | 得分 |
|---|---|---|---|---|
| 准备质量标准（20分） | 1. 详细阅读申请单,核对被检者姓名、性别、检查部位 | 6分 | 未核对者扣6分 | |
| | 2. 检查室温、空气湿度、接通设备电源、开机;观察电源电压是否正常 | 6分 | 缺一项扣1分 | |
| | 3. 检查接收器（FPD/IP）位置是否正确、打印机状态是否正常 | 4分 | 不符合要求每项扣2分 | |
| | 4. 去除被检者身上金属等高密度异物 | 4分 | 未做扣4分 | |
| 操作质量标准（70分） | 1. 移动 X 射线管,焦-片距离调整在 75～100 cm 范围内 | 7分 | 根据情况酌情扣分 | |
| | 2. 将 X 射线中心线对准床下滤线栅中心,调整照射野,第3跖骨基底部垂直射入 | 10分 | 根据情况酌情扣分 | |
| | 3. 录入被检者信息。录入被检者姓名、年龄、体重、病史等信息 | 3分 | 未做扣3分 | |
| | 4. 被检者摄影体位中点对准台面中线。叮嘱被检者曝光时保持体位静止不变 | 6分 | 一项未做扣3分 | |

续表

| 项目总分 | 考核内容 | 分值 | 评分标准 | 得分 |
|---|---|---|---|---|
| 操作质量标准<br>（70分） | 5.被检者坐于摄影床上或卧位于摄影床上,面向X射线管阳极方向或头侧位于与X射线管阴极端方向;被检侧膝关节屈曲,足底内侧缘紧贴探测器,足外侧抬高,使足底与探测器呈30°~45°角,足部长轴与探测器长轴平行;对侧腿伸直,保持身体稳定。探测器上缘超过足尖,下缘超过足跟,两侧缘包括足两侧软组织;叮嘱被检者曝光时保持体位静止不变。平静呼吸下屏气曝光 | 9分 | 一项未做扣3分 | |
| | 6.中心线对准第3跖骨基底部垂直射入 | 6分 | 根据情况酌情扣分 | |
| | 7.IR上缘超过足尖,下缘超过足跟,两侧缘包括足部双侧软组织 | 4分 | 根据情况酌情扣分 | |
| | 8.对非照射部位进行射线防护 | 5分 | 未做扣5分 | |
| | 9.设置曝光条件,管电压和管电流正确,也可选用自动控制曝光 | 8分 | 根据情况酌情扣分 | |
| | 10.手闸曝光,曝光期间观察曝光指示灯是否正常 | 6分 | 未做扣6分 | |
| | 11.曝光结束,记录摄影条件,预览图像,判断图像质量是否合格 | 6分 | 未做扣6分 | |
| 图像后处理及存储质量标准<br>（10分） | 1.在CR/DR系统中新建检查项目,录入被检者信息,选择检查部位、体位,点击"确认"键,进入曝光界面 | 2分 | 未做扣2分 | |
| | 2.CR系统用条码扫描仪对IP的条码窗进行信息读取。将扫描后的IP插入激光扫描仪,读取影像信息 | 2分 | 未做扣2分 | |
| | 3.获得图像后,对图像进行后处理,调节亮度、剪裁、标记,并对多幅图像进行排版。影像显示能满足诊断学要求 | 2分 | 根据情况酌情扣分 | |
| | 4.确认图像信息,存储、传输、打印照片 | 2分 | 未做扣2分 | |
| | 5.退回至主界面,按顺序关机 | 2分 | 未做扣2分 | |

# 【知识拓展】

## 足弓与扁平足

1. 足弓：是足的跗骨和跖骨借韧带、肌腱共同组成的一个凸向上方的弓形结构。足弓可分为前后方向的纵弓和内外方向的横弓。纵弓又可分为内侧纵弓和外侧纵弓。内侧纵弓由跟骨、距骨、舟骨、3 块楔骨及第 1~3 跖骨构成。此弓较高，有较大的弹性，故又称弹性足弓，起缓冲震荡的作用。外侧纵弓由跟骨、骰骨及第 4、5 跖骨构成。此弓较低，弹性较差，主要与维持身体直立姿势有关，故又称支持弓。弓横弓由 3 块楔骨、骰骨及距骨的后部构成。

足弓呈弓形结构，使足部结构更坚固、轻巧和富有弹性，可承受较大的压力，缓冲行走、跑、跳时对身体所产生的震动，同时还可保护足底的血管和神经等免受压迫。

足弓的维持，除骨间的连结外，主要还有位于足底的韧带、跖腱膜和肌肉。韧带主要有跖长韧带、跟舟足底韧带。肌肉有足底的短肌和行于足底的胫骨后肌、趾长屈肌、跗长屈肌和腓骨长肌等的长肌腱，如果维持足弓的软组织（韧带、肌肉等）先天性发育不良或维持足弓的软组织过度劳损或骨折损伤，均可导致足弓塌陷变平，形成扁平足。

2. 扁平足：平足症主要是某些原因使足骨形态异常、肌肉萎缩、韧带挛缩或慢性劳损造成足纵弓塌陷或弹性消失所引起的足痛，又称为扁平足。

（1）病因：①遗传因素；②先天性足骨畸形；③足部外伤或慢性劳损；④足内在肌或外在肌力弱或麻痹、痉挛。临床上分为姿势性平足症和痉挛性平足症。

（2）临床表现：主要为久站或行走时足部疼痛或不适，站立时跟外翻、足扁平、前足外展，足舟骨结节处肿胀、压痛，休息减轻，晚期发展为痉挛性平足症，并可引起骨性关节炎并发症。部分患者有家族史。本症可发生于儿童及青壮年，若为先天性者，则多在 10 岁以后出现症状，常因各种损伤和劳累、肥胖而诱发，双侧多见。本症重在预防，一般行非手术疗法多能奏效，少数患者则需手术治疗，亦可获得较好疗效。疗效欠佳者多数是未经正规治疗或伴有合并症、并发症者。

（3）分类

1）姿势性平足症：为初发期，足弓外观无异常，但行走和劳累后足感足疲劳和疼痛，小腿外侧踝部时感疼痛，足底中心和脚背可有肿胀，舟骨结节处肿胀及压痛明显，局部皮肤可发红，足活动内翻轻度受限。站立时，足扁平，足外翻。经休息后，症状、体征可消失。

2）痉挛性平足症：好发于青壮年，部分由姿势性平足症处理不当发展而来。主要为站立或行走时疼痛严重，可呈八字脚步态。腓骨长肌呈强直性痉挛，足内、外翻和外展活动受限。足跟变宽，足底外翻，跟腱向外偏斜，前足外展，足舟骨结节完全塌陷，向内突出。严重者，足部僵硬。固定于外翻、外展和背伸位，活动明显受限。即使经较长时间休息，症状也难改善。部分患者可继发腰背痛及髋、膝关节疼痛。

（4）诊断依据：①部分患者有家族史或先天性足骨畸形或外伤史。②久站或行走时足部疼痛或不适，跟外翻足扁平，前足外翻，足舟骨结节处肿胀和压痛，休息可减轻或消失。晚期为痉挛性平足症，经较长时间休息，症状亦难改善。③站立位 X 射线足正侧位片可见足舟骨结节完全塌陷,与载距突的距离增加。自跟骨结节底部至第1距骨头底部作连线,并从足舟骨结节至此连线作垂直线,其长度多小于1 cm。

## 【课后习题】

1. 足的前后位、斜位中心线应对准( )
   A. 第3跖趾关节　　　　B. 第3趾中心　　　　C. 第3跖骨基底部
   D. 第2趾骨中心　　　　E. 以上都不是

2. 扁平足,正确的摄影体位是( )
   A. 单足水平侧位　　　　B. 双足水平侧位　　　　C. 单足倾斜侧位
   D. 单足负重水平侧位　　E. 双足负重水平侧位

3. 足前后位照片不能显示哪个部位( )
   A. 趾骨　　　　　　　　B. 跖骨　　　　　　　　C. 足舟骨
   D. 跟骨　　　　　　　　E. 骶骨

4. 足前后位摄影中心线的射入点是( )
   A. 第2跖骨基底部　　　B. 第3跖骨基底部　　　C. 第1跖骨基底部
   D. 第5跖骨基底部　　　E. 第4跖骨基底部

5. 足内斜位摄影中心线的射入点是( )
   A. 第2跖骨基底部　　　B. 第3跖骨基底部　　　C. 第1跖骨基底部
   D. 第5跖骨基底部　　　E. 第4跖骨基底部

参考答案:
1. C　2. D　3. D　4. B　5. B

(李佳忆)

# 跟骨侧位、跟骨轴位

## 【课前预习】

1. 自主学习:下肢的体表定位标志,内踝为小腿远端踝关节内侧的突起;外踝为小腿远端踝关节外侧的突起。跟骨侧位是跟骨 X 射线摄影常用的体位之一,该体位主要用以观察跟骨骨质及软组织影像,常用于检查跟骨骨刺、外伤骨折及其他跟骨病变;跟骨轴位主要用于观察跟骨轴位骨质情况。

2. 自我检测

(1)关于跟骨侧位叙述错误的是( )

　　A. 被检侧足部外踝紧贴暗盒并置于胶片中心

　　B. 距骨下关节面呈切线位显示,关节间隙清晰显示

　　C. 照片显示包括踝关节

　　D. 跟骨纹理显示清晰

　　E. 中心线对准内踝

(2)常用于跟骨刺检查的位置是( )

　　A. 一侧足侧位　　　　　B. 双侧跟骨侧位　　　　　C. 足正位

　　D. 足内斜位　　　　　　E. 足外斜位

参考答案:

(1)E　(2)B

3.根据检查申请单回答问题。

### ×××医院 X 射线检查申请单

申请科室:急诊科　　执行科室:普放室　　X 射线号:×××××

| 姓名:李××　　性别:女　　年龄:30 岁　　门诊号:×××××× |
|---|
| 项目:数字 X 射线摄影(DR) |
| 检查部位:跟骨 |
| 主诉:跟骨疼痛 1 h<br>病历摘要:1 h 前摔倒,跟骨疼痛,不能着地<br>临床诊断:右侧跟骨骨折<br>检查目的与要求:怀疑右侧跟骨骨折,明确是否有跟骨骨折 |
| 重要告知:X 射线、CT 检查有辐射危险,婴幼儿请慎重检查,妊娠 3 个月内禁止检查<br>同意请签字:　　　　联系方式:<br>申请医师:<br>申请日期: |

问题:

(1)根据以上 X 射线检查申请单信息,作为影像技师应如何进行 X 射线检查?

(2)该项检查的检查目的和要求有哪些?

## 【知识目标】

1.了解跟骨的影像解剖结构。

2.熟悉跟骨常见病变的影像诊断。

3.掌握跟骨侧位、跟骨轴位摄影流程及要点。

## 【能力目标】

1.能操作 X 射线检查设备,选择合适的跟骨摄影条件。

2.能按照跟骨摄影规程进行跟骨侧位、跟骨轴位摄影。

3.学会对图像进行后处理,获得符合诊断要求的影像。

## 【素质目标】

1.通过跟骨摄影规程练习,培养学生养成严谨认真的工作作风,注意射线防护,关爱患者。

2.通过学习跟骨摄影的操作标准,培养学生树立团队协作精神。

## 【实训目的】

1.能正确且熟练使用 X 射线设备。

2. 掌握跟骨侧位、跟骨轴位 X 射线摄影方法。

3. 能够正确对 X 射线照片进行质量评价。

## 【实训步骤】

1. 在带教指导老师的引导下,学生对跟骨侧位、跟骨轴位的理论相关知识进行归纳、总结。

2. 在带教指导老师的指导下,根据课前 X 射线检查申请单分组,学生分为检查者和被检者进行角色扮演,掌握跟骨侧位、跟骨轴位摄影目的、体位设计、中心线、呼吸方式及影像显示知识点。

3. 检查前了解被检者的基本情况,数字 X 射线摄影时做好被检者基本信息录入工作。明确检查要求,与被检者或家属进行必要的交流沟通争取最佳配合,暴露被检部位(去除可能重叠在跟骨的物品,如膏药、袜子),做好被检者安置。

（一）跟骨侧位摄影

1. 普通 X 射线摄影:将标记好的铅字正贴于接收器边缘,并将其置于托盘上。使用 CR 摄影系统时把 IP 置于摄影床一端,使用 DR 摄影时把平板探测器置于摄影床下方。

2. 被检者穿好铅围裙坐于或侧卧于摄影床上,被检侧足跟骨外侧紧贴 IR,双侧对照时,使足底相对置于 IR 上。

3. 移动 X 射线球管,调节摄影距离及中心线。摄影距离一般为 90～100 cm,中心线对准内踝下 2 cm 垂直射入。双侧摄影时,中心线对准两侧内踝下 2 cm 连线中点垂直射入。

4. 调节照射野,使后缘包括跟骨后部,下缘包括足底部。

5. 曝光条件:管电压 45～50 kV、管电流 100 mA、曝光时间 0.08 s。呼吸方式为平静呼吸下曝光。

6. 进行图像后处理、标记图像左右,CR 和 DR 摄影把图像送入 PACS 系统,冲洗或打印照片,观察 X 射线照片显示部位及评价照片质量(图 2-9-1)。

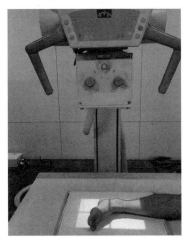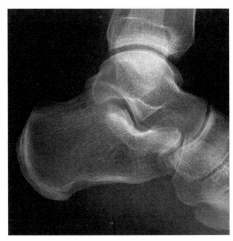

图 2-9-1　跟骨侧位体位及影像

### (二)跟骨轴位摄影

1.普通 X 射线摄影:将标记好的铅字正贴于接收器边缘,并将其置于托盘上。使用 CR 摄影系统时把 IP 同样置于摄影床一端,使用 DR 摄影时把平板探测器置于摄影床下方。

2.被检者穿好铅围裙坐于摄影床上,被检侧下肢伸直,足尖向上;用绷带圈套住足部,让被检者自行拉紧,使足底尽可能与 IR 垂直;跟底皮肤置于暗盒边缘内 3 cm。

3.调节摄影距离和中心线,摄影距离一般为 90 ~ 100 cm,中心线向头侧倾斜 35° ~ 40°,经跟骨中点射入。

4.选择合适的照射野,跟底置于照射野中心,跟底皮肤置于照射野边缘内 3 cm。

5.曝光条件:管电压 45 ~ 50 kV、管电流 100 mA、曝光时间 0.08 s。呼吸方式为平静呼吸下曝光。

6.进行图像后处理、标记图像左右,CR 和 DR 摄影把图像送入 PACS 系统,冲洗或打印照片,观察 X 射线照片显示部位及评价照片质量(图 2-9-2)。

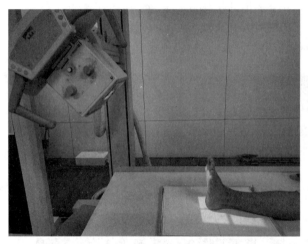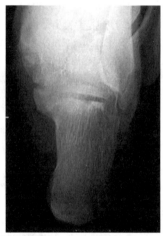

图 2-9-2　跟骨轴位体位及影像

## 【实训记录】

实训记录见表 2-9-1。

表 2-9-1　实训记录

| 摄影体位 | 焦点大小 | 管电压/kV | 管电流/mA | 曝光时间/s | FFD/cm | 滤线栅(有/无) |
|---|---|---|---|---|---|---|
| 跟骨侧位 | | | | | | |
| 跟骨轴位 | | | | | | |

## 【实训讨论】

1. 跟骨侧位和跟骨轴位 X 射线摄影,体位设计分别是什么?
2. 如何评价跟骨侧位、跟骨轴位片照片质量?
3. 申请单中的被检者摄影体位 X 射线照片主要观察什么内容?

## 【实训视频】

跟骨侧位摄影体位

跟骨轴位摄影体位

## 【评分标准】

### 跟骨侧位摄影评分标准

| 项目总分 | 考核内容 | 分值 | 评分标准 | 得分 |
|---|---|---|---|---|
| 准备质量标准<br>(20分) | 1. 详细阅读申请单,核对被检者姓名、性别、检查部位 | 6分 | 未核对者扣6分 | |
| | 2. 检查室温、空气湿度;接通设备电源、开机;观察电源电压是否正常 | 6分 | 缺一项扣1分 | |
| | 3. 检查接收器(FPD/IP)位置是否正确、打印机状态是否正常 | 4分 | 不符合要求每项扣2分 | |
| | 4. 去除被检者身上金属等高密度异物 | 4分 | 未做扣4分 | |
| 操作质量标准<br>(70分) | 1. 移动 X 射线管,焦-片距离调整在90～100 cm 范围内 | 7分 | 根据情况酌情扣分 | |
| | 2. 将 X 射线中心线对准床下滤线栅中心,调整照射野,内踝下 2 cm 垂直射入 | 10分 | 根据情况酌情扣分 | |
| | 3. 录入被检者信息。录入被检者姓名、年龄、体重、病史等信息 | 3分 | 未做扣3分 | |
| | 4. 被检者摄影体位中点对准台面中线。叮嘱被检者曝光时保持体位静止不变 | 6分 | 一项未做扣3分 | |

续表

| 项目总分 | 考核内容 | 分值 | 评分标准 | 得分 |
|---|---|---|---|---|
| 操作质量标准<br>（70分） | 5. 被检者穿好铅围裙坐于或侧卧于摄影床上，被检侧足跟骨外侧紧贴 IR，双侧对照时，使足底相对置于 IR 上；移动 X 射线球管，调节摄影距离及中心线。平静呼吸下屏气曝光 | 9分 | 一项未做扣 3 分 | |
| | 6. 中心线对准两侧内踝下 2 cm 连线中点垂直射入 | 6分 | 根据情况酌情扣分 | |
| | 7. IR 后缘包括跟骨后部，下缘包括足底部 | 4分 | 根据情况酌情扣分 | |
| | 8. 对非照射部位进行射线防护 | 5分 | 未做扣 5 分 | |
| | 9. 设置曝光条件，管电压和管电流正确，也可选用自动控制曝光 | 8分 | 根据情况酌情扣分 | |
| | 10. 手闸曝光，曝光期间观察曝光指示灯是否正常 | 6分 | 未做扣 6 分 | |
| | 11. 曝光结束，记录摄影条件，预览图像，判断图像质量是否合格 | 6分 | 未做扣 6 分 | |
| 图像后处理及存储质量标准<br>（10分） | 1. 在 CR/DR 系统中新建检查项目，录入被检者信息，选择检查部位、体位，点击"确认"键，进入曝光界面 | 2分 | 未做扣 2 分 | |
| | 2. CR 系统用条码扫描仪对 IP 的条码窗进行信息读取。将扫描后的 IP 插入激光扫描仪，读取影像信息 | 2分 | 未做扣 2 分 | |
| | 3. 获得图像后，对图像进行后处理，调节亮度、剪裁、标记，并对多幅图像进行排版。影像显示能满足诊断学要求 | 2分 | 根据情况酌情扣分 | |
| | 4. 确认图像信息，存储、传输、打印照片 | 2分 | 未做扣 2 分 | |
| | 5. 退回至主界面，按顺序关机 | 2分 | 未做扣 2 分 | |

## 【课后习题】

1. 跟骨轴位摄影时，中心线射入角度正确的是（　　）

    A. 向足侧倾斜 15°～25°　　　　　　B. 向头侧倾斜 10°～20°

    C. 向足侧倾斜 35°～45°　　　　　　D. 向头侧倾斜 35°～45°

    E. 向头侧倾斜 20°～30°

2. 足部最大的骨骼是(　　)

    A. 距骨　　　　　　　　　　B. 舟骨　　　　　　　　　　C. 跟骨

    D. 骰骨　　　　　　　　　　E. 楔骨

3. 疑有跟骨骨刺的最佳摄影位置是(　　)

    A. 足前后位　　　　　　　　B. 踝关节前后位　　　　　　C. 踝关节侧位

    D. 跟骨侧位　　　　　　　　E. 跟骨前后位

**参考答案：**

1. D　2. C　3. D

（王晶晶）

# 踝关节前后位、踝关节侧位

【课前预习】

1. 自主学习：下肢的体表定位标志，内踝为小腿远端踝关节内侧的突起；外踝为小腿远端踝关节外侧的突起。踝关节前后位是 X 射线摄影常用的体位之一，该体位主要用以观察踝关节前后位骨质及软组织情况；踝关节侧位主要用于观察踝关节侧位骨质及软组织情况。

2. 自我检测

（1）关于踝关节前后位叙述错误的是（　　　）

　　A. 被检侧下肢伸直且稍内旋，足尖向上

　　B. 内、外踝连线中点上 1 cm 置于照射野中心

　　C. 中心线对准内、外踝连线中点

　　D. 照片显示踝关节面呈切线位

　　E. 胫腓联合间隙不超过 0.5 cm

（2）四肢摄影的距离是（　　　）

　　A. 40 ~ 60 cm　　　　　B. 75 ~ 100 cm　　　　　C. 150 ~ 180 cm

　　D. 180 ~ 200 cm　　　E. 200 cm 以上

参考答案：

（1）C　（2）B

3.根据检查申请单回答问题。

×××医院 X 射线检查申请单

申请科室:急诊科　　　执行科室:普放室　　　X 射线号:××××××

| 姓名:王××　　性别:女　　年龄:26 岁　　门诊号:×××××× |
| --- |
| 项目:数字 X 射线摄影(DR) |
| 检查部位:踝关节 |
| 主诉:右踝疼痛半小时<br>病历摘要:半小时前滑倒,右踝畸形、疼痛,伴活动受限<br>临床诊断:怀疑右踝骨折<br>检查目的与要求:怀疑右踝骨折,明确是否有右踝骨折 |
| 重要告知:X 射线、CT 检查有辐射危险,婴幼儿请慎重检查,妊娠 3 个月内禁止检查<br>同意请签字:　　　　　联系方式:<br>申请医师:<br>申请日期: |

问题:

(1)根据以上 X 射线检查申请单信息,作为影像技师应如何进行 X 射线检查?

(2)该项检查的检查目的和要求有哪些?

## 【知识目标】

1.了解踝关节的影像解剖结构。

2.熟悉踝关节常见病变的影像诊断。

3.掌握踝关节前后位、踝关节侧位的摄影流程及要点。

## 【能力目标】

1.能操作 X 射线检查设备,选择合适的踝关节摄影条件。

2.能按照踝关节摄影规程进行踝关节前后位、踝关节侧位摄影。

3.学会对图像进行后处理,获得符合诊断要求的影像。

## 【素质目标】

1.通过踝关节摄影规程练习,培养学生养成严谨认真的工作作风,注意射线防护,关爱患者。

2.通过学习踝关节摄影的操作标准,培养学生树立团队协作精神。

## 【实训目的】

1.能正确且熟练使用 X 射线设备。

2. 掌握踝关节前后位、踝关节侧位 X 射线摄影方法。

3. 能够正确对踝关节 X 射线照片进行质量评价。

## 【实训步骤】

### (一)概述

1. 在带教指导老师的引导下,学生对踝关节前后位、踝关节侧位的理论相关知识进行归纳、总结。

2. 在带教指导老师的指导下,根据课前 X 射线检查申请单分组,学生分为检查者和被检者进行角色扮演,掌握踝关节前后位、踝关节侧位摄影目的、体位设计、中心线、呼吸方式及影像显示知识点。

3. 检查前了解被检者的基本情况,数字 X 射线摄影时做好患者基本信息录入工作。明确检查要求,与被检者或家属进行必要的交流沟通争取最佳配合,暴露被检部位(去除可能重叠在踝关节的物品,如膏药、袜子、装饰物品等)。

### (二)踝关节前后位摄影

1. 普通 X 射线摄影:将标记好的铅字正贴于接收器边缘,并将其置于托盘上。使用 CR 摄影系统时把 IP 置于摄影床一端,使用 DR 摄影时把平板探测器置于摄影床下方。

2. 被检者穿好铅围裙仰卧或坐于摄影床上,被检侧下肢伸直,足尖向上稍内旋。小腿长轴与照射野和 IR 长轴对准,跟骨紧贴 IR,足矢状面垂直于 IR。

3. 移动 X 射线球管,调节摄影距离及中心线。摄影距离一般为 90 ~ 100 cm,中心线对准内、外踝连线中点上 1 cm 处垂直射入。

4. 调节照射野,使内、外踝连线中点上 1 cm 置于照射野中心,包括胫腓骨下段和跗骨。

5. 调节摄影条件或自控曝光,参考管电压为 45 ~ 50 kV、管电流为 100 mA、曝光时间为 0.08 s。呼吸方式为平静呼吸下曝光。

6. 进行图像后处理、标记图像左右,CR 和 DR 摄影把图像送入 PACS 系统冲洗或打印照片,观察 X 射线照片显示部位及评价照片质量(图 2-10-1)。

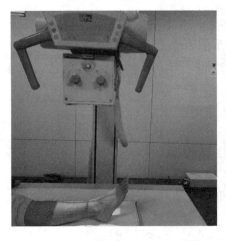
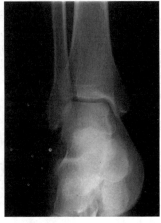

图 2-10-1 踝关节前后位体位及影像

**(三)踝关节侧位摄影**

1.普通 X 射线摄影:将标记好的铅字正贴于接收器边缘,并将其置于托盘上。使用 CR 摄影系统时把 IP 置于摄影床一端,使用 DR 摄影时把平板探测器置于摄影床下方。

2.被检者穿好铅围裙侧卧于摄影床上,被检侧下肢屈曲,外踝紧贴 IR,使足矢状面与 IR 平行。

3.移动 X 射线球管,调节摄影距离及中心线。摄影距离一般为 90 ~ 100 cm,中心线对准内踝上方 1 cm 垂直射入。

4.将踝内上方 1 cm 处置于照射野中心,照射野包括胫腓骨下段 1/3 和跗骨。

5.调节摄影条件或自控曝光,参考管电压为 45 ~ 50 kV、管电流为 100 mA、曝光时间为 0.08 s。呼吸方式为平静呼吸下曝光。

6.进行图像后处理、标记图像左右,CR 和 DR 摄影把图像送入 PACS 系统,冲洗或打印照片,观察 X 射线照片显示部位及评价照片质量(图 2-10-2)。

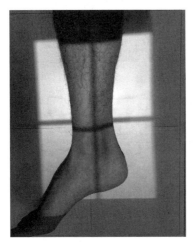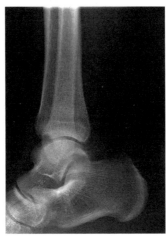

**图 2-10-2　踝关节侧位体位及影像**

## 【实训记录】

实训记录见表 2-10-1。

**表 2-10-1　实训记录**

| 摄影体位 | 焦点大小 | 管电压/kV | 管电流/mA | 曝光时间/s | FFD/cm | 滤线栅(有/无) |
|---|---|---|---|---|---|---|
| 踝关节前后位 | | | | | | |
| 踝关节侧位 | | | | | | |

## 【实训讨论】

1. 踝关节前后位和踝关节侧位 X 射线摄影,体位设计分别是什么?
2. 如何评价踝关节前后位、踝关节侧位片照片质量?
3. 申请单中的被检者摄影体位 X 射线照片主要观察什么内容?

## 【实训视频】

踝关节前后位摄影体位

踝关节侧位摄影体位

## 【评分标准】

踝关节前后位摄影评分标准

| 项目总分 | 考核内容 | 分值 | 评分标准 | 得分 |
|---|---|---|---|---|
| 准备质量标准<br>(20分) | 1. 详细阅读申请单,核对被检者姓名、性别、检查部位 | 6分 | 未核对者扣6分 | |
| | 2. 检查室温、空气湿度,接通设备电源、开机;观察电源电压是否正常 | 6分 | 缺一项扣1分 | |
| | 3. 检查接收器(FPD/IP)位置是否正确、打印机状态是否正常 | 4分 | 不符合要求每项扣2分 | |
| | 4. 去除被检者身上金属等高密度异物 | 4分 | 未做扣4分 | |
| 操作质量标准<br>(70分) | 1. 移动 X 射线管,焦-片距离调整在 90 ~ 100 cm 范围内 | 7分 | 根据情况酌情扣分 | |
| | 2. 将 X 射线中心线对准床下滤线栅中心,调整照射野,对准内、外踝连线中点上 1 cm 置于照射野中心 | 10分 | 根据情况酌情扣分 | |
| | 3. 录入被检者信息。录入被检者姓名、年龄、体重、病史等信息 | 3分 | 未做扣3分 | |
| | 4. 被检者摄影体位中点对准台面中线。叮嘱被检者曝光时保持体位静止不变 | 6分 | 一项未做扣3分 | |

续表

| 项目总分 | 考核内容 | 分值 | 评分标准 | 得分 |
|---|---|---|---|---|
| 操作质量标准（70分） | 5. 被检者穿好铅围裙仰卧或坐于摄影床上,被检侧下肢伸直,足尖向上稍内旋。小腿长轴与照射野和 IR 长轴对准,跟骨紧贴 IR,足矢状面垂直于 IR。平静呼吸下屏气曝光 | 9分 | 一项未做扣 3 分 | |
| | 6. 中心线对准内、外踝连线中点上 1 cm 处垂直射入 | 6分 | 根据情况酌情扣分 | |
| | 7. IR 包括胫腓骨下段和跗骨 | 4分 | 根据情况酌情扣分 | |
| | 8. 对非照射部位进行射线防护 | 5分 | 未做扣 5 分 | |
| | 9. 设置曝光条件,管电压和管电流正确,也可选用自动控制曝光 | 8分 | 根据情况酌情扣分 | |
| | 10. 手闸曝光,曝光期间观察曝光指示灯是否正常 | 6分 | 未做扣 6 分 | |
| | 11. 曝光结束,记录摄影条件,预览图像,判断图像质量是否合格 | 6分 | 未做扣 6 分 | |
| 图像后处理及存储质量标准（10分） | 1. 在 CR/DR 系统中新建检查项目,录入被检者信息,选择检查部位、体位,点击"确认"键,进入曝光界面 | 2分 | 未做扣 2 分 | |
| | 2. CR 系统用条码扫描仪对 IP 的条码窗进行信息读取。将扫描后的 IP 插入激光扫描仪,读取影像信息 | 2分 | 未做扣 2 分 | |
| | 3. 获得图像后,对图像进行后处理,调节亮度、剪裁、标记,并对多幅图像进行排版。影像显示能满足诊断学要求 | 2分 | 根据情况酌情扣分 | |
| | 4. 确认图像信息,存储、传输、打印照片 | 2分 | 未做扣 2 分 | |
| | 5. 退回至主界面,按顺序关机 | 2分 | 未做扣 2 分 | |

## 踝关节侧位摄影评分标准

| 项目总分 | 考核内容 | 分值 | 评分标准 | 得分 |
|---|---|---|---|---|
| 准备质量标准<br>（20分） | 1.详细阅读申请单，核对被检者姓名、性别、检查部位 | 6分 | 未核对者扣6分 | |
| | 2.检查室温、空气湿度，接通设备电源、开机;观察电源电压是否正常 | 6分 | 缺一项扣1分 | |
| | 3.检查接收器（FPD/IP）位置是否正确、打印机状态是否正常 | 4分 | 不符合要求每项扣2分 | |
| | 4.去除被检者身上金属等高密度异物 | 4分 | 未做扣4分 | |
| 操作质量标准<br>（70分） | 1.移动X射线管，焦-片距离调整在90～100 cm范围内 | 7分 | 根据情况酌情扣分 | |
| | 2.将X射线中心线对准床下滤线栅中心，调整照射野，将踝内上方1 cm处置于照射野中心 | 10分 | 根据情况酌情扣分 | |
| | 3.录入被检者信息。录入被检者姓名、年龄、体重、病史等信息 | 3分 | 未做扣3分 | |
| | 4.被检者摄影体位中点对准台面中线。叮嘱被检者曝光时保持体位静止不变 | 6分 | 一项未做扣3分 | |
| | 5.被检者穿好铅围裙侧卧于摄影床上，被检侧下肢屈曲，外踝紧贴IR,使足矢状面与IR平行。平静呼吸下屏气曝光 | 9分 | 一项未做扣3分 | |
| | 6.中心线对准内踝上方1 cm垂直射入 | 6分 | 根据情况酌情扣分 | |
| | 7.照射野包括胫腓骨下段1/3和跗骨 | 4分 | 根据情况酌情扣分 | |
| | 8.对非照射部位进行射线防护 | 5分 | 未做扣5分 | |
| | 9.设置曝光条件，管电压和管电流正确，也可选用自动控制曝光 | 8分 | 根据情况酌情扣分 | |
| | 10.手闸曝光，曝光期间观察曝光指示灯是否正常 | 6分 | 未做扣6分 | |
| | 11.曝光结束，记录摄影条件，预览图像，判断图像质量是否合格 | 6分 | 未做扣6分 | |

续表

| 项目总分 | 考核内容 | 分值 | 评分标准 | 得分 |
|---|---|---|---|---|
| 图像后处理及存储质量标准（10分） | 1.在CR/DR系统中新建检查项目,录入被检者信息,选择检查部位、体位,点击"确认"键,进入曝光界面 | 2分 | 未做扣2分 | |
| | 2.CR系统用条码扫描仪对IP的条码窗进行信息读取。将扫描后的IP插入激光扫描仪,读取影像信息 | 2分 | 未做扣2分 | |
| | 3.获得图像后,对图像进行后处理,调节亮度、剪裁、标记,并对多幅图像进行排版。影像显示能满足诊断学要求 | 2分 | 根据情况酌情扣分 | |
| | 4.确认图像信息,存储、传输、打印照片 | 2分 | 未做扣2分 | |
| | 5.退回至主界面,按顺序关机 | 2分 | 未做扣2分 | |

## 【课后习题】

1. 进行踝关节前后位摄影时,正确的中心线射入点是(　　　)

　　A. 内踝上 1 cm
　　B. 外踝上 1 cm
　　C. 内、外踝连线中点上 1 cm
　　D. 内、外踝连线中点上 2 cm
　　E. 内、外踝连线中点下 1 cm

2. 关于踝关节前后位摄影的说法,错误的是(　　　)

　　A. 被检者坐于摄影床上
　　B. 被检侧下肢伸直稍内旋,足尖向上
　　C. 内、外髁连线中点上 1 cm 置于照射野中心
　　D. 中心线对准内、外踝连线中点上 1 cm 垂直暗盒射入胶片
　　E. 踝关节位于照射中心,关节面呈切线位,其间隙清晰可见

3. 踝关节侧位摄影,错误的是(　　　)

　　A. 被检者侧坐于摄影台上,被检侧靠近台面
　　B. 被检侧膝关节稍屈曲,外踝紧贴暗盒
　　C. 将外踝上方 1 cm 处放于暗盒中心
　　D. 中心线经内踝,垂直射入暗盒
　　E. 肢体长轴与暗盒长轴平行

**参考答案:**

1. C　2. C　3. C

（王晶晶）

# 胫腓骨正位和侧位

## 【课前预习】

1. 自主学习:小腿主要由胫骨和腓骨两个长骨组成。常规摄正位(前后位)及侧位 X 射线片。正位片上胫腓骨并行,长度相同,上、下端部分重叠,于骨干部分开。胫骨内外侧髁下方能见到致密骺线,正常胫骨粗隆是内、外侧髁在前面下部相连形成的骨性隆起,以侧位 X 射线片观察最清楚。胫骨干中部较细,骨密质厚,前缘达 10 mm,后缘约 5 mm。胫骨下端膨大,内侧下端可见内踝。腓骨于侧位片上清楚显示较胫骨偏后,下端膨大形成外踝,位置较内踝低。

2. 自我检测

(1)田径运动员的小腿容易发生(    )

    A. 青枝骨折                 B. 横行骨折                 C. 压缩性骨折

    D. 粉碎性骨折             E. 疲劳性骨折

(2)胫腓骨 X 射线摄影检查被检者检查前准备不包括(    )

    A. 疑似骨折应减少移动         B. 去除检查部位金属物品

    C. 对被检者进行呼吸训练       D. 交代检查事项,取得患者配合

    E. 准备钡剂

参考答案:

(1)E　(2)C

3. 根据检查申请单回答问题。

×××医院 X 射线检查申请单

申请科室:急诊科　　执行科室:普放室　　X 射线号:××××××

| 姓名:张×× 　性别:男 　年龄:32 岁 　门诊号:×××××× |
| --- |
| 项目:数字 X 射线摄影(DR) |
| 检查部位:小腿 |
| 主诉:车祸伤致右侧小腿剧烈疼痛 30 min<br>病历摘要:30 min 前某十字路口骑电动车被小汽车撞倒,小腿撞击处疼痛明显,患者无法自行移动<br>临床诊断:怀疑小腿胫腓骨骨折<br>检查目的与要求:怀疑胫腓骨骨折,明确是否有胫腓骨骨折,检查请包括膝关节、踝关节 |
| 重要告知:X 射线、CT 检查有辐射危险,婴幼儿请慎重检查,妊娠 3 个月内禁止检查<br>同意请签字:　　　　　联系方式:<br>申请医师:<br>申请日期: |

问题:

(1)根据以上 X 射线检查申请单信息,作为影像技师应如何进行 X 射线检查?

(2)该项检查的检查目的和要求有哪些?

## 【知识目标】

1.了解胫腓骨影像解剖结构。

2.熟悉四肢长骨骨折影像诊断。

3.掌握胫腓骨正位、侧位摄影流程及要点。

## 【能力目标】

1.能操作 X 射线检查设备,选择合适的胫腓骨摄影条件。

2.能按照胫腓骨摄影规程进行胫腓骨正位、侧位操作。

3.学会对图像进行后处理,获得符合诊断要求的影像。

## 【素质目标】

1.通过胫腓骨摄影规程练习,培养学生养成严谨认真的工作作风,注意射线防护,关爱患者。

2.通过学习胫腓骨摄影的操作标准,培养学生树立团队协作精神。

## 【实训目的】

1.能正确且熟练使用 X 射线设备。

2. 掌握胫腓骨正位、侧位 X 射线摄影方法。

3. 能够正确对 X 射线照片进行质量评价。

# 【实训步骤】

## (一) 概述

1. 在带教指导老师的引导下,学生对胫腓骨正、侧位的理论相关知识进行归纳、总结。

2. 在带教指导老师的指导下,根据课前 X 射线检查申请单分组,学生分为检查者和被检者进行角色扮演,掌握胫腓骨正位、侧位摄影目的、体位设计、中心线及影像显示知识点。

3. 检查前了解被检者的基本情况,数字 X 射线摄影时做好患者基本信息录入工作。明确检查要求,与被检者或家属进行必要的交流沟通争取最佳配合,暴露被检部位(去除可能重叠在小腿上的物品,如裤子、袜子等,必要时更衣),对于怀疑胫腓骨骨折的被检者要注意手法轻柔,减少移动,时刻关注被检者表情变化并做好安置。

## (二) 胫腓骨正位摄影

1. 普通 X 射线摄影:将标记好的铅字正贴于接收器边缘,并将其置于托盘上。使用 CR 摄影系统时把 IP 置于托盘上,使用 DR 摄影时把平板探测器置于摄影床下方。

2. 被检者仰卧或坐于摄影床上,被检下肢伸直并与床中心重合;足尖向上稍内旋;IR 上缘包括膝关节,下缘包踝关节。如病变局限于一侧,也可包括邻近一个关节。对非照射部位进行射线防护。

3. 调节摄影距离和中心线,摄影距离一般为 100 cm,中心线经胫腓骨中点垂直射入 IR 中心。

4. 选择合适的照射野,根据检查部位和被检者情况,能全部容下被检部位即可。

5. 曝光条件:管电压 55 ~ 65 kV、管电流 100 mA、曝光时间 0.1 s,也可选用自动控制曝光。呼吸方式为均匀呼吸曝光。

6. 进行图像后处理、标记图像左右,CR 和 DR 摄影把图像送入 PACS 系统,冲洗或打印照片,观察 X 射线照片显示部位及评价照片质量(图 2-11-1)。

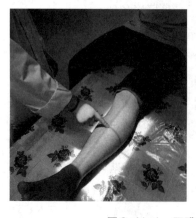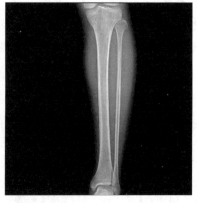

图 2-11-1　胫腓骨正位体位及影像

**（三）胫腓骨侧位摄影**

1. 普通 X 射线摄影：将标记好的铅字正贴于接收器边缘，并将其置于托盘上。使用 CR 摄影系统时把 IP 置于托盘上，使用 DR 摄影时把平板探测器置于摄影床下方。

2. 被检者侧卧于摄影床上，被检下肢小腿外侧紧靠床面并与中心线重合；足跟稍垫高；IR 上缘包膝关节，下缘包踝关节。如病变局限于一侧，也可包括邻近一个关节。对非照射部位进行射线防护。

3. 调节摄影距离和中心线，摄影距离一般为 100 cm，中心线经胫腓骨中点垂直射入 IR 中心。

4. 选择合适的照射野，根据检查部位和被检者情况，能全部容下被检部位即可。

5. 曝光条件：管电压 55 ~ 65 kV、管电流 100 mA、曝光时间 0.1 s，也可选用自动控制曝光。呼吸方式为均匀呼吸曝光。

6. 进行图像后处理、标记图像左右，CR 和 DR 摄影把图像送入 PACS 系统，冲洗或打印照片，观察 X 射线照片显示部位及评价照片质量（图 2-11-2）。

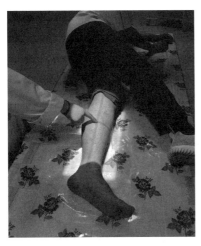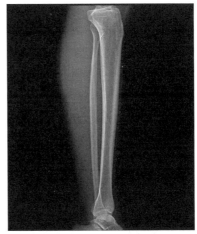

**图 2-11-2　胫腓骨侧位体位及影像**

【实训记录】

实训记录见表 2-11-1。

表 2-11-1　实训记录

| 摄影体位 | 焦点大小 | 管电压/kV | 管电流/mA | 曝光时间/s | FFD/cm | 滤线栅（有/无） |
| --- | --- | --- | --- | --- | --- | --- |
| 胫腓骨正位 | | | | | | |
| 胫腓骨侧位 | | | | | | |

【实训讨论】

1. 胫腓骨正位、侧位的 X 射线摄影,体位设计分别是什么?
2. 胫腓骨侧位摄影时,为什么要足跟稍垫高后曝光?
3. 申请单中的被检者摄影体位 X 射线照片主要观察什么内容?

【实训视频】

胫腓骨正位摄影体位

胫腓骨侧位摄影体位

【评分标准】

胫腓骨正位摄影评分标准

| 项目总分 | 考核内容 | 分值 | 评分标准 | 得分 |
|---|---|---|---|---|
| 准备质量标准<br>(20 分) | 1. 详细阅读申请单,核对被检者姓名、性别、检查部位 | 6 分 | 未核对者扣6分 | |
| | 2. 检查室温、空气湿度,接通设备电源、开机;观察电源电压是否正常 | 6 分 | 缺一项扣1分 | |
| | 3. 检查接收器(FPD/IP)位置是否正确、打印机状态是否正常 | 4 分 | 不符合要求每项扣2分 | |
| | 4. 去除被检者身上金属等高密度异物 | 4 分 | 未做扣4分 | |
| 操作质量标准<br>(70 分) | 1. 移动 X 射线管,焦-片距离调整在90 ~ 100 cm 范围内 | 7 分 | 根据情况酌情扣分 | |
| | 2. 将 X 射线中心线对准床下滤线栅中心,调整照射野,将胫腓骨中点置于 IR 中心 | 10 分 | 根据情况酌情扣分 | |
| | 3. 录入被检者信息。录入被检者姓名、年龄、体重、病史等信息 | 3 分 | 未做扣3分 | |
| | 4. 被检者摄影体位中点对准台面中线。叮嘱被检者曝光时保持体位静止不变 | 6 分 | 一项未做扣3分 | |

续表

| 项目总分 | 考核内容 | 分值 | 评分标准 | 得分 |
|---|---|---|---|---|
| 操作质量标准<br>（70分） | 5.被检者仰卧或坐于摄影床上,被检下肢伸直并与床中心重合;足尖向上稍内旋;平静呼吸下屏气曝光 | 9分 | 一项未做扣3分 | |
| | 6.中心线对准胫腓骨中点垂直射入 | 6分 | 根据情况酌情扣分 | |
| | 7.IR 上缘包膝关节,下缘包踝关节 | 4分 | 根据情况酌情扣分 | |
| | 8.对非照射部位进行射线防护 | 5分 | 未做扣5分 | |
| | 9.设置曝光条件,管电压和管电流正确,也可选用自动控制曝光 | 8分 | 根据情况酌情扣分 | |
| | 10.手闸曝光,曝光期间观察曝光指示灯是否正常 | 6分 | 未做扣6分 | |
| | 11.曝光结束,记录摄影条件,预览图像,判断图像质量是否合格 | 6分 | 未做扣6分 | |
| 图像后处理及存储质量标准<br>（10分） | 1.在 CR/DR 系统中新建检查项目,录入被检者信息,选择检查部位、体位,点击"确认"键,进入曝光界面 | 2分 | 未做扣2分 | |
| | 2.CR 系统用条码扫描仪对 IP 的条码窗进行信息读取。将扫描后的 IP 插入激光扫描仪,读取影像信息 | 2分 | 未做扣2分 | |
| | 3.获得图像后,对图像进行后处理,调节亮度、剪裁、标记,并对多幅图像进行排版。影像显示能满足诊断学要求 | 2分 | 根据情况酌情扣分 | |
| | 4.确认图像信息,存储、传输、打印照片 | 2分 | 未做扣2分 | |
| | 5.退回至主界面,按顺序关机 | 2分 | 未做扣2分 | |

## 胫腓骨侧位摄影评分标准

| 项目总分 | 考核内容 | 分值 | 评分标准 | 得分 |
|---|---|---|---|---|
| 准备质量标准<br>（20分） | 1.详细阅读申请单,核对被检者姓名、性别、检查部位 | 6分 | 未核对者扣6分 | |
| | 2.检查室温、空气湿度、接通设备电源、开机;观察电源电压是否正常 | 6分 | 缺一项扣1分 | |
| | 3.检查接收器（FPD/IP）位置是否正确、打印机状态是否正常 | 4分 | 不符合要求每项扣2分 | |
| | 4.去除被检者身上金属等高密度异物 | 4分 | 未做扣4分 | |

续表

| 项目总分 | 考核内容 | 分值 | 评分标准 | 得分 |
|---|---|---|---|---|
| 操作质量标准（70分） | 1. 移动 X 射线管，焦-片距离调整在 90～100 cm 范围内 | 7分 | 根据情况酌情扣分 | |
| | 2. 将 X 射线中心线对准床下滤线栅中心，调整照射野，将胫腓骨中点置于 IR 中心 | 10分 | 根据情况酌情扣分 | |
| | 3. 录入被检者信息。录入被检者姓名、年龄、体重、病史等信息 | 3分 | 未做扣3分 | |
| | 4. 被检者摄影体位中点对准台面中线。叮嘱被检者曝光时保持体位静止不变 | 6分 | 一项未做扣3分 | |
| | 5. 被检者侧卧于摄影床上，被检下肢小腿外侧紧靠床面并与中心线重合；足跟稍垫高，平静呼吸下屏气曝光 | 9分 | 一项未做扣3分 | |
| | 6. 中心线对准胫腓骨中点垂直射入 | 6分 | 根据情况酌情扣分 | |
| | 7. IR 上缘包膝关节，下缘包踝关节 | 4分 | 根据情况酌情扣分 | |
| | 8. 对非照射部位进行射线防护 | 5分 | 未做扣5分 | |
| | 9. 设置曝光条件，管电压和管电流正确，也可选用自动控制曝光 | 8分 | 根据情况酌情扣分 | |
| | 10. 手闸曝光，曝光期间观察曝光指示灯是否正常 | 6分 | 未做扣6分 | |
| | 11. 曝光结束，记录摄影条件，预览图像，判断图像质量是否合格 | 6分 | 未做扣6分 | |
| 图像后处理及存储质量标准（10分） | 1. 在 CR/DR 系统中新建检查项目，录入被检者信息，选择检查部位、体位，点击"确认"键，进入曝光界面 | 2分 | 未做扣2分 | |
| | 2. CR 系统用条码扫描仪对 IP 的条码窗进行信息读取。将扫描后的 IP 插入激光扫描仪，读取影像信息 | 2分 | 未做扣2分 | |
| | 3. 获得图像后，对图像进行后处理，调节亮度、剪裁、标记，并对多幅图像进行排版。影像显示能满足诊断学要求 | 2分 | 根据情况酌情扣分 | |
| | 4. 确认图像信息，存储、传输、打印照片 | 2分 | 未做扣2分 | |
| | 5. 退回至主界面，按顺序关机 | 2分 | 未做扣2分 | |

## 【知识拓展】

### 阳极效应的合理应用

四肢摄影一般不用滤线栅,个别体厚处需用到楔形滤线栅,正常拍摄要充分利用阳极效应,把被检肢体粗的部位靠近 X 射线管阴极侧,把被检肢体细的部位靠近 X 射线管阳极侧即可。

## 【课后习题】

患者女,42 岁,车祸致左小腿疼痛、活动受限 1 h。查体有左侧小腿肿胀,撞击处有反常活动,足背动脉搏动减弱。后急诊入院。患者拒绝手术,5 h 后患肢疼痛加剧,并伴有足趾麻木,被动活动时明显。

1. 患者急诊入院后首选什么影像学检查(　　　)

　A. 透视　　　　　　　　　　B. DR　　　　　　　　　　C. CT

　D. MRI　　　　　　　　　　E. 超声

2. 患者入院时,可能诊断是胫骨上端骨折伴(　　　)

　A. 大隐静脉损伤　　　　　　B. 小隐静脉损伤　　　　　　C. 股动脉损伤

　D. 胫前、胫后动脉损伤　　　E. 胫前、胫后静脉损伤

3. 后来病情发展可能合并了(　　　)

　A. 腘动脉损伤　　　　　　　B. 股静脉损伤　　　　　　　C. 胫神经损伤

　D. 腓总神经损伤　　　　　　E. 骨-筋膜室综合征

参考答案:

1. B　2. D　3. E

(王英林)

# 任务十二

## 膝关节正位、膝关节侧位、髌骨轴位

【课前预习】

1. 自主学习:膝关节的特征为"三块骨,四面围,板和带,屈可回"。即膝关节由股骨、胫骨及髌骨3块构成,前、后及两侧四面均有韧带包围,是人体最大最复杂的关节,属于滑车关节。膝关节的结构包括关节面、前交叉韧带、后交叉韧带、膝横韧带、内侧半月板、外侧半月板、板股韧带。运动包括屈、伸,屈时可有轻度回旋。膝关节正、侧位是X射线关节摄影常用的体位之一,该体位主要用以观察膝关节是否增生、退变、关节炎病变,外伤检查是否骨折、脱位等;髌骨轴位片可显示髌骨的脱位和半脱位。

2. 自我检测

(1)不参与膝关节构成的是(　　　)

　　A. 股骨　　　　　　　　B. 髌骨　　　　　　　　C. 胫骨

　　D. 腓骨　　　　　　　　E. 半月板

(2)人体最大的关节是(　　　)

　　A. 腕关节　　　　　　　B. 肘关节　　　　　　　C. 踝关节

　　D. 膝关节　　　　　　　E. 肩关节

参考答案:

(1)D　(2)D

3. 根据检查申请单回答问题。

### ×××医院 X 射线检查申请单

申请科室:普外　　执行科室:普放室　　X 射线号:×××××

| 姓名:李×× 　性别:男 　年龄:56 岁 　门诊号:×××××× |
| --- |
| 项目:数字 X 射线摄影(DR) |
| 检查部位:双膝关节 |
| 主诉:右膝间断疼痛 4 年,加重 2 个月<br>病历摘要:4 年前在工地干活致右膝扭伤,间断出现右膝关节疼痛不适,当时未给予特殊治疗,近期行走困难,上下楼疼痛明显,右膝剧烈疼痛伴肿胀<br>临床诊断:退化性膝关节炎<br>检查目的与要求:怀疑退化性膝关节炎,明确是否为退化性膝关节炎,常规拍摄膝关节正侧位,根据实际可加拍髌骨轴位 |
| 重要告知:X 射线、CT 检查有辐射危险,婴幼儿请慎重检查,妊娠 3 个月内禁止检查<br>同意请签字:　　　　联系方式:<br>申请医师:<br>申请日期: |

问题:

(1)根据以上 X 射线检查申请单信息,作为影像技师应如何进行 X 射线检查?

(2)该项检查的检查目的和要求有哪些?

(3)如果考虑该患者同时伴有髌骨脱位,应该加拍什么体位?

## 【知识目标】

1. 了解膝关节影像解剖结构。

2. 熟悉膝关节常见病变的影像诊断。

3. 掌握膝关节正位、膝关节侧位和髌骨轴位摄影流程及要点。

## 【能力目标】

1. 能操作 X 射线检查设备,选择合适的膝关节摄影条件。

2. 能按照膝关节摄影规程进行膝关节正位、膝关节侧位和髌骨轴位摄影。

3. 学会对图像进行后处理,获得符合诊断要求的影像。

## 【素质目标】

1. 通过膝关节摄影规程练习,培养学生养成严谨认真的工作作风,注意射线防护,关爱患者。

2. 通过学习膝关节摄影的操作标准,培养学生树立团队协作精神。

## 【实训目的】

1. 能正确且熟练使用 X 射线设备。
2. 掌握膝关节前后位(正位)、侧位和髌骨轴位的 X 射线摄影方法。
3. 能够正确对 X 射线照片进行质量评价。

## 【实训步骤】

### (一)步骤

1. 在带教指导老师的引导下,学生对膝关节正位、侧位和髌骨轴位的理论相关知识进行归纳、总结。

2. 在带教指导老师的指导下,根据课前 X 射线检查申请单分组,学生分为检查者和被检者进行角色扮演,掌握膝关节正位、侧位和髌骨轴位摄影目的、体位设计、中心线、呼吸方式及影像显示知识点。

3. 检查前了解被检者的基本情况,数字 X 射线摄影时做好患者基本信息录入工作。明确检查要求,与被检者或家属进行必要的交流沟通争取最佳配合,暴露被检部位(去除可能重叠在膝关节处的裤子、膏药、护膝等),对于怀疑膝关节炎的患者要手法轻柔,不宜大力摆动肢体,时刻关注被检者表情变化并做好安置。

### (二)膝关节正位摄影

1. 普通 X 射线摄影:将标记好的铅字正贴于接收器边缘,并将其置于滤线栅下的托盘上。使用 CR 摄影系统时把 IP 置于滤线栅下方的托盘上,使用 DR 摄影时把平板探测器置于摄影床下方。

2. 被检者仰卧或坐于摄影床上,被检侧肢体与床中心重合并紧贴床面;下肢伸直,足尖向上稍内旋;IR 上缘包括股骨远端 1/3,下缘至胫腓骨近端 1/3。对非照射部位进行射线防护。

3. 调节摄影距离和中心线,摄影距离一般为 100 cm,中心线经髌骨下缘垂直射入 IR 中心。

4. 选择合适的照射野,根据检查部位和被检者情况,能全部容下被检部位即可。

5. 曝光条件:管电压 55~65 kV、管电流 100 mA、曝光时间 0.12 s,也可选用自动控制曝光。呼吸方式为均匀呼吸曝光。

6. 进行图像后处理、标记图像左右,CR 和 DR 摄影把图像送入 PACS 系统,冲洗或打印照片,观察 X 射线照片显示部位及评价照片质量(图 2-12-1)。

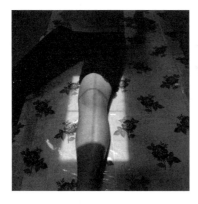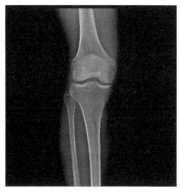

图 2-12-1　膝关节正位体位及影像

（三）膝关节侧位摄影

1. 普通 X 射线摄影：将标记好的铅字正贴于接收器边缘，并将其置于滤线栅下的托盘上。使用 CR 摄影系统时把 IP 置于滤线栅下方的托盘上，使用 DR 摄影时把平板探测器置于摄影床下方。

2. 被检者侧卧于摄影床上，被检侧肢体外缘紧贴床面；股骨与摄影床面长轴平行，膝关节自然弯曲 135°左右；IR 上缘包括股骨远端 1/3，下至胫腓骨近端 1/3。对非照射部位进行射线防护。

3. 调节摄影距离和中心线，摄影距离一般为 100 cm，中心线经髌骨下缘与腘窝折线连线中点垂直射入 IR 中心。

4. 选择合适的照射野，根据检查部位和被检者情况，能全部容下被检部位即可。

5. 曝光条件：管电压 55～65 kV、管电流 100 mA、曝光时间 0.12 s，也可选用自动控制曝光。呼吸方式为均匀呼吸曝光。

6. 进行图像后处理、标记图像左右，CR 和 DR 摄影把图像送入 PACS 系统，冲洗或打印照片，观察 X 射线照片显示部位及评价照片质量（图 2-12-2）。

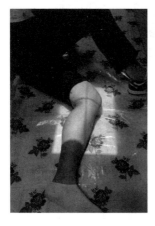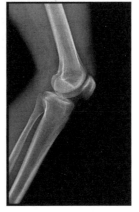

图 2-12-2　膝关节侧位体位及影像

**（四）髌骨轴位摄影**

1. 普通 X 射线摄影：将标记好的铅字正贴于接收器边缘，并将其置于滤线栅下的托盘上。使用 CR 摄影系统时把 IP 置于滤线栅下方的托盘上，使用 DR 摄影时把平板探测器置于摄影床下方。

2. 被检者俯卧于摄影床上，被检侧膝关节屈曲稍小于 90°并紧贴摄影床中线；踝部可用绷带牵拉，以保持膝关节屈曲角度和稳定；IR 上、下缘包括髌骨范围即可。对非照射部位进行射线防护。

3. 调节摄影距离和中心线，摄影距离一般为 100 cm，中心线经髌骨向头侧倾斜 15°角射入 IR 中心。

4. 选择合适的照射野，根据检查部位和被检者情况，能全部容下被检部位即可。

5. 曝光条件：管电压 55~65 kV、管电流 100 mA、曝光时间 0.12 s，也可选用自动控制曝光。呼吸方式为均匀呼吸曝光。

6. 进行图像后处理、标记图像左右，CR 和 DR 摄影把图像送入 PACS 系统，冲洗或打印照片，观察 X 射线照片显示部位及评价照片质量（图 2-12-3）。

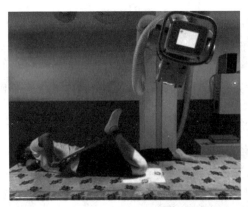
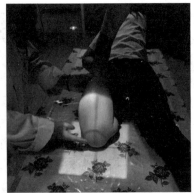
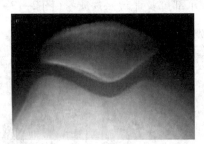

图 2-12-3　髌骨轴位体位及影像

## 【实训记录】

实训记录见表 2-12-1。

表 2-12-1　实训记录

| 摄影体位 | 焦点大小 | 管电压/kV | 管电流/mA | 曝光时间/s | FFD/cm | 滤线栅(有/无) |
|---|---|---|---|---|---|---|
| 膝关节正位 | | | | | | |
| 膝关节侧位 | | | | | | |
| 髌骨轴位 | | | | | | |

## 【实训讨论】

1. 膝关节正位、膝关节侧位 X 射线摄影,体位设计分别是什么?
2. 膝关节侧位摄影时,为什么要让膝关节屈曲一定角度?
3. 申请单中的被检者摄影体位 X 射线照片主要观察什么内容?

## 【实训视频】

膝关节正位摄影体位

膝关节侧位摄影体位

髌骨轴位摄影体位

# 【评分标准】

膝关节正位摄影评分标准

| 项目总分 | 考核内容 | 分值 | 评分标准 | 得分 |
|---|---|---|---|---|
| 准备质量标准（20分） | 1.详细阅读申请单,核对被检者姓名、性别、检查部位 | 6分 | 未核对者扣6分 | |
| | 2.检查室温、空气湿度,接通设备电源、开机;观察电源电压是否正常 | 6分 | 缺一项扣1分 | |
| | 3.检查接收器(FPD/IP)位置是否正确、打印机状态是否正常 | 4分 | 不符合要求每项扣2分 | |
| | 4.去除被检者身上金属等高密度异物 | 4分 | 未做扣4分 | |
| 操作质量标准（70分） | 1.移动X射线管,焦-片距离调整在90~100 cm范围内 | 7分 | 根据情况酌情扣分 | |
| | 2.将X射线中心线对准床下滤线栅中心,调整照射野,将髌骨下缘置于IR中心 | 10分 | 根据情况酌情扣分 | |
| | 3.录入被检者信息。录入被检者姓名、年龄、体重、病史等信息 | 3分 | 未做扣3分 | |
| | 4.被检者摄影体位中点对准台面中线。叮嘱被检者曝光时保持体位静止不变 | 6分 | 一项未做扣3分 | |
| | 5.被检者仰卧或坐于摄影床上,被检侧肢体与床中心重合并紧贴床面;下肢伸直,足尖向上稍内旋;平静呼吸下屏气曝光 | 9分 | 一项未做扣3分 | |
| | 6.中心线对准髌骨下缘垂直射入 | 6分 | 根据情况酌情扣分 | |
| | 7.IR上缘包括股骨远端1/3,下缘至胫腓骨近端1/3 | 4分 | 根据情况酌情扣分 | |
| | 8.对非照射部位进行射线防护 | 5分 | 未做扣5分 | |
| | 9.设置曝光条件,管电压和管电流正确,也可选用自动控制曝光 | 8分 | 根据情况酌情扣分 | |
| | 10.手闸曝光,曝光期间观察曝光指示灯是否正常 | 6分 | 未做扣6分 | |
| | 11.曝光结束,记录摄影条件,预览图像,判断图像质量是否合格 | 6分 | 未做扣6分 | |

续表

| 项目总分 | 考核内容 | 分值 | 评分标准 | 得分 |
|---|---|---|---|---|
| 图像后处理及存储质量标准（10分） | 1. 在 CR/DR 系统中新建检查项目,录入被检者信息,选择检查部位、体位,点击"确认"键,进入曝光界面 | 2分 | 未做扣2分 | |
| | 2. CR 系统用条码扫描仪对 IP 的条码窗进行信息读取。将扫描后的 IP 插入激光扫描仪,读取影像信息 | 2分 | 未做扣2分 | |
| | 3. 获得图像后,对图像进行后处理,调节亮度、剪裁、标记,并对多幅图像进行排版。影像显示能满足诊断学要求 | 2分 | 根据情况酌情扣分 | |
| | 4. 确认图像信息,存储、传输、打印照片 | 2分 | 未做扣2分 | |
| | 5. 退回至主界面,按顺序关机 | 2分 | 未做扣2分 | |

## 膝关节侧位摄影评分标准

| 项目总分 | 考核内容 | 分值 | 评分标准 | 得分 |
|---|---|---|---|---|
| 准备质量标准（20分） | 1. 详细阅读申请单,核对被检者姓名、性别、检查部位 | 6分 | 未核对者扣6分 | |
| | 2. 检查室温、空气湿度,接通设备电源、开机;观察电源电压是否正常 | 6分 | 缺一项扣1分 | |
| | 3. 检查接收器(FPD/IP)位置是否正确、打印机状态是否正常 | 4分 | 不符合要求每项扣2分 | |
| | 4. 去除被检者身上金属等高密度异物 | 4分 | 未做扣4分 | |
| 操作质量标准（70分） | 1. 移动 X 射线管,焦-片距离调整在 90 ~ 100 cm 范围内 | 7分 | 根据情况酌情扣分 | |
| | 2. 将 X 射线中心线对准床下滤线栅中心,调整照射野,将髌骨下缘与腘窝折线连线中点置于 IR 中心 | 10分 | 根据情况酌情扣分 | |
| | 3. 录入被检者信息。录入被检者姓名、年龄、体重、病史等信息 | 3分 | 未做扣3分 | |
| | 4. 被检者摄影体位中点对准台面中线。叮嘱被检者曝光时保持体位静止不变 | 6分 | 一项未做扣3分 | |
| | 5. 被检者侧卧于摄影床上,被检侧肢体外缘紧贴床面;股骨与摄影床面长轴平行,膝关节自然弯曲135°左右;平静呼吸下屏气曝光 | 9分 | 一项未做扣3分 | |

续表

| 项目总分 | 考核内容 | 分值 | 评分标准 | 得分 |
|---|---|---|---|---|
| 操作质量标准（70分） | 6.中心线髌骨下缘与腘窝折线连线中点垂直射入 | 6分 | 根据情况酌情扣分 | |
| | 7.IR上缘包括股骨远端1/3,下至胫腓骨近端1/3 | 4分 | 根据情况酌情扣分 | |
| | 8.对非照射部位进行射线防护 | 5分 | 未做扣5分 | |
| | 9.设置曝光条件,管电压和管电流正确,也可选用自动控制曝光 | 8分 | 根据情况酌情扣分 | |
| | 10.手闸曝光,曝光期间观察曝光指示灯是否正常 | 6分 | 未做扣6分 | |
| | 11.曝光结束,记录摄影条件,预览图像,判断图像质量是否合格 | 6分 | 未做扣6分 | |
| 图像后处理及存储质量标准（10分） | 1.在CR/DR系统中新建检查项目,录入被检者信息,选择检查部位、体位,点击"确认"键,进入曝光界面 | 2分 | 未做扣2分 | |
| | 2.CR系统用条码扫描仪对IP的条码窗进行信息读取。将扫描后的IP插入激光扫描仪,读取影像信息 | 2分 | 未做扣2分 | |
| | 3.获得图像后,对图像进行后处理,调节亮度、剪裁、标记,并对多幅图像进行排版。影像显示能满足诊断学要求 | 2分 | 根据情况酌情扣分 | |
| | 4.确认图像信息,存储、传输、打印照片 | 2分 | 未做扣2分 | |
| | 5.退回至主界面,按顺序关机 | 2分 | 未做扣2分 | |

## 【知识拓展】

### 双膝关节负重位

1.体位设计:患者直立于摄影台前,站于阶梯板凳上,后背贴近摄影架,双手自然下垂,双膝并拢紧贴暗盒,膝关节尽量伸直,足尖稍内旋。

2.中心线:对准两侧髌骨下缘连线中点,垂直暗盒射入。标准影像显示:双膝正位影像。在负重位摄片上阳性者表现为关节间隙变窄,正常关节间隙为4~8 mm,关节间隙狭窄程度直接反映了病变的严重程度,这是目前诊断膝骨关节炎的首选影像检查方法。

3.呼吸方式:均匀呼吸曝光。

## 【课后习题】

1. 膝关节侧位屈曲多少度(　　　)

    A. 45°　　　　　　　　　　B. 60°　　　　　　　　　　C. 90°

    D. 135°　　　　　　　　　　E. 165°

2. 人体最大的籽骨是(　　　)

    A. 髌骨　　　　　　　　　　B. 髋骨　　　　　　　　　　C. 骶骨

    D. 距骨　　　　　　　　　　E. 额骨

3. 诊断膝骨关节炎的首选摄影体位是(　　　)

    A. 膝关节正位　　　　　　　B. 膝关节侧位　　　　　　　C. 髌骨轴位

    D. 双膝关节负重位　　　　　E. 胫腓骨正、侧位

**参考答案:**

1. D　2. A　3. D

（王英林）

## ► 任务十三

# 髋关节前后位、髋关节侧位

## 【课前预习】

1. 自主学习:髋关节是多轴的球窝状关节,由股骨头和髋臼两部分共同组成。髋臼周边有软性髋臼唇使之更深、更宽,并超出半圆;股骨头呈球形,位于髋臼内,与髋臼相匹配。髋关节周围有紧张而强大的韧带保护,关节囊厚而坚韧,但后下壁较薄弱,所以较容易发生后脱位。髋关节是全身位置最深的关节,最主要的功能是负重,可做屈伸、内收、外展、内旋、外旋等运动。新生儿的坐骨、髂骨、耻骨在髋臼处以"Y"形的软骨板相分离,这3块骨头有各自的初级骨化中心。12岁时,软骨板才开始骨化,男性至16~17岁、女性至13~17岁3块骨头于髋臼处完全闭合。

髋关节前后位摄影是髋关节最常用的摄影体位,该位置主要以概括观察髋关节关节间隙、组成髋关节各骨骨质及软组织的状况。髋关节前后位主要用于临床诊断外伤骨折、股骨头坏死、关节炎、关节结核、关节脱位等疾病。

2. 自我检测

(1)髋臼由哪几部分骨骼构成(　　　)(多选题)

 A. 耻骨体      B. 髂骨体      C. 股骨头

 D. 坐骨体      E. 耻骨联合

(2)髋关节 X 射线摄影检查被检者检查前准备包括(　　　)(多选题)

 A. 清洁肠道        B. 去除检查部位金属物品

 C. 对被检者进行呼吸训练     D. 交代检查事项,取得患者配合

 E. 准备造影剂

(3)髋关节不能做的运动是(　　　)

 A. 外展      B. 外旋      C. 屈伸

 D. 跳跃      E. 背屈

(4)髋关节最容易发生的脱位类型是(　　　)

 A. 前脱位      B. 后脱位      C. 上脱位

D. 下脱位　　　　　　　　E. 前内脱位

(5)仰卧水平侧位是指(　　)

A. 仰卧在摄影床上,X 射线从腹侧射入,背侧射出

B. 仰卧在摄影床上,X 射线从背侧射入,腹侧射出

C. 仰卧在摄影床上,X 射线从左侧或者右侧射入,从右侧或左侧射出

D. 侧卧在摄影床上,X 射线从腹部射入,背部射出

E. 侧卧在摄影床上,X 射线从左侧或者右侧射入,从右侧或左侧射出

参考答案:

(1)ABD　(2)BD　(3)D　(4)B　(5)C

3. 根据检查申请单回答问题。

×××医院 X 射线检查申请单

申请科室:急诊科　　　执行科室:普放室　　　X 射线号:××××××

| 姓名:王××　　性别:男　　年龄:78 岁　　门诊号:×××××× |
| --- |
| 项目:数字 X 射线摄影(DR) |
| 检查部位:右髋关节前后位 |
| 主诉:1 h 前摔伤后右髋部疼痛<br>病历摘要:1 h 前滑倒后右臀部着地,继而剧烈疼痛,患者右下肢明显缩短,并呈外旋畸形改变,拒按、拒活动<br>临床诊断:考虑右侧股骨颈骨折<br>检查目的与要求:怀疑右侧股骨颈骨折,右髋关节前后位明确是否有骨折现象;必要时请拍双侧髋关节前后位以进行对比,并加拍右髋关节侧位(选择适当的侧位方式进行拍摄,如髋关节仰卧水平侧位) |
| 重要告知:X 线、CT 检查有辐射危险,婴幼儿请慎重检查,妊娠 3 个月内禁止检查<br>同意请签字:　　　　　联系方式:<br>申请医师:<br>申请日期: |

问题:

(1)根据以上 X 射线检查申请单信息,思考作为影像技师应如何进行该部位的 X 射线检查?

(2)该项 X 射线检查的检查目的及要求有哪些?

【知识目标】

1. 了解髋关节的影像解剖结构。

2. 熟悉髋关节 X 射线检查常见病变的影像诊断。

3. 掌握髋关节前后位、髋关节侧位(髋关节侧卧侧位、髋关节仰卧水平侧位)的摄影流程及要点。

## 【能力目标】

1. 能正确且熟练操作 X 射线检查设备,选择适合髋关节前后位、髋关节侧位摄影的条件。

2. 能按照髋关节摄影规程进行髋关节前后位、髋关节侧位摄影工作。

3. 学会对图像进行后处理,获得符合诊断要求的 X 射线影像。

## 【素质目标】

1. 通过髋关节前后位、髋关节侧位摄影规程练习,培养学生严谨认真的工作作风和态度,注意射线防护,关爱患者。

2. 通过学习髋关节正、髋关节侧位摄影的操作标准,培养学生团队协作的精神。

## 【实训目的】

1. 能正确且熟练使用 X 射线设备。

2. 掌握髋关节前后位、髋关节侧位(髋关节侧卧侧位、髋关节仰卧水平侧位)的 X 射线摄影方法。

3. 能够正确对 X 射线影像进行质量评价及后期处理。

## 【实训步骤】

### (一)概述

1. 在带教指导老师的引导下,学生对髋关节前后位、髋关节侧位(髋关节侧卧侧位、髋关节仰卧水平侧位)摄影的理论相关知识进行归纳、总结。

2. 在带教指导老师的指导下,根据课前 X 射线检查申请单分组,学生分为检查者和被检者进行角色扮演,掌握髋关节前后位、髋关节侧位摄影目的、体位设计、中心线、呼吸方式及影像显示等知识点。

3. 检查前了解被检者的基本情况,数字 X 射线摄影时做好患者基本信息录入工作。明确检查要求,与被检者或家属进行必要的交流沟通争取最佳配合,暴露被检部位(去除可能重叠在髋关节附近的物品,如裤子拉链、扣子、腰带等,必要时更衣),做好被检者安置。

### (二)髋关节前后位摄影

1. 普通 X 射线摄影:将标记好的铅字正贴于影像接收器边缘,并将其置于滤线栅下的托盘上。使用 CR 摄影系统时把 IP 置于滤线栅下方的托盘上,使用 DR 摄影时把平板探测器置于摄影床下方。

2. 嘱被检者仰卧在摄影床上,两手臂上举或放置于身旁,双下肢伸直,股骨长轴与床面长轴保持平行,足跟分开,足尖略内旋,旋至足尖内侧相互接触,呈"内八字";被检侧股骨头放置在 IR 中心;IR 上缘包括髂骨,下缘包括股骨近端(超过大粗隆);对非照射部位

（如甲状腺、晶状体等）进行射线防护。

3.调节摄影距离和中心线，摄影距离一般为 75～100 cm；中心线经被检侧髂前上棘与耻骨联合上缘连线中点外下方 5 cm 处垂直射入 IR 中心。

4.选择合适的照射野，根据检查部位和被检者情况，能全部容下被检部位即可；有需要时，可包括对侧髋关节，以起到对比的作用，此时中心线经双侧髋关节定位点连线的中点垂直射入 IR 中心。

5.曝光条件：管电压 60～80 kV、管电流 100 mA、曝光时间 0.3 s；也可选用自动控制曝光。呼吸方式为平静呼吸下曝光。

6.影像显示：髋关节正位影像，诸组成骨骨质及关节间隙显示清晰，股骨颈充分展示，骨小梁及周围软组织显示良好。

7.进行图像后处理、标记图像左右，CR 和 DR 摄影把图像送入 PACS 系统，冲洗或打印照片，观察 X 射线照片显示部位及评价照片质量（图 2-13-1）。

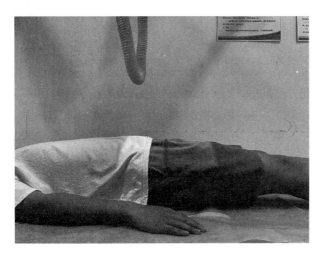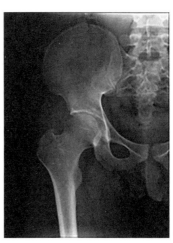

图 2-13-1　髋关节前后位体位及影像

**（三）髋关节侧位摄影**

1.普通 X 射线摄影：将标记好的铅字反贴于接收器边缘，并将其置于滤线栅下的托盘上。使用 CR 摄影系统时把 IP 置于滤线栅下方的托盘上，使用 DR 摄影时把平板探测器置于摄影床下方。

2.嘱被检者侧卧于摄影床上，两臂上举或置于身体前方；被检侧下肢伸直，股骨长轴与床面长轴保持平行，股骨外侧紧贴摄影床；被检侧股骨颈置于 IR 中心；对侧髋关节、膝关节屈曲，使股骨长轴与躯干呈垂直状态，膝部与胫腓骨处垫高以起到支撑作用。IR 上缘包括髂前上棘，下缘包括股骨近端（超过大粗隆）。对非照射部位（如甲状腺、晶状体等）进行射线防护。

3.调节摄影距离和中心线，摄影距离一般为 75～100 cm，中心线向头端倾斜 35°～45°，经被检侧腹股沟中点斜行射入 IR 中心。

4.选择合适的照射野，根据检查部位和被检者情况，能全部容下被检部位即可。

5. 曝光条件:管电压 65 ~ 85 kV、管电流 100 mA、曝光时间 0.3 s,也可选用自动控制曝光。呼吸方式为平静呼吸下曝光。

6. 影像显示:股骨头、股骨颈和股骨近端均呈侧位影像,坐骨与股骨大小粗隆重叠,股骨长轴与照片正中长轴重合,被检侧髋关节各组成骨骨纹理及髋关节间隙显示清晰。

7. 进行图像后处理、标记图像左右,CR 和 DR 摄影把图像送入 PACS 系统,冲洗或打印照片,观察 X 射线照片显示部位及进行照片质量评价(图 2-13-2)。

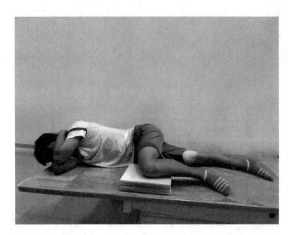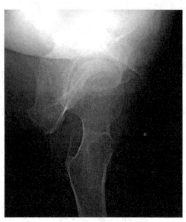

图 2-13-2　髋关节侧位体位及影像

**附:髋关节仰卧水平侧位摄影(该体位适用于身体状况不允许侧卧的患者)**

1. IR 置于被检侧髋关节外侧,与人体矢状面约呈 45°夹角。

2. 被检者仰卧于摄影床上,被检侧下肢伸直,足尖向上,稍内旋;对侧髋关节与膝关节屈曲,使股骨长轴与躯干呈垂直状态,让患者或陪同家属固定该侧下肢,避免对 X 射线造成遮挡;两臂上举或置于身体两侧;IR 上缘包括髂骨嵴,下缘包括股骨近端(超过大粗隆)。对非照射部位进行射线防护。

3. 调节摄影距离和中心线,摄影距离一般为 75 ~ 100 cm,中心线经对侧向被检侧腹股沟方向、平股骨大粗隆高度水平射入 IR 中心。

4. 选择合适的照射野,根据检查部位和被检者情况,能全部容下被检部位即可。

5. 曝光条件:管电压 65 ~ 85 kV、管电流 100 mA、曝光时间 0.3 s,也可选用自动控制曝光。呼吸方式为平静呼吸下曝光。

6. 影像显示:股骨头、股骨颈和股骨近端均呈侧位影像,坐骨与股骨大小粗隆重叠,股骨长轴与照片正中长轴重合,被检侧髋关节各组成骨骨纹理及髋关节间隙显示清晰。

7. 进行图像后处理、标记图像左右,CR 和 DR 摄影把图像送入 PACS 系统,冲洗或打印照片,观察 X 射线照片显示部位及评价照片质量(图 2-13-3)。

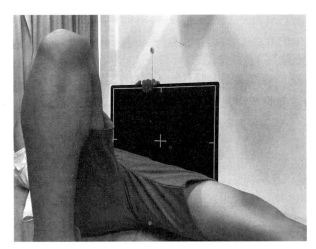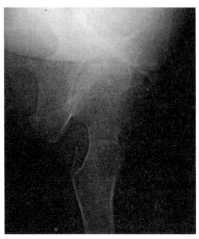

图 2-13-3　髋关节仰卧水平侧位体位及影像

## 【实训记录】

实训记录见表 2-13-1。

表 2-13-1　实训记录

| 摄影体位 | 焦点大小 | 管电压/kV | 管电流/mA | 曝光时间/s | FFD/cm | 滤线栅(有/无) |
|---|---|---|---|---|---|---|
| 髋关节前后位 | | | | | | |
| 髋关节侧位 | | | | | | |

## 【实训讨论】

1.髋关节前后位体位设计是什么?

2.髋关节侧位摄影时,有几种侧位的拍摄方式? 分别是什么?

3.髋关节摄影时需要注意哪些事项?

4.申请单中的被检者摄影体位 X 射线照片主要观察什么内容?

## 【实训视频】

髋关节前后位摄影体位

髋关节侧位摄影体位

## 【评分标准】

### 髋关节前后正位摄影评分标准

| 项目总分 | 考核内容 | 分值 | 评分标准 | 得分 |
|---|---|---|---|---|
| 准备质量标准<br>（20分） | 1.详细阅读申请单,核对被检者姓名、性别、检查部位 | 6分 | 未核对者扣6分 | |
| | 2.检查室温、空气湿度,接通设备电源、开机;观察电源电压是否正常 | 6分 | 缺一项扣1分 | |
| | 3.检查接收器（FPD/IP）位置是否正确、打印机状态是否正常 | 4分 | 不符合要求每项扣2分 | |
| | 4.去除被检者身上金属等高密度异物 | 4分 | 未做扣4分 | |
| 操作质量标准<br>（70分） | 1.移动X射线管,焦-片距离调整在75～100 cm范围内 | 7分 | 根据情况酌情扣分 | |
| | 2.将X射线中心线对准床下滤线栅中心,调整照射野,将被检侧股骨头置于IR中心 | 10分 | 根据情况酌情扣分 | |
| | 3.录入被检者信息。录入被检者姓名、年龄、体重、病史等信息 | 3分 | 未做扣3分 | |
| | 4.被检者摄影体位中点对准台面中线。叮嘱被检者曝光时保持体位静止不变 | 6分 | 一项未做扣3分 | |
| | 5.被检者仰卧在摄影床上,两手臂上举或放置于身旁,双下肢伸直,股骨长轴与床面长轴保持平行,足跟分开,足尖略内旋,旋至足尖内侧相互接触,呈"内八字";平静呼吸下曝光 | 9分 | 一项未做扣3分 | |

续表

| 项目总分 | 考核内容 | 分值 | 评分标准 | 得分 |
|---|---|---|---|---|
| 操作质量标准（70分） | 6. 中心线经被检侧髂前上棘与耻骨联合上缘连线中点做垂线外下方5 cm处垂直射入 | 6分 | 根据情况酌情扣分 | |
| | 7. IR 上缘包括髂骨,下缘包括股骨近端（超过大粗隆） | 4分 | 根据情况酌情扣分 | |
| | 8. 对非照射部位进行射线防护 | 5分 | 未做扣5分 | |
| | 9. 设置曝光条件,管电压和管电流正确,也可选用自动控制曝光 | 8分 | 根据情况酌情扣分 | |
| | 10. 手闸曝光,曝光期间观察曝光指示灯是否正常 | 6分 | 未做扣6分 | |
| | 11. 曝光结束,记录摄影条件,预览图像,判断图像质量是否合格 | 6分 | 未做扣6分 | |
| 图像后处理及存储质量标准（10分） | 1. 在CR/DR系统中新建检查项目,录入被检者信息,选择检查部位、体位,点击"确认"键,进入曝光界面 | 2分 | 未做扣2分 | |
| | 2. CR系统用条码扫描仪对IP的条码窗进行信息读取。将扫描后的IP插入激光扫描仪,读取影像信息 | 2分 | 未做扣2分 | |
| | 3. 获得图像后,对图像进行后处理,调节亮度、剪裁、标记,并对多幅图像进行排版。影像显示能满足诊断学要求 | 2分 | 根据情况酌情扣分 | |
| | 4. 确认图像信息,存储、传输、打印照片 | 2分 | 未做扣2分 | |
| | 5. 退回至主界面,按顺序关机 | 2分 | 未做扣2分 | |

### 髋关节侧位摄影评分标准

| 项目总分 | 考核内容 | 分值 | 评分标准 | 得分 |
|---|---|---|---|---|
| 准备质量标准（20分） | 1. 详细阅读申请单,核对被检者姓名、性别、检查部位 | 6分 | 未核对者扣6分 | |
| | 2. 检查室温、空气湿度,接通设备电源、开机;观察电源电压是否正常 | 6分 | 缺一项扣1分 | |
| | 3. 检查接收器（FPD/IP）位置是否正确、打印机状态是否正常 | 4分 | 不符合要求每项扣2分 | |
| | 4. 去除被检者身上金属等高密度异物 | 4分 | 未做扣4分 | |

续表

| 项目总分 | 考核内容 | 分值 | 评分标准 | 得分 |
|---|---|---|---|---|
| 操作质量标准（70 分） | 1. 移动 X 射线管,焦-片距离调整在 75 ~ 100 cm 范围内 | 7 分 | 根据情况酌情扣分 | |
| | 2. 将 X 射线中心线对准床下滤线栅中心,调整照射野,将被检侧股骨颈置于 IR 中心 | 10 分 | 根据情况酌情扣分 | |
| | 3. 录入被检者信息。录入被检者姓名、年龄、体重、病史等信息 | 3 分 | 未做扣 3 分 | |
| | 4. 被检者摄影体位中点对准台面中线。叮嘱被检者曝光时保持体位静止不变 | 6 分 | 一项未做扣 3 分 | |
| | 5. 被检者侧卧于摄影床上,两臂上举或置于身体前方;被检侧下肢伸直,股骨长轴与床面长轴保持平行,股骨外侧紧贴摄影床;被检侧股骨颈置于影像接收器中心;对侧髋关节、膝关节屈曲,使股骨长轴与躯干呈垂直状态,膝部与胫腓骨处垫高以起到支撑作用。平静呼吸下曝光 | 9 分 | 一项未做扣 3 分 | |
| | 6. 中心线向头端倾斜35° ~45°,经被检侧腹股沟中点斜行射入照射野中心 | 6 分 | 根据情况酌情扣分 | |
| | 7. IR 上缘包括髂前上棘,下缘包括股骨近端(超过大粗隆) | 4 分 | 根据情况酌情扣分 | |
| | 8. 对非照射部位进行射线防护 | 5 分 | 未做扣 5 分 | |
| | 9. 设置曝光条件,管电压和管电流正确,也可选用自动控制曝光 | 8 分 | 根据情况酌情扣分 | |
| | 10. 手闸曝光,曝光期间观察曝光指示灯是否正常 | 6 分 | 未做扣 6 分 | |
| | 11. 曝光结束,记录摄影条件,预览图像,判断图像质量是否合格 | 6 分 | 未做扣 6 分 | |

续表

| 项目总分 | 考核内容 | 分值 | 评分标准 | 得分 |
|---|---|---|---|---|
| 图像后处理及存储质量标准（10分） | 1. 在 CR/DR 系统中新建检查项目,录入被检者信息,选择检查部位、体位,点击"确认"键,进入曝光界面 | 2分 | 未做扣2分 | |
| | 2. CR 系统用条码扫描仪对 IP 的条码窗进行信息读取。将扫描后的 IP 插入激光扫描仪,读取影像信息 | 2分 | 未做扣2分 | |
| | 3. 获得图像后,对图像进行后处理,调节亮度、剪裁、标记,并对多幅图像进行排版。影像显示能满足诊断学要求 | 2分 | 根据情况酌情扣分 | |
| | 4. 确认图像信息,存储、传输、打印照片 | 2分 | 未做扣2分 | |
| | 5. 退回至主界面,按顺序关机 | 2分 | 未做扣2分 | |

## 【知识拓展】

### 髋关节蛙氏位摄影

髋关节摄影有时候会用到髋关节蛙氏位,该体位常用于观察两侧股骨颈侧位的骨质情况或小儿髋关节脱位等情况(图 2-13-4)。

1. 体位设计:嘱被检者仰卧于摄影床上,身体的正中矢状面与床面保持垂直,臀部紧贴床面,两侧髂前上棘与床面等距,双侧髋关节及膝关节屈曲、外旋,双侧足底相对,两侧股骨与床面呈30°~45°夹角。

2. 中心线:双侧髋关节定位点连线的中点垂直照射野射入。图像显示双侧股骨颈的侧位影像。

3. 呼吸方式:平静呼吸下曝光。

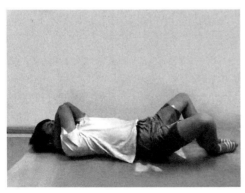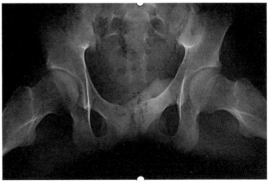

图 2-13-4　髋关节蛙氏位体位及影像

髋关节蛙氏位摄影体位

## 【课后习题】

1. 小儿髋关节脱位、复位行X射线检查时所需的摄影体位是（　　　）
   A. 髋关节仰卧水平侧位　　　B. 髋关节前后位　　　　　C. 髋关节侧位
   D. 髋关节斜位　　　　　　　E. 髋关节蛙氏位

2. 髋关节前后位摄影时,足尖该如何摆放（　　　）
   A. 稍内旋　　　　　　　　　B. 稍外旋　　　　　　　　C. 稍内收
   D. 稍外展　　　　　　　　　E. 足尖向上

3. 成人外伤所致的髋关节病变首选的X射线摄影体位是（　　　）
   A. 髋关节前后位　　　　　　B. 髋关节侧位　　　　　　C. 髋关节水平侧位
   D. 髋关节斜位　　　　　　　E. 髋关节蛙氏位

4. 髋关节前后位摄影的中心线入射点是指髂前上棘与耻骨联合连线中点向外下方
   做垂线（　　　）cm处。
   A. 3　　　　　　　　　　　　B. 4　　　　　　　　　　　C. 5
   D. 6　　　　　　　　　　　　E. 7

5. 观察股骨颈骨折前后移位时,理想的摄影体位是（　　　）
   A. 髋关节前后位　　　　　　B. 髋关节侧位　　　　　　C. 髋关节斜位
   D. 髋关节仰卧水平侧位　　　E. 骶髂关节前后位

6. 关于髋关节前后位摄影的标准影像显示,说法正确的是（　　　）（多选）
   A. 髋关节诸组成骨骨纹理显示清晰　　　B. 股骨颈及闭孔无投影变形
   C. 周围软组织显示不清,不可辨认　　　D. 沈通氏线显示锐利、曲度正常
   E. 坐骨棘显示清晰

参考答案:
1. E　2. A　3. A　4. C　5. D　6. ABDE

（张艳霞）

# 颈椎张口位(第1、2颈椎)、第3~7颈椎前后位、颈椎侧位、颈椎斜位

【课前预习】

1. 自主学习:颈椎共7个椎体,每个颈椎都由1个椎体、1个椎弓及7个突起构成,它们之间由韧带、椎间盘连接形成颈椎。颈椎主要体表定位:第3颈椎平下颌角;第5颈椎平甲状软骨;第7颈椎平颈根部最突出棘突。颈椎X射线摄影常用于观察颈椎生理曲度、椎体、椎间隙病变,是临床诊断颈椎病的常用方法之一。

2. 自我检测

(1)椎间孔由(　　　)

　　A.椎体和椎弓围成　　　　　B.椎弓根和椎弓板围成　　　　C.所有椎孔连接而成

　　D.所有横突孔连接而成　　　E.相邻椎骨的上、下切迹围成

(2)开口位片示,齿突与枕骨重叠原因的判断,说法正确的是(　　　)

　　A.下颌过仰　　　　　　　　B.下颌过收　　　　　　　　C.下颌稍微过收

　　D.下颌投影放大　　　　　　E.摄影体位正确

(3)显示颈椎椎间孔的最佳位置是(　　　)

　　A.正位　　　　　　　　　　B.斜位　　　　　　　　　　C.侧位

　　D.张口位　　　　　　　　　E.切线位

(4)神经根型颈椎病,首选的摄影体位是(　　　)

　　A.颈椎双斜位　　　　　　　B.颈椎开口位　　　　　　　C.颈椎过伸位

　　D.颈椎过屈位　　　　　　　E.以上都不是

(5)关于颈椎侧位照片显示,说法错误的是(　　　)

　　A.第1~7颈椎显示在照片正中　　B.各椎体两侧缘重合,无双缘现象

　　C.椎间孔呈椭圆形显示　　　　　　D.椎间隙显示清晰

　　E.颈椎前软组织层次清楚

**参考答案：**

（1）E （2）A （3）B （4）A （5）C

3.根据检查申请单回答问题。

×××医院 X 射线检查申请单

申请科室:骨科　　　执行科室:放射科　　　X 射线号:×××××

| 姓名:张×× 性别:男 年龄:65 岁 门诊号:×××××× |
|---|
| 项目:数字 X 射线摄影(DR) |
| 检查部位:颈椎 |
| 主诉:颈部疼痛、活动受限 10 年,加重 2 h<br>病历摘要:患者常年颈部疼痛、活动障碍,2 h 前颈部疼痛加重,伴头晕、恶心<br>临床诊断:颈椎病<br>检查目的与要求:怀疑颈椎病,明确是否有椎体增生、椎间盘变性、关节突病变等 |
| 重要告知:X 射线、CT 检查有辐射危险,婴幼儿请慎重检查,妊娠 3 个月内禁止检查<br>同意请签字:　　　 联系方式:<br>申请医师:<br>申请日期: |

问题:

(1)根据以上 X 射线检查申请单信息,作为影像技师应如何进行 X 射线检查?

(2)该项检查的检查目的和要求有哪些?

## 【知识目标】

1.了解颈椎影像解剖结构。

2.熟悉颈椎常见病变的影像诊断。

3.掌握颈椎张口位(第 1、2 颈椎)、第 3~7 颈椎前后位、颈椎侧位、颈椎斜位摄影流程及要点。

## 【能力目标】

1.能操作 X 射线检查设备,选择合适的颈椎摄影条件。

2.能按照颈椎摄影规程进行颈椎张口位(第 1、2 颈椎)、第 3~7 颈椎前后位、颈椎侧位、颈椎斜位摄影。

3.学会对图像进行后处理,获得符合诊断要求的影像。

## 【素质目标】

1.通过颈椎摄影规程练习,培养学生养成严谨认真的工作作风,注意射线防护,关爱患者。

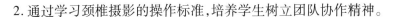

2.通过学习颈椎摄影的操作标准,培养学生树立团队协作精神。

## 【实训目的】

1.能正确且熟练使用 X 射线设备。

2.掌握颈椎张口位(第 1、2 颈椎)、第 3～7 颈椎前后位、颈椎侧位、颈椎斜位 X 射线摄影方法。

3.能够正确对 X 射线照片进行质量评价。

## 【实训步骤】

### (一)概述

1.在带教指导老师的引导下,学生对颈椎张口位(第 1、2 颈椎)、第 3～7 颈椎前后位、颈椎侧位、颈椎斜位的理论相关知识进行归纳、总结。

2.在带教指导老师的指导下,根据课前 X 射线检查申请单分组,学生分为检查者和被检者进行角色扮演,掌握颈椎张口位(第 1、2 颈椎)、第 3～7 颈椎前后位、颈椎侧位、颈椎斜位摄影目的、体位设计、中心线、呼吸方式及影像显示知识点。

3.检查前了解被检者的基本情况,数字 X 射线摄影时做好患者基本信息录入工作。明确检查要求,与被检者或家属进行必要的交流沟通争取最佳配合,暴露被检部位(去除项链、耳环、眼镜等物品)。

### (二)颈椎张口位(第 1、2 颈椎)

1.普通 X 射线摄影或 CR 摄影时,将标记好的铅字正贴于暗盒(或 IP)边缘,并将其置于立式胸片架的托盘上;DR 摄影时直接使用平板探测器。

2.被检者站立于摄影架前,面向球管,头颅正中矢状面与摄影架中线重合,头稍后仰,牙齿咬合面与乳突尖连线垂直暗盒,上下切牙中点对暗盒中心,曝光时应尽量张开口并保持头部稳定。铅围裙遮盖胸部非拍照区。

3.调节摄影距离和中心线,焦-片距离一般为 100 cm。

4.调整 X 射线球管,使中心线经两口角连线中点垂直射入胶片。

5.曝光条件:管电压 65～75 kV、管电流 100 mA、曝光时间 0.3 s,也可选用自动控制曝光。呼吸方式为平静呼吸下屏气曝光。

6.进行图像后处理、标记图像左右,CR 和 DR 摄影把图像送入 PACS 系统,冲洗或打印照片,观察 X 射线照片显示部位及评价照片质量(图 2-14-1、图 2-14-2)。

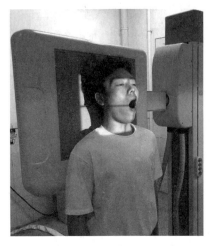
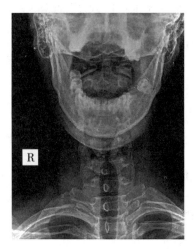

图2-14-1　颈椎张口位体位　　　　图2-14-2　正常颈椎张口位影像

### (三)第3～7颈椎前后位

1.普通X射线摄影或CR摄影时,将标记好的铅字正贴于暗盒(或IP)边缘,并将其置于摄影床下(或立式胸片架)的托盘上;DR摄影时直接使用平板探测器。

2.被检者仰卧于摄影床上(或站立于摄影架前,面向球管),身体正中矢状面置于床面中线处并垂直于床面(如立位摄影,则身体正中矢状面与摄影架中线重合)。听鼻线垂直于床面或摄影架。IR枕外隆凸及第1胸椎包括在片内;铅围裙遮盖胸部非拍照区。

3.调节摄影距离和中心线,焦-片距离一般为100 cm。

4.调整X射线球管,使中心线向头端倾斜10°,经甲状软骨射入。

5.曝光条件:管电压65～75 kV、管电流100 mA、曝光时间0.3 s,也可选用自动控制曝光。呼吸方式为平静呼吸下屏气曝光。

6.进行图像后处理、标记图像左右,CR和DR摄影把图像送入PACS系统,冲洗或打印照片,观察X射线照片显示部位及评价照片质量(图2-14-3、图2-14-4)。

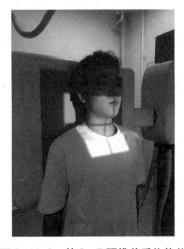
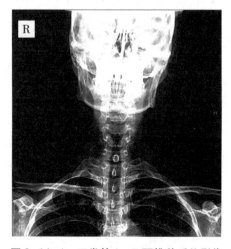

图2-14-3　第3～7颈椎前后位体位　　　　图2-14-4　正常第3～7颈椎前后位影像

**（四）颈椎侧位**

1. 普通 X 射线摄影或 CR 摄影时,将标记好的铅字正贴于暗盒(或 IP)边缘,并将其置于立式胸片架的托盘上;DR 摄影时直接使用平板探测器。

2. 被检者侧立于摄影架前,头颅正中矢状面平行于摄影架,头颅后仰使听鼻线平行于地面。双手及肩部尽量下垂,必要时可双手拎沙袋,暗盒上缘平外耳郭高度。铅围裙遮盖胸部非拍照区。

3. 调节摄影距离和中心线,焦-片距离一般为 120 cm。

4. 调整 X 射线球管,使中心线对准第 4 颈椎(甲状软骨平面向上 2 cm)颈部前后缘连线中点,以水平方向射入胶片中心。

5. 曝光条件:管电压 70 ～ 80 kV、管电流 100 mA、曝光时间 0.4 s,也可选用自动控制曝光。呼吸方式为平静呼吸下屏气曝光。

6. 进行图像后处理、标记图像左右,CR 和 DR 摄影把图像送入 PACS 系统,冲洗或打印照片,观察 X 射线照片显示部位及评价照片质量(图 2-14-5、图 2-14-6)。

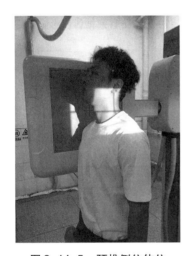 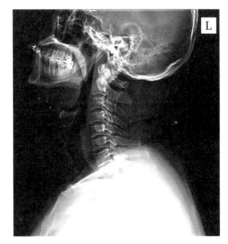

图 2-14-5　颈椎侧位体位　　　　图 2-14-6　正常颈椎侧位影像

**（五）颈椎斜位**

1. 普通 X 射线摄影或 CR 摄影时,将标记好的铅字正贴于暗盒(或 IP)边缘,并将其置于立式胸片架的托盘上;DR 摄影时直接使用平板探测器。

2. 被检者立于摄影架前,拍摄左(右)前斜位时,面向摄影架并转向对侧,使身体冠状面与摄影架呈 45°角。听鼻线平行于地面,颈部长轴与暗盒长轴平行,枕外隆凸及第 1 胸椎包括在片内;铅围裙遮盖胸部非拍摄区。

3. 调节摄影距离和中心线,焦-片距离一般为 120 cm。

4. 调整 X 射线球管,使中心线向足端倾斜 10°角,对甲状软骨高度颈部斜位中点射入。

5. 曝光条件:管电压 70 ～ 80 kV、管电流 100 mA、曝光时间 0.4 s,也可选用自动控制曝光。呼吸方式为平静呼吸下屏气曝光。

6.进行图像后处理、标记图像左右,CR和DR摄影把图像送入PACS系统,冲洗或打印照片,观察X射线照片显示部位及评价照片质量(图2-14-7、图2-14-8)。

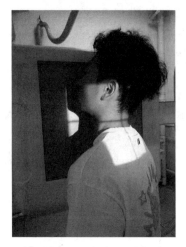

图2-14-7 颈椎斜位体位

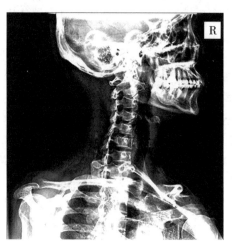

图2-14-8 正常颈椎斜位影像

## 【实训记录】

实训记录见表2-14-1。

表2-14-1 实训记录

| 摄影体位 | 焦点大小 | 管电压/kV | 管电流/mA | 曝光时间/s | FFD/cm | 滤线栅(有/无) |
|---|---|---|---|---|---|---|
| 颈椎张口位(第1、2颈椎) | | | | | | |
| 第3~7颈椎前后位 | | | | | | |
| 颈椎侧位 | | | | | | |
| 颈椎斜位 | | | | | | |

## 【实训讨论】

1.观察第3~7颈椎前后位、颈椎侧位和颈椎斜位X射线照片,进行质量分析。

2.颈椎侧位摄影,被检者双肩下垂的目的是什么?

3.观察左侧椎间孔和椎弓根,应摄何体位X射线片?

【实训视频】

颈椎张闭口位摄影体位

颈椎侧位摄影体位

颈椎斜位摄影体位

【评分标准】

第 3~7 颈椎前后位摄影评分标准

| 项目总分 | 考核内容 | 分值 | 评分标准 | 得分 |
|---|---|---|---|---|
| 准备质量标准<br>（20分） | 1.详细阅读申请单,核对被检者姓名、性别、检查部位 | 6分 | 未核对者扣6分 | |
| | 2.检查室温、空气湿度,接通设备电源、开机;观察电源电压是否正常 | 6分 | 缺一项扣1分 | |
| | 3.检查接收器（FPD/IP）位置是否正确、打印机状态是否正常 | 4分 | 不符合要求每项扣2分 | |
| | 4.去除被检者身上金属等高密度异物 | 4分 | 未做扣4分 | |

续表

| 项目总分 | 考核内容 | 分值 | 评分标准 | 得分 |
|---|---|---|---|---|
| 操作质量标准（70分） | 1. 移动X射线管,焦-片距离调整在100 cm | 7分 | 根据情况酌情扣分 | |
| | 2. 将X射线中心线对准床下滤线栅中心,调整照射野 | 10分 | 根据情况酌情扣分 | |
| | 3. 录入被检者信息。录入被检者姓名、年龄、体重、病史等信息 | 3分 | 未做扣3分 | |
| | 4. 被检者摄影体位中点对准台面中线。叮嘱被检者曝光时保持体位静止不变 | 6分 | 一项未做扣3分 | |
| | 5. 被检者仰卧于摄影床上(或站立于摄影架前,面向球管),身体正中矢状面置于床面中线处并垂直于床面(如立位摄影,则身体正中矢状面与摄影架中线重合)。听鼻线垂直于床面或摄影架。平静呼吸下曝光 | 9分 | 一项未做扣3分 | |
| | 6. 中心线向头端倾斜10°,经甲状软骨射入 | 6分 | 根据情况酌情扣分 | |
| | 7. IR枕外隆凸及第1胸椎包括在片内 | 4分 | 根据情况酌情扣分 | |
| | 8. 对非照射部位进行射线防护 | 5分 | 未做扣5分 | |
| | 9. 设置曝光条件,管电压和管电流正确,也可选用自动控制曝光 | 8分 | 根据情况酌情扣分 | |
| | 10. 手闸曝光,曝光期间观察曝光指示灯是否正常 | 6分 | 未做扣6分 | |
| | 11. 曝光结束,记录摄影条件,预览图像,判断图像质量是否合格 | 6分 | 未做扣6分 | |
| 图像后处理及存储质量标准（10分） | 1. 在CR/DR系统中新建检查项目,录入被检者信息,选择检查部位、体位,点击"确认"键,进入曝光界面 | 2分 | 未做扣2分 | |
| | 2. CR系统用条码扫描仪对IP的条码窗进行信息读取。将扫描后的IP插入激光扫描仪,读取影像信息 | 2分 | 未做扣2分 | |
| | 3. 获得图像后,对图像进行后处理,调节亮度、剪裁、标记,并对多幅图像进行排版。影像显示能满足诊断学要求 | 2分 | 根据情况酌情扣分 | |
| | 4. 确认图像信息,存储、传输、打印照片 | 2分 | 未做扣2分 | |
| | 5. 退回至主界面,按顺序关机 | 2分 | 未做扣2分 | |

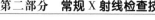

## 颈椎侧位摄影评分标准

| 项目总分 | 考核内容 | 分值 | 评分标准 | 得分 |
|---|---|---|---|---|
| 准备质量标准（20分） | 1. 详细阅读申请单,核对被检者姓名、性别、检查部位 | 6分 | 未核对者扣6分 | |
| | 2. 检查室温、空气湿度,接通设备电源、开机;观察电源电压是否正常 | 6分 | 缺一项扣1分 | |
| | 3. 检查接收器(FPD/IP)位置是否正确、打印机状态是否正常 | 4分 | 不符合要求每项扣2分 | |
| | 4. 去除被检者身上金属等高密度异物 | 4分 | 未做扣4分 | |
| 操作质量标准（70分） | 1. 移动 X 射线管,焦-片距离调整在120 cm | 7分 | 根据情况酌情扣分 | |
| | 2. 将 X 射线中心线对准床下滤线栅中心,调整照射野,将颈部中点置于 IR 中心 | 10分 | 根据情况酌情扣分 | |
| | 3. 录入被检者信息。录入被检者姓名、年龄、体重、病史等信息 | 3分 | 未做扣3分 | |
| | 4. 被检者摄影体位中点对准台面中线。叮嘱被检者曝光时保持体位静止不变 | 6分 | 一项未做扣3分 | |
| | 5. 被检者侧立于摄影架前,头颅正中矢状面平行于摄影架,头颅后仰使听鼻线平行于地面。双手及肩部尽量下垂,必要时可双手拎沙袋。平静呼吸下曝光 | 9分 | 一项未做扣3分 | |
| | 6. 中心线经第4颈椎(甲状软骨平面向上2 cm)颈部前后缘连线中点垂直射入 | 6分 | 根据情况酌情扣分 | |
| | 7. IR 上缘外耳郭高度 | 4分 | 根据情况酌情扣分 | |
| | 8. 对非照射部位进行射线防护 | 5分 | 未做扣5分 | |
| | 9. 设置曝光条件,管电压和管电流正确,也可选用自动控制曝光 | 8分 | 根据情况酌情扣分 | |
| | 10. 手闸曝光,曝光期间观察曝光指示灯是否正常 | 6分 | 未做扣6分 | |
| | 11. 曝光结束,记录摄影条件,预览图像,判断图像质量是否合格 | 6分 | 未做扣6分 | |

续表

| 项目总分 | 考核内容 | 分值 | 评分标准 | 得分 |
|---|---|---|---|---|
| 图像后处理及存储质量标准（10分） | 1. 在CR/DR系统中新建检查项目，录入被检者信息，选择检查部位、体位，点击"确认"键，进入曝光界面 | 2分 | 未做扣2分 | |
| | 2. CR系统用条码扫描仪对IP的条码窗进行信息读取。将扫描后的IP插入激光扫描仪，读取影像信息 | 2分 | 未做扣2分 | |
| | 3. 获得图像后，对图像进行后处理，调节亮度、剪裁、标记，并对多幅图像进行排版。影像显示能满足诊断学要求 | 2分 | 根据情况酌情扣分 | |
| | 4. 确认图像信息，存储、传输、打印照片 | 2分 | 未做扣2分 | |
| | 5. 退回至主界面，按顺序关机 | 2分 | 未做扣2分 | |

## 【知识拓展】

### 颈椎过伸、过屈位

颈椎过伸位就是颈椎尽量后仰，过屈位就是尽量向前弯曲颈椎，都属于颈椎功能位，主要是查看颈椎有无失稳性改变（图2-14-9）。

1. 体位设计：患者侧位坐于摄片架前两肩尽量下垂。过伸位：暗盒直放，颈部长轴与暗盒长轴平行，头部尽量向后仰，达到不能再往后仰为止。过屈位：暗盒横放，头尽量下垂，下颌贴近前胸部，使颈部长轴与暗盒长轴接近平行。

2. 中心线：对准第4颈椎与暗盒垂直。

3. 呼吸方式：深呼气后屏气。

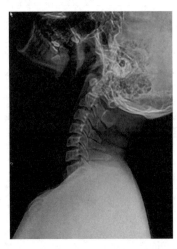 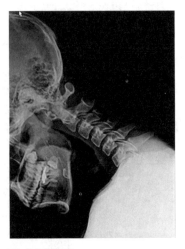

图2-14-9　颈椎过伸、过屈影像

## 【课后习题】

1. 颈椎张口位摄影,中心线经(　　)

    A. 上颌切牙咬合面中点　　　　　　　　B. 下颌切牙咬合面中点

    C. 上颌磨牙咬合面中点　　　　　　　　D. 下颌磨牙咬合面中点

    E. 上颌尖牙咬合面中点

2. 颈椎左前斜位摄影,观察的是(　　)

    A. 右侧椎间孔　　　　　　B. 左侧椎间孔　　　　　　C. 近片侧椎弓峡部

    D. 远片侧椎弓峡部　　　　E. 以上都能观察

3. 观察颈椎椎间孔病变,正确的摄影体位是(　　)

    A. 正位　　　　　　　　B. 侧位　　　　　　　　C. 斜位

    D. 过屈位　　　　　　　E. 颈椎侧位

4. 颈椎右后斜位摄影,观察的是(　　)

    A. 右侧椎间孔　　　　　　B. 左侧椎间孔　　　　　　C. 右侧横突孔

    D. 左侧横突孔　　　　　　E. 锥孔

5. 能显示第 1~7 颈椎正常生理曲度的摄影位置是(　　)

    A. 颈椎正位　　　　　　　B. 颈椎侧位　　　　　　　C. 颈椎后前斜位

    D. 颈椎过仰位　　　　　　E. 颈椎过屈位

6. 颈椎左、右斜位最适宜于检查哪种疾患(　　)

    A. 颈椎脱位　　　　　　　B. 颈椎病　　　　　　　　C. 颈椎结核

    D. 颈椎骨折　　　　　　　E. 以上都不是

7. 第 1~2 颈椎骨折或半脱位患者摄取什么像最好(　　)

    A. 常规颈椎正位　　　　　B. 颈椎左、右斜位　　　　C. 常规颈椎侧位

    D. 1~2 颈椎张口位　　　　E. 以上都不是

**参考答案:**

1. A　2. B　3. C　4. B　5. B　6. B　7. D

(崔军胜)

▶ **任务十五**

# 胸椎正位、胸椎侧位

【课前预习】

1. 自主学习:胸椎从上至下包括第 1 ~ 12 胸椎,胸椎椎体横切面呈心形(图 2-15-1),上段胸椎椎体形态接近颈椎,下段胸椎椎体形态接近腰椎,椎体侧后上缘与下缘各有上肋凹与下肋凹,上位椎体的下肋凹及下位椎体的上肋凹共同与肋头构成肋头关节,由胸椎横突肋凹与肋骨结节关节面组成肋横突关节。胸椎正面观:椎体呈方形,上位椎体较小,向下体积逐渐加大,胸段椎间盘较颈、腰段椎间盘薄自上而下厚度逐渐增加,椎间隙从上至下略有加宽。胸椎侧面观:由于胸椎的椎体和椎间盘的后部均较前部厚,故形成向后凸的生理性胸曲,胸曲凸向后方 20° ~ 40°,最凸处位于第 6 ~ 9 胸椎椎间隙较窄,一般为 2 ~ 6 mm,棘突较长,向斜后下方呈叠瓦片状排列(图 2-15-2)。

胸段椎管伴随脊柱胸曲形成凸向后的生理性弯曲,脊髓位于椎管内,其弯曲与椎管一致,在第 12 胸椎处形成腰骶膨大,然后迅速缩小为脊髓圆锥。脊髓的前后充满脑脊液。棘突间为棘间韧带,后方有棘上韧带附于棘突后缘。

第 1 ~ 10 胸椎前端借肋骨及肋软骨与胸骨相连,第 11 ~ 12 胸椎为游离肋,稳定性较差。在胸廓的保护作用下,整体活动范围较小。椎体和椎间盘的前、后方有前、后纵韧带固定,较少发生髓核脱出。胸椎损伤主要涉及骨、韧带、椎间盘等结构的损伤,常累及近旁脊髓神经。胸椎与颈椎、腰椎交界处为受力集中点,易发生椎间盘病变、黄韧带骨化等。临床中脊柱骨折的 90% 为第 11 胸椎 ~ 第 4 腰椎骨折,胸椎间盘突出中 70% 以上发生在胸腰段。

胸椎正、侧位 X 射线摄影主要用来观察胸椎的形态、曲度、骨质及椎旁软组织等,判断是否有骨折、骨质变化及椎间盘损伤。

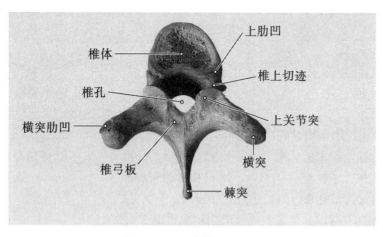

图 2-15-1 胸椎(上面观)

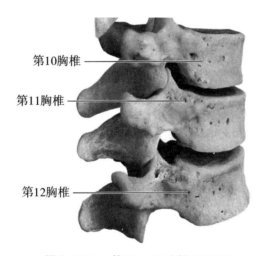

图 2-15-2 第 10~12 胸椎(侧面观)

2. 自我检测

(1)胸骨颈静脉切迹位于胸骨上缘的凹陷处,平第(    )胸椎下缘高度水平。

    A. 1                B. 2                C. 3

    D. 4                E. 5

(2)第(    )胸椎与肩胛骨下角水平,男性第(    )胸椎与两侧乳头连线水平,胸骨剑突末端与第(    )胸椎水平。

    A. 6                B. 7                C. 9

    D. 11

(3)胸椎椎间孔在(    )位能够清楚显示。(多选)

    A. 正位             B. 左侧位            C. 右侧位

    D. 斜位             E. 左前斜位

（4）胸骨角两侧与第2肋骨前端连接,平对气管分叉及第（　　　）胸椎椎体交界处。

  A.1、2      B.2、3      C.3、4

  D.4、5      E.5、6

（5）下列哪项组织在摄影时,不用滤线设备（　　　）

  A.骨盆      B.腹部      C.前臂

  D.腰椎      E.胸部

（6）胸椎正位影像质量的综合评价标准不包括（　　　）

  A.诊断学要求的标准  B.视觉美学的标准  C.体位显示标准

  D.成像技术标准    E.被检者剂量标准

（7）下列有关光电效应的叙述,错误的是（　　　）

  A.光电效应以光子击脱原子的内层轨道电子而发生

  B.光电效应的结果是,入射光子能量的一部分以散射光子释放

  C.光电效应可产生特征放射、光电子和正离子

  D.光电效应中,X射线光子能量全部给予了物质原子的壳层电子

  E.光电效应中产生的光电子的速度与光的频率有关,而与光强无关

参考答案:

（1）B （2）BAD （3）BC （4）D （5）C （6）B （7）B

3.根据检查申请单回答问题。

### ×××医院X射线检查申请单

申请科室:急诊科  执行科室:普放室  X射线号:××××××

| |
|---|
| 姓名:张××  性别:男  年龄:61岁  门诊号:×××××× |
| 项目:数字X射线摄影（DR） |
| 检查部位:胸椎 |
| 主诉:胸背痛2 h<br>病历摘要:2 h前从高处坠落,臀部着地,背部疼痛,躯干活动受限,无法起床,翻身时疼痛加剧。自发病以来,一般情况尚可,查体胸11、胸12、腰1棘突有明显压痛,大小便正常,下肢活动尚可。T 36.7 ℃,P 78次/min,BP 108/76 mmHg<br>临床诊断:考虑胸椎骨折<br>检查目的与要求:明确胸椎是否压缩形变,确定形变位置,判断是否存在椎间隙异常,椎间隙压缩是否超过50% |
| 重要告知:X射线、CT检查有辐射危险,婴幼儿请慎重检查,妊娠3个月内禁止检查<br>同意请签字:    联系方式:<br>申请医师:<br>申请日期: |

问题:

（1）根据以上X射线检查申请单信息,作为影像技师应选择哪种体位进行X射线检查?

（2）该项检查的检查目的和要求有哪些？

## 【知识目标】

1. 了解胸椎影像解剖结构,能准确辨认椎体、椎间隙的 X 射线影像。
2. 熟悉胸椎常见病变的影像诊断。
3. 掌握胸椎正位、胸椎侧位摄影流程及要点。

## 【能力目标】

1. 能熟练操作 X 射线检查设备,选择合适的摄影条件。
2. 能熟练按照胸椎摄影规程进行胸椎正位、胸椎侧位摄影。
3. 学会对图像进行后处理,获得符合诊断要求的影像,并结合临床说明上述体位 X 射线片在临床上的应用价值。

## 【素质目标】

1. 通过胸椎摄影系统、规范的标准操作,培养学生养成严谨认真的工作作风。
2. 在检查过程中能够注意射线防护,关爱患者,保护自己,培养良好的医德医风。
3. 培养学生实事求是的科学态度,以及分析问题、解决问题的能力,树立团队协作精神。

## 【实训目的】

1. 能正确且熟练使用 X 射线设备。
2. 掌握胸椎正位、胸椎侧位 X 射线摄影方法。
3. 能够正确对 X 射线照片进行质量评价,了解胸椎正位及胸椎侧位摄影的用途。

## 【实训步骤】

### （一）概述

1. 在带教指导老师的引导下,学生对胸椎正位、胸椎侧位的相关理论及胸椎解剖知识进行归纳、总结。
2. 在带教指导老师的指导睛,根据课前 X 射线检查申请单分组,学生分为检查者和被检者进行角色扮演。

启动设备:检查室温、空气湿度,接通总电源,打开 X 射线设备控制器电源,按下控制台开机按钮,接通电脑主机电源。打开工作站、报告打印机及胶片打印机。

启动系统:检查设备存储空间,确认 X 射线设备处于正常工作状态。输入用户名、密码登录应用软件系统。

被检者准备:①检查前指导被检者去除照射范围内的饰物(耳环、项链、手镯)、钥匙、药膏等,避免穿戴影响摄影的衣物。去除检查部位较厚的衣物,只保留一层棉质单衣即可。如有必要,可更换提前准备好的纯棉质衣物。②呼吸训练。对被检者进行呼吸训练,告知被检者听从指令进行呼吸及屏气。③叮嘱被检者曝光时保持体位静止不变。④除必要的陪护者外,被检者家属及其他候诊者一律等候于候诊区,不允许进入检查室。

### (二)胸椎正位摄影

1. 普通 X 射线摄影将标记好的铅字正贴于接收器边缘,并将其置于滤线栅下的托盘上。使用 CR 摄影系统时,选择 6 英寸×15 英寸或 7 英寸×17 英寸(1 英寸 = 2.54 cm)IP,将 IP 置于滤线栅下方的托盘上,沿身体长轴放置;使用 DR 摄影时确保平板探测器位于摄影床下方。

2. 录入被检者信息。①仔细阅读申请单,了解被检者的基本情况,数字 X 射线摄影时做好被检者基本信息录入工作。登记被检者信息:打开 Patient List 界面,点击"+"图标,添加新病例。依次输入被检者信息:ID(检查号)、Last Name(姓名)、Sex(性别)、Age(年龄)、Weight(体重)等,点击"确定"。

3. 被检者仰卧于摄影床上,身体长轴与摄影床长轴平行,正中矢状面与床面垂直并与床正中线重合;两手臂上举或放于身旁,双足踏于床面,髋关节、膝关节屈曲,或双下肢伸直;IR 上缘包括第 7 颈椎,下缘包括第 1 腰椎,对非照射部位进行射线防护。

4. 调节摄影距离和中心线,摄影距离一般为 90～100 cm,中心线经第 6 胸椎(男性为双侧乳头连线中点,女性为胸骨颈静脉切迹与剑突连线中点,即胸骨中点)垂直射入 IR 中心(图 2-15-3)。与被检者或家属进行交流沟通,安抚被检者情绪,嘱咐被检者配合检查,进行呼吸训练。

5. 再次核对被检者信息,选择投照部位,选择"胸部"图示,从列表中选择"胸椎正位"或"胸椎侧位"。设置曝光条件,管电压 80～100 kV,管电流 200 mA,也可选用自动控制曝光。呼吸方式为平静呼吸下屏气曝光。

6. 摆位结束后,关闭防护门,回到操作台,拿起曝光手闸,准备曝光。轻按手闸预备曝光,约 3 s 后指示灯亮起继续按下手闸,此时曝光指示灯亮起,可听到"滴"提示音,松开手闸,结束曝光。若还有其他部位,改变被检者体位后,再次曝光。曝光结束后,确认图像信息,对图像进行后处理,保存、上传图像信息并进行打印。完成后点击"Completed",退回"患者列表"。

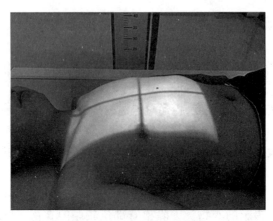

图 2-15-3　胸椎正位体位

7.CR 系统:将 IP 插入影像阅读处理器,读取图像信息;将采集到的 X 射线图像上传到后处理工作站进行图像后处理。

8.标准影像显示

(1)图像中脊柱呈正位像,棘突序列位于图像正中,两侧胸锁关节、肋骨椎弓根、横突对称投影于椎体两侧(图 2-15-4)。

(2)第 1~12 胸椎在图像正中显示,上包括第 7 胸椎,下包括第 1 腰椎。

(3)各椎体间椎间隙清晰显示,中段胸椎椎体上下缘呈单边显示。

(4)椎旁软组织影界限分明可辨。

(5)无明显伪影,图像层次丰富,对比度良好。

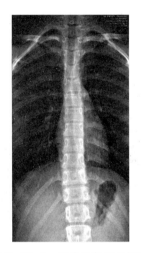

图 2-15-4　正常胸椎正位影像

9.根据临床要求进行图像后处理,突出、明确解剖结构。

(1)协调处理。调整图像对比度、窗宽窗位,突出有用信息,抑制干扰信息。

(2)空间频率处理。

(3)正确标记图像。对兴趣区进行标注,放置长度、角度测量标记,左/右标记。

(4)调整图像大小,放大缩小进行排版。将图像传输入 PACS 系统。

10.冲洗或打印照片,进行照片质量评价。

11.检查结束后,引导被检者起身下扫描床,并询问被检者拍摄过程中是否有不适,交代注意事项及取片时间,对被检者进行人文关怀。

12.外伤患者摄影时,应尽量避免移动患者,防止病情加重。可在保持 X 射线中心线、受检体、探测器三者相对位置不变的前提下选择合适体位。

**(三)胸椎侧位摄影**

1.普通 X 射线摄影:将标记好的铅字正贴于接收器边缘,并将其置于滤线栅下的托盘上。使用 CR 摄影系统时,选择 6 英寸×15 英寸或 7 英寸×17 英寸 IP,将 IP 置于滤线栅下方的托盘上,沿身体长轴放置;使用 DR 摄影时确保平板探测器位于摄影床下方。

2.录入被检者信息。录入被检者姓名、年龄、体重、病史等信息。

3. 被检者侧卧于摄影床上(常规取左侧卧位),身体长轴与摄影床长轴平行,冠状面与床面垂直;两手臂上举屈曲抱头,头枕于近床一侧上臂之上,胸椎棘突后缘距床面中线4 cm;双下肢屈曲保持身体平衡,两膝间和腰下可放棉垫支持,以保证脊柱长轴平行于床面,若腰部未放棉垫且脊柱长轴与床面不平行,可将中心线向头侧倾斜,倾角为5°~10°;IR 上缘包括第 7 颈椎,下缘包括第 1 腰椎,后侧缘应包括背部软组织,对非照射部位进行射线防护。

4. 调节摄影距离和中心线,摄影距离一般为 90~100 cm,中心线经第 7 胸椎水平(肩胛骨下角连线)垂直入射(图 2-15-5)。

5. 再次核对患者信息,选择检查部位:胸椎侧位。设置曝光条件:管电压 80~100 kV,管电流 200 mA,也可选用自动控制曝光。呼吸方式为深吸气后屏气曝光。

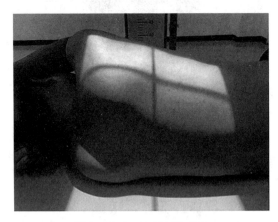

**图 2-15-5　胸椎侧位体位**

6. CR 系统:将 IP 插入影像阅读处理器,读取图像信息;将采集到的 X 射线图像上传到后处理工作站进行图像后处理。

7. 标准影像显示

(1)图像中脊柱呈侧位像,第 4~12 胸椎位于图像正中,曲度呈后凸状,不与肱骨重叠(图 2-15-6)。

(2)上包括第 7 胸椎,下包括第 1 腰椎。

(3)椎体各缘呈切线位显示,无双边影;椎体、椎间隙及椎间孔清晰可辨,第 1、2 胸椎与肩部组织重叠,膈顶上下面胸椎与腹部组织重叠。

(4)肺野密度均匀与椎体对比适中。

(5)无明显伪影。图像层次丰富,对比度良好。

8. 根据临床要求进行图像后处理,突出、明确解剖结构。

(1)协调处理。调整图像对比度,窗宽窗位,突出有用信息,抑制干扰信息。

(2)空间频率处理。

(3)正确标记图像。对兴趣区进行标注,放置长度、角度测量标记,左/右标记。

(4)调整图像大小,放大缩小进行排版。将图像传输入 PACS 系统。

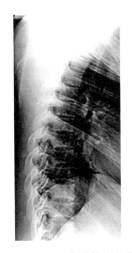

**图 2-15-6　正常胸椎侧位影像**

9.冲洗或打印照片,评价照片质量。

10.外伤患者摄影时,应尽量避免移动患者,防止病情加重。可在保持 X 射线中心线、受检体、探测器三者相对位置不变的前提下选择合适体位。

**(四)检查注意事项**

1.婴幼儿及不合作被检者应尽可能减少曝光时间。

2.体厚超过 15 cm 或管电压超过 60 kV 时,应使用滤线栅。

3.在不影像图像诊断的情况下尽量减小照射野。

4.尽量采用高电压、低电流、厚过滤,以减少射线剂量。

要求熟练掌握胸椎正位、胸椎侧位的体位设计、摄影参数、中心线位置、呼吸方式及影像质量控制等。

## 【实训记录】

实训记录见表 2-15-1。

**表 2-15-1　实训记录**

| 摄影体位 | 焦点大小 | 管电压/kV | 管电流/mA | 曝光时间/s | FFD/cm | 滤线栅(有/无) |
|---|---|---|---|---|---|---|
| 胸椎正位 | | | | | | |
| 胸椎侧位 | | | | | | |

## 【实训讨论】

1.胸椎正位和胸椎侧位 X 射线摄影,体位设计要点分别是什么?

2.胸部摄影时,为什么要平静呼吸后屏气曝光?

3. 申请单中的被检者摄影体位 X 射线照片主要观察什么内容?

【实训视频】

胸椎正位摄影体位

胸椎侧位摄影体位

【评分标准】

胸椎正位摄影评分标准

| 项目总分 | 考核内容 | 分值 | 评分标准 | 得分 |
|---|---|---|---|---|
| 准备质量标准<br>（20分） | 1. 详细阅读申请单,核对被检者姓名、性别、检查部位 | 6分 | 未核对者扣6分 | |
| | 2. 检查室温、空气湿度,接通设备电源、开机;观察电源电压是否正常 | 6分 | 缺一项扣1分 | |
| | 3. 检查接收器（FPD/IP）位置是否正确、打印机状态是否正常 | 4分 | 不符合要求每项扣2分 | |
| | 4. 去除被检者身上金属等高密度异物 | 4分 | 未做扣4分 | |
| 操作质量标准<br>（70分） | 1. 移动 X 射线管,焦 – 片距离调整在 120 cm | 7分 | 根据情况酌情扣分 | |
| | 2. 将 X 射线中心线对准床下滤线栅中心,调整照射野,将第6胸椎置于 IR 中心 | 10分 | 根据情况酌情扣分 | |
| | 3. 录入被检者信息。录入被检者姓名、年龄、体重、病史等信息 | 3分 | 未做扣3分 | |
| | 4. 被检者摄影体位中点对准台面中线。叮嘱被检者曝光时保持体位静止不变 | 6分 | 一项未做扣3分 | |
| | 5. 被检者仰卧于摄影床上,身体长轴与摄影床长轴平行,正中矢状面与床面垂直并与床正中线重合;两手臂上举或放于身旁,双足踏于床面,髋关节、膝关节屈曲,或双下肢伸直。平静呼吸下屏气曝光 | 9分 | 一项未做扣3分 | |

续表

| 项目总分 | 考核内容 | 分值 | 评分标准 | 得分 |
|---|---|---|---|---|
| 操作质量标准（70分） | 6. 中心线经第6胸椎（男性为双侧乳头连线中点，女性为胸骨颈静脉切迹与剑突连线中点，即胸骨中点）垂直射入 IR 中心 | 6分 | 根据情况酌情扣分 | |
| | 7. IR 上缘包括第7颈椎，下缘包括第1腰椎 | 4分 | 根据情况酌情扣分 | |
| | 8. 对非照射部位进行射线防护 | 5分 | 未做扣5分 | |
| | 9. 设置曝光条件，管电压和管电流正确，也可选用自动控制曝光 | 8分 | 根据情况酌情扣分 | |
| | 10. 手闸曝光，曝光期间观察曝光指示灯是否正常 | 6分 | 未做扣6分 | |
| | 11. 曝光结束，记录摄影条件，预览图像，判断图像质量是否合格 | 6分 | 未做扣6分 | |
| 图像后处理及存储质量标准（10分） | 1. 在 CR/DR 系统中新建检查项目，录入被检者信息，选择检查部位、体位，点击"确认"键，进入曝光界面 | 2分 | 未做扣2分 | |
| | 2. CR 系统用条码扫描仪对 IP 的条码窗进行信息读取。将扫描后的 IP 插入激光扫描仪，读取影像信息 | 2分 | 未做扣2分 | |
| | 3. 获得图像后，对图像进行后处理，调节亮度、剪裁、标记，并对多幅图像进行排版。影像显示能满足诊断学要求 | 2分 | 根据情况酌情扣分 | |
| | 4. 确认图像信息，存储、传输、打印照片 | 2分 | 未做扣2分 | |
| | 5. 退回至主界面，按顺序关机 | 2分 | 未做扣2分 | |

### 胸椎侧位摄影评分标准

| 项目总分 | 考核内容 | 分值 | 评分标准 | 得分 |
|---|---|---|---|---|
| 准备质量标准（20分） | 1. 详细阅读申请单，核对被检者姓名、性别、检查部位 | 6分 | 未核对者扣6分 | |
| | 2. 检查室温、空气湿度，接通设备电源、开机；观察电源电压是否正常 | 6分 | 缺一项扣1分 | |
| | 3. 检查接收器（FPD/IP）位置是否正确、打印机状态是否正常 | 4分 | 不符合要求每项扣2分 | |
| | 4. 去除被检者身上金属等高密度异物 | 4分 | 未做扣4分 | |

续表

| 项目总分 | 考核内容 | 分值 | 评分标准 | 得分 |
|---|---|---|---|---|
| 操作质量标准（70分） | 1. 移动 X 射线管,焦－片距离调整在 120 cm | 7分 | 根据情况酌情扣分 | |
| | 2. 将 X 射线中心线对准床下滤线栅中心,调整照射野,将第 7 胸椎置于照射野中心 | 10分 | 根据情况酌情扣分 | |
| | 3. 录入被检者信息。录入被检者姓名、年龄、体重、病史等信息 | 3分 | 未做扣 3 分 | |
| | 4. 被检者摄影体位中点对准台面中线。叮嘱被检者曝光时保持体位静止不变 | 6分 | 一项未做扣 3 分 | |
| | 5. 被检者侧卧于摄影床上(常规取左侧卧位),身体长轴与摄影床长轴平行,冠状面与床面垂直;两手臂上举屈曲抱头,头枕于近床一侧上臂之上,胸椎棘突后缘距床面中线 4 cm;双下肢屈曲保持身体平衡,两膝间和腰下可放棉垫支持,以保证脊柱长轴平行于床面,若腰部未放棉垫且脊柱长轴与床面不平行,可将中心线向头侧倾斜,倾角为 5°～10°。平静呼吸下屏气曝光 | 9分 | 一项未做扣 3 分 | |
| | 6. 中心线经第 7 胸椎水平(肩胛骨下角连线)垂直射入 IR 中心 | 6分 | 根据情况酌情扣分 | |
| | 7. IR 上缘包括第 7 颈椎,下缘包括第 1 腰椎 | 4分 | 根据情况酌情扣分 | |
| | 8. 对非照射部位进行射线防护 | 5分 | 未做扣 5 分 | |
| | 9. 设置曝光条件,管电压和管电流正确,也可选用自动控制曝光 | 8分 | 根据情况酌情扣分 | |
| | 10. 手闸曝光,曝光期间观察曝光指示灯是否正常 | 6分 | 未做扣 6 分 | |
| | 11. 曝光结束,记录摄影条件,预览图像,判断图像质量是否合格 | 6分 | 未做扣 6 分 | |

续表

| 项目总分 | 考核内容 | 分值 | 评分标准 | 得分 |
|---|---|---|---|---|
| 图像后处理及存储质量标准（10分） | 1. 在 CR/DR 系统中新建检查项目，录入被检者信息，选择检查部位、体位，点击"确认"键，进入曝光界面 | 2分 | 未做扣2分 | |
| | 2. CR 系统用条码扫描仪对 IP 的条码窗进行信息读取。将扫描后的 IP 插入激光扫描仪，读取影像信息 | 2分 | 未做扣2分 | |
| | 3. 获得图像后，对图像进行后处理，调节亮度、剪裁、标记，并对多幅图像进行排版。影像显示能满足诊断学要求 | 2分 | 根据情况酌情扣分 | |
| | 4. 确认图像信息，存储、传输、打印照片 | 2分 | 未做扣2分 | |
| | 5. 退回至主界面，按顺序关机 | 2分 | 未做扣2分 | |

# 【知识拓展】

## （一）胸腰椎损伤分型及评分系统

胸腰椎损伤分型及评分系统（thoracolumbar injury classification and severity score，TLICS）由美国脊柱创伤研究学组提出，作为一种判断损伤严重程度的标准，可指导治疗。具体标准如下。

（1）骨折的形态表现：压缩性骨折 1 分；爆裂性骨折 2 分；旋转型骨折 3 分；牵张性骨折 4 分。若有重复，取最高分。

（2）椎体后方韧带复合结构的完整性：完整者 0 分；完全断裂者 3 分；不完全断裂者 2 分。

（3）患者的神经功能状态：无神经损害者 0 分；完全性脊髓损伤者 2 分；不完全损伤者或马尾综合征者 3 分。

各项分值相加即为 TLICS 总评分。该系统建议大于或等于 5 分者考虑手术治疗，等于 4 分者可选择手术或非手术治疗，小于或等于 3 分者考虑非手术治疗。

## （二）量子噪声

X 射线照片的噪声包括量子噪声、光和电子噪声、生理噪声等。人们所看到的 X 射线照片斑点，通常被认为主要是由 X 射线量子噪声形成，因此，量子噪声也常常被称为量子斑点，是 X 射线量子的统计涨落在照片上记录的反映。X 射线量子冲击到某种介质的受光面时，会在空间和时间上随机分布，就像雨点一样随机地分布在图像表面上。当 X 射线量子数很少时，不同位置的单位面积里的量子数就会不同，即造成图像的"模糊感"。当 X 射线量子数无限多时，单位面积内的量子数近似相等。

在 X 射线摄影中，量子噪声与检测器检测到的光子数量成反比，即越多的光子被俘房,相对的量子噪声就越小,图像看上去就越平滑,对细节的可见度越高。因此,当照射剂量增加时,接收器接收到的光子数量增加,量子噪声占比减少,图像信噪比增加;或者当影像接收器的接收效率增加时,量子噪声减少。以上两种方法的区别为:前者是以增加患者受照剂量为代价来达到降低噪声的目的,而后者不会提高患者的受照剂量。

量子噪声是无法避免的,在选择曝光时,既要控制图像噪声,也要兼顾曝光剂量。基本原则是在不影像诊断的前提下,选择较小的 X 射线剂量。这样一来,既减少了患者和医务人员的辐射,又保护了 X 射线球管、发生器等设备。而当我们需要对比细小的组织时,就需要在 X 射线设备容许的范围内,选择较大的曝光剂量,以降低噪声,提高细小组织的可见度。

## 【课后习题】

1.胸椎侧位摄片时,棘突后缘至于床面中线外( )cm 处。

  A. 2          B. 3

  C. 4          D. 10

2.X 射线在医学上利用的原理中不包括( )

  A. 利用其穿透性进行 X 射线检查   B. 利用其荧光作用进行透视检查

  C. 利用其电离作用进行 CT 扫描   D. 以上都不是

3.男性双乳头连线相当于下列哪个椎体( )

  A. 第 3 胸椎        B. 第 4 胸椎

  C. 第 5 胸椎        D. 第 6 胸椎

4.下列哪项不属于人体标准解剖学姿势内容( )

  A. 人体直立        B. 两眼平视正前方

  C. 足尖向前        D. 上肢下垂、手心向后

5.胸椎侧位体位设计时,下列哪项是错误的( )

  A. 中心线对第 4 胸椎垂直射入   B. 身体冠状面与床面垂直

  C. 棘突后缘置于台中线外约 4 cm 处   D. 暗盒下缘包括第 1 腰椎

6.拍摄胸椎正位时,摄影距离是指( )

  A. 焦点至人体腹侧的距     B. 焦点至床面的距离

  C. 焦点至人体冠状面的垂直距离   D. 焦点至胸椎的距离

参考答案:

1. C  2. C  3. D  4. D  5. A  6. B

(闫 悦)

▶ **任务十六**

# 腰椎正位、腰椎侧位、腰椎双斜位

【课前预习】

1. 自主学习:腰椎自上而下包括 $L_1 \sim L_5$。腰椎正面观:椎体呈方形,椎体粗壮,横断面呈肾形。上位椎体较小,向下体积逐渐加大。上关节突后缘的卵圆形隆起称乳突。棘突宽短呈板状,水平伸向后方(图 2-16-1)。腰椎侧面观:腰曲凸向前方,椎间隙较宽,且自上而下增宽,$L_4 \sim L_5$ 间隙最宽,平片上 $L_5 \sim S_1$ 椎间隙可与 $L_4 \sim L_5$ 相同或略小于 $L_4 \sim L_5$,各椎间隙前后宽度可不相等;棘突呈板状,间隙较宽,向后延伸,各棘突的间隙较宽,临床上可于此做腰椎穿刺。椎孔呈卵圆形或三角形。上、下关节突粗大,关节面几乎呈矢状位。

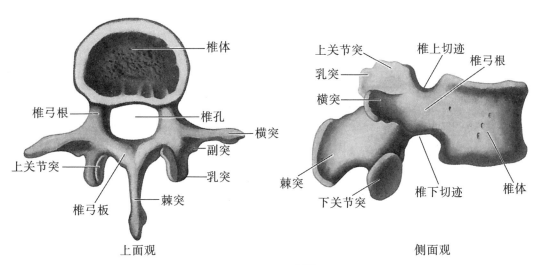

上面观　　　　　　　　　　　　　　侧面观

图 2-16-1　腰椎

X 射线应用于胸腰椎骨折临床诊断中,可清楚地显示胸腰椎椎体骨折,同时可较清晰地显示椎体具体形态、生理曲度、椎间隙等,还可较好地显示椎体滑脱、椎管连续性状况等。腰椎正位主要用于观察腰椎正位的骨质、形态、关节间隙及两侧软组织的情况。腰椎侧位主要用于观察腰椎侧位的骨质、形态、椎间隙、棘突、关节突等的情况。腰椎斜位主要用于观察腰椎椎弓峡部、上下关节突及其关节间隙、椎体和椎孔的情况。

胸腰段脊柱骨折往往主诉为下腰痛,单纯腰椎摄片会遗漏下胸椎骨折,因此必须注明摄片部位(包括下胸椎在内),通常要拍摄正、侧位两张照片,必要时加拍斜位片,在斜位片上则可以看到有无椎弓峡部骨折。

2. 自我检测

(1)与肾门平对,位于剑突末端与肚脐连线中点,为第(　　)腰高椎度。

    A. 1　　　　　　　　B. 2　　　　　　　　C. 3

    D. 4　　　　　　　　E. 5

(2)与肋弓下缘,脐上 3 cm 水平,腰椎正位检查的中心线位置为第(　　)腰椎。

    A. 1　　　　　　　　B. 3　　　　　　　　C. 4

    D. 5　　　　　　　　E. 2

(3)成人脊柱结核好发于(　　)

    A. 颈椎　　　　　　　B. 胸椎　　　　　　　C. 腰椎

    D. 骶椎　　　　　　　E. 颈、胸椎

(4)第 4 腰椎与(　　)水平。(多选)

    A. 脐　　　　　　　　B. 髂嵴　　　　　　　C. 肾门

    D. 耻骨联合　　　　　E. 乳头

(5)关于腰椎正位体位显示标准,下列哪项是错误的(　　)

    A. 照片自上而下为腰1至腰5全部椎骨及两侧腰大肌

    B. 椎体序列清晰显示于照片正中

    C. 两侧横突、椎弓根对称显示

    D. 第3腰椎椎体各缘呈切线状显示,无双边影

    E. 椎间隙清晰可见

(6)不能表示 X 射线质的概念是(　　)

    A. 半值层　　　　　　B. X 射线管电压　　　C. 有效能量

    D. X 射线波长　　　　E. X 射线的不均等度

参考答案:

(1)A　(2)B　(3)C　(4)AB　(5)A　(6)E

3.根据检查申请单回答问题。

×××医院 X 射线检查申请单

申请科室:急诊科　　执行科室:普放室　　X 射线号:××××××

| |
|---|
| 姓名:张×× 　性别:男　 年龄:49 岁　 门诊号:×××××× |
| 项目:数字 X 射线摄影(DR) |
| 检查部位:腰椎 |
| 主诉:反复腰痛十余年,右下肢跛行 1 个月余<br>病历摘要:腰痛十余年,劳累时加剧,休息后缓解。1 个月前因过度劳动腰痛加剧,伴左下肢麻木、疼痛。非手术治疗效果不显著。体格检查示腰椎病理性前凸<br>临床诊断:怀疑腰椎滑脱<br>检查目的与要求:明确腰椎是否滑脱及滑脱位置,判断是否存在峡部裂隙 |
| 重要告知:X 射线、CT 检查有辐射危险,婴幼儿请慎重检查,妊娠 3 个月内禁止检查<br>同意请签字:　　　　联系方式:<br>申请医师:<br>申请日期: |

问题:

(1)根据以上 X 射线检查申请单信息,作为影像技师应选择哪种体位进行 X 射线检查?

(2)该项检查的检查目的和要求有哪些?

## 【知识目标】

1.了解腰椎影像解剖结构,能准确辨认椎体、椎间隙 X 射线影像。

2.熟悉腰椎常见病变的影像诊断。

3.掌握腰椎正位、腰椎侧位、腰椎斜位的摄影流程及要点。

## 【能力目标】

1.能熟练操作 X 射线检查设备,选择合适的摄影条件。

2.能熟练按照腰椎摄影规程进行腰椎正位、腰椎侧位及腰椎斜位摄影。

3.学会对图像进行后处理,获得符合诊断要求的影像,并结合临床说明上述体位 X 射线片在临床上的应用价值。

## 【素质目标】

1.通过腰椎摄影系统,规范的操作标准,培养学生养成严谨认真的工作作风。

2.在检查过程中能够注意射线防护,关爱患者,保护自己,培养良好的医德医风。

3.培养学生实事求是的科学态度,以及分析问题、解决问题的能力,树立团队协作精神。

## 【实训目的】

1. 能正确且熟练使用 X 射线设备。

2. 掌握腰椎正位、腰椎侧位 X 射线摄影方法。

3. 能够正确对 X 射线照片进行质量评价,了解腰椎正位、腰椎侧位及腰椎斜位的摄影目的。

## 【实训步骤】

### (一)概述

1. 在带教指导老师的引导下,学生对腰椎正位、腰椎侧位及腰椎斜位的相关理论及腰椎解剖知识进行归纳、总结。

2. 在带教指导老师的引导下,根据课前 X 射线检查申请单分组,学生分为检查者和被检者进行角色扮演。

启动设备:检查室温、空气湿度,接通总电源,打开 X 射线设备控制器电源,按下控制台开机按钮,接通电脑主机电源。打开工作站、报告打印机及胶片打印机。

启动系统:检查设备存储空间,确认 X 射线设备处于正常工作状态。输入用户名、密码登录应用软件系统。

被检者准备:①检查前指导被检者去除在照射野内的饰物(耳环/项链/手镯)、钥匙、药膏等,避免穿戴影响摄影操作的衣物。去除检查部位较厚的衣物,只保留一层棉质单衣即可。如有必要,可更换提前准备好的纯棉质衣物。②呼吸训练。对被检者进行呼吸训练,告知被检者听从指令进行呼吸及屏气。③叮嘱被检者曝光时保持体位静止不变。④除必要的陪护者外,被检者家属及其他候诊者一律等候于候诊区,不允许进入检查室。

### (二)腰椎正位摄影

1. 普通 X 射线摄影将标记好的铅字正贴于接收器边缘,并将其置于滤线栅下的托盘上。使用 CR 摄影系统时,选择 6 英寸×15 英寸或 7 英寸×17 英寸 IP,将 IP 置于滤线栅下方的托盘上,沿身体长轴放置;使用 DR 摄影时确保平板探测器位于摄影床下方。

2. 录入患者信息。①仔细阅读申请单,了解被检者的基本情况,数字 X 射线摄影时做好被检者基本信息录入工作。登记患者信息:打开 Patient List 界面,点击"+"图标,添加新病例。依次输入被检者信息:ID(检查号)、Last Name(姓名)、Sex(性别)、Age(年龄)、Weight(体重)等,点击"确定"。

3. 选择正确体位进行摆位。被检者仰卧于摄影床上,身体长轴与摄影床长轴平行,正中矢状面与床面垂直并与床正中线重合;两手臂上举抱头,双足踏于床面,髋关节、膝关节屈曲;IR 上缘包括第 12 胸椎,下缘包括骶骨,对非照射部位进行射线防护。安抚患者情绪,嘱咐患者配合检查,进行呼吸训练。

操作系统中选择投照部位,选择"胸部"图示,从列表中选择"腰椎正位""腰椎侧位"或"腰椎斜位"。调整摄影参数,选择合适的管电压、管电流进行摄影。

4. 调节摄影距离和中心线,摄影距离一般为 90～100 cm,中心线于两髂嵴连线中点

（脐）上方 3 cm 垂直射入 IR 中心（图 2-16-2）。

5.摆位结束后，关闭防护门，回到操作台，再次核对患者信息，选择检查部位：腰椎正位。设置曝光条件，管电压 80 ~ 100 kV，管电流 200 mA，也可选用自动控制曝光。呼吸方式为深呼气后屏气曝光。

拿起曝光手闸，准备曝光。轻按手闸预备曝光，约 3 s 后指示灯亮起继续按下手闸，此时曝光指示灯亮起，可听到"滴"提示音，松开手闸，结束曝光。若还有其他部位，改变患者体位后，再次曝光。曝光结束后，确认图像信息，对图像进行后处理，保存、上传图像信息并进行打印。完成后点击"Completed"，返回"患者列表"。

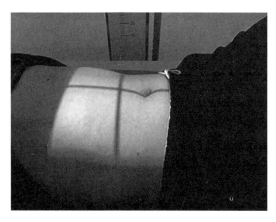

图 2-16-2 腰椎正位体位

6.CR 系统：将 IP 插入影像阅读处理器，读取图像信息；将采集到的 X 射线图像上传到后处理工作站进行图像后处理。

7.标准影像显示

（1）腰椎呈正位像，影像包括第 11 胸椎至第 2 骶椎椎骨及两侧腰大肌。第 1 ~ 5 腰椎清晰显示于图像正中，腰骶关节显示良好（图 2-16-3）。

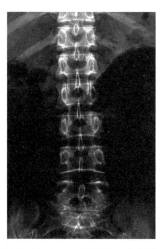

图 2-16-3 正常腰椎正位影像

（2）棘突序列位于椎体正中，每个锥体两侧可见卵圆形椎弓根，棘突呈对称显示。

（3）第3腰椎椎体各缘呈切线显示，无双边影，各椎间隙显示良好。

（4）椎体及附件骨小梁清晰，腰大肌影边界清晰锐利。

（5）无明显伪影。图像层次丰富，对比度良好。

（6）影像密度标准范围：第3腰椎横突中点1.1～1.3；第3、4椎间隙不与骨重叠处1.1～1.2；腰大肌（平行于第3、4椎间隙的腰大肌中点）1.4～1.6。

8.根据临床要求进行图像后处理，突出、明确解剖结构。

（1）协调处理。调整图像对比度、窗宽窗位，突出有用信息，抑制干扰信息。

（2）空间频率处理。

（3）正确标记图像。对兴趣区进行标注，放置长度、角度测量标记，左/右标记。

（4）调整图像大小，放大缩小进行排版。将图像传输入PACS系统。

9.冲洗或打印照片，进行照片质量评价。

10.外伤患者摄影时，应尽量避免移动患者，防止病情加重。可在保持中心线、受检体、探测器三者相对位置不变的前提下选择合适体位。

### （三）腰椎侧位摄影

1.普通X射线摄影：将标记好的铅字正贴于接收器边缘，并将其置于滤线栅下的托盘上。使用CR摄影系统时，选择6英寸×15英寸或7英寸×17英寸IP，将IP置于滤线栅下方的托盘上，沿身体长轴放置；DR摄影时确保平板探测器位于摄影床下方。

2.录入被检者信息。录入被检者姓名、年龄、体重、病史等信息。

3.被检者侧卧于摄影床上（常规取左侧卧位），身体长轴与摄影床长轴平行，冠状面与床面垂直；被检测紧贴探测器，双上肢臂屈曲置于胸前或上举抱头，头枕于近床一侧上臂之上，腰椎棘突后缘距探测器中线外约5 cm；双下肢屈曲保持身体平衡，腰细者腰下可放棉垫支持，以保证脊柱长轴平行于床面，若未放棉垫且脊柱长轴与床面不平行，可将中心线向足侧倾斜，倾斜角5°～10°；患者有腰段脊柱侧弯时，应使突出侧贴近探测器，最大限度减少椎体和椎间隙失真；IR上缘包括第12胸椎，下缘包括上部骶椎，后侧缘应包括背部软组织，对非照射部位进行射线防护。

4.调节摄影距离和中心线，摄影距离一般为90～100 cm，中心线经第3腰椎平面垂直射入探测器中心，使用滤线器（图2-16-4）。

5.再次核对被检者信息，选择检查部位：腰椎侧位。设置曝光条件：管电压80～100 kV，管电流200 mA，也可选用自动控制曝光。呼吸方式为深呼气后屏气曝光。

6.CR系统：将IP插入影像阅读处理器，读取图像信息；将采集到的X射线图像上传到后处理工作站进行图像后处理。

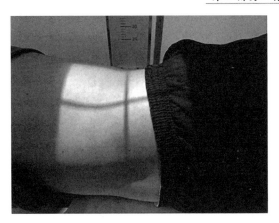

图 2-16-4　腰椎侧位体位

7. 标准影像显示

(1) 下部腰椎至上部骶椎椎骨及部分软组织清晰显示于图像正中,侧位显示,椎间关节、腰骶关节显示良好(图 2-16-5)。

(2) 椎体两侧完全重叠,无双边影,棘突显示良好。

(3) 椎弓根、椎间孔及邻近软组织清晰可见。

(4) 椎体骨皮质与骨小梁清晰可见。

(5) 无明显伪影。图像层次丰富,对比度良好。

(6) 影像密度标准范围:第 3 腰椎正中 1.1～1.3;第 3 腰椎棘突正中 2.0～2.2;第 3、4 椎间隙 1～1.4;腰骶关节中点 0.5～0.7。

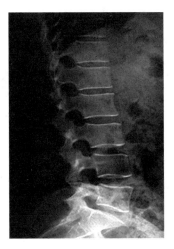

图 2-16-5　正常腰椎侧位影像

8. 根据临床要求进行图像后处理,突出、明确解剖结构。

(1) 协调处理。调整图像对比度、窗宽窗位,突出有用信息,抑制干扰信息。

(2) 空间频率处理。

（3）正确标记图像。对兴趣区进行标注,放置长度、角度测量标记,左/右标记。

（4）调整图像大小,放大缩小进行排版。将图像传输入 PACS 系统。

9.冲洗或打印照片,进行照片质量评价。

10.外伤患者摄影时,应尽量避免移动患者,防止病情加重。可在保持中心线、受检体、探测器三者相对位置不变的前提下选择合适体位。

### （四）腰椎双斜位摄影

1.普通 X 射线摄影:将标记好的铅字正贴于接收器边缘,并将其置于滤线栅下的托盘上。使用 CR 摄影系统时,选择6英寸×15英寸或7英寸×17英寸 IP,将 IP 置于滤线栅下方的托盘上,沿身体长轴放置;使用 DR 摄影时确保平板探测器位于摄影床下方。

2.录入被检者信息。录入被检者姓名、年龄、体重、病史等信息。

3.被检者取患侧卧位,腰椎序列长轴与床面长轴平行,然后使身体向后倾斜,保持冠状面与摄影床呈45°,用棉垫支撑头部、背部及臀部;被检侧靠近探测器,双上肢上举屈曲抱头,头枕于近床一侧上臂之上,腰椎棘突后缘垂直投影距床面中线约4 cm;近床侧下肢屈曲,远床侧伸直以保持身体平衡;IR 上缘至少包括第12胸椎,下缘包括上部骶椎,对非照射部位进行射线防护。

4.调节摄影距离和中心线,摄影距离一般为90~100 cm,中心线经第3腰椎水平(脐上3 cm)水平垂直射入探测器中心,使用滤线器(图2-16-6)。

5.再次核对被检者信息,选择检查部位:胸椎斜位。设置曝光条件:管电压80~100 kV,管电流200 mA,也可选用自动控制曝光。呼吸方式为深呼气后屏气曝光。

6.改变对侧体位,重复步骤3~4,进行双侧斜位摄影,方便对比观察。

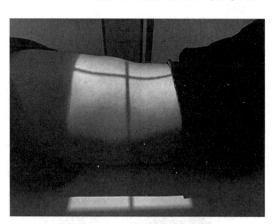

图 2-16-6　腰椎斜位体位

7.CR 系统:将 IP 插入影像阅读处理器,读取图像信息;将采集到的 X 射线图像上传到后处理工作站进行图像后处理。

8.标准影像显示

（1）腰椎呈斜位像,影像包括第11胸椎至第2骶椎椎骨及两侧腰大肌。第1~5腰椎清晰显示于图像正中,腰骶关节显示良好(图2-16-7)。

（2）近片侧椎弓根投影于椎体正中或前 1/3 处,椎间关节间隙呈切线位,投影于椎体后 1/3 处。呈"小狗状",近片侧为"头",横突投影为"狗嘴",椎弓根为"眼",上关节突为"耳","狗颈"则为近片侧的椎弓峡部,下关节突为"前足";远片侧的下关节突为"后足",横突为"尾";"耳"与"前足"间的空隙为近片侧的椎小关节间隙。

（3）第 3 腰椎椎体上下缘呈切线显示,无双边影,各椎间隙显示良好。

（4）与椎体相重叠的椎弓结构显示清晰锐利。

（5）无明显伪影。图像层次丰富,对比度良好。

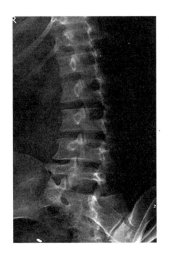

图 2-16-7　正常腰椎斜位影像

9. 根据临床要求进行图像后处理,突出、明确解剖结构。

（1）协调处理。调整图像对比度,窗宽窗位,突出有用信息,抑制干扰信息。

（2）空间频率处理。

（3）正确标记图像。对兴趣区进行标注,放置长度、角度测量标记,左/右标记。

（4）调整图像大小,放大缩小进行排版。将图像传输入 PACS 系统。

10. 冲洗或打印照片,进行照片质量评价。

11. 外伤患者摄影时,应尽量避免移动患者,防止病情加重。可在保持中心线、受检体、探测器三者相对位置不变的前提下选择合适体位。

检查结束后,引导患者离开。检查结束后,引导患者起身下摄影床,并询问患者拍摄过程中是否有不适,交代注意事项及取片时间,对患者进行人文关怀。要求熟练掌握腰椎正位、腰椎侧位的体位设计、摄影参数、中心线位置、呼吸方式及影像质量控制等。

**（五）检查注意事项**

1. 婴幼儿及不合作被检者应尽可能减少曝光时间。

2. 检查前与被检者或家属进行交流沟通。

3. 体厚超过 15 cm 或管电压超过 60 kV 时,应使用滤线栅。

4. 在不影像图像诊断的情况下尽量减小照射野。

5. 尽量采用高电压、低电流、厚过滤,以减少射线剂量。

## 【实训记录】

实训记录见表2-16-1。

表2-16-1　实训记录

| 摄影体位 | 焦点大小 | 管电压/kV | 管电流/mA | 曝光时间/s | FFD/cm | 滤线栅(有/无) |
|---|---|---|---|---|---|---|
| 腰椎正位 | | | | | | |
| 腰椎侧位 | | | | | | |
| 腰椎左斜位 | | | | | | |
| 腰椎右斜位 | | | | | | |

## 【实训讨论】

1.腰椎正位摄影时,为什么要双足踏于床面?

2.腰椎摄影时,为什么要深呼气后屏气曝光?

3.申请单中的被检者摄影体位X射线照片主要观察什么内容?

## 【实训视频】

腰椎正位摄影体位

腰椎侧位摄影体位

腰椎斜位摄影体位

# 【评分标准】

## 腰椎正位摄影评分标准

| 项目总分 | 考核内容 | 分值 | 评分标准 | 得分 |
|---|---|---|---|---|
| 准备质量标准<br>（20分） | 1.详细阅读申请单,核对被检者姓名、性别、检查部位 | 6分 | 未核对者扣6分 | |
| | 2.检查室温、空气湿度,接通设备电源、开机;观察电源电压是否正常 | 6分 | 缺一项扣1分 | |
| | 3.检查接收器（FPD/IP）位置是否正确、打印机状态是否正常 | 4分 | 不符合要求每项扣2分 | |
| | 4.去除被检者身上金属等高密度异物 | 4分 | 未做扣4分 | |
| 操作质量标准<br>（70分） | 1.移动 X 射线管,焦-片距离调整在 90～100 cm 范围内 | 7分 | 根据情况酌情扣分 | |
| | 2.将 X 射线中心线对准床下滤线栅中心,调整照射野,将第3腰椎置于照射野中心 | 10分 | 根据情况酌情扣分 | |
| | 3.录入被检者信息。录入被检者姓名、年龄、体重、病史等信息 | 3分 | 未做扣3分 | |
| | 4.被检者摄影体位中点对准台面中线。叮嘱被检者曝光时保持体位静止不变 | 6分 | 一项未做扣3分 | |
| | 5.被检者仰卧于摄影床上,身体长轴与摄影床长轴平行,正中矢状面与床面垂直并与床正中线重合;两手臂上举抱头,双足踏于床面,髋关节、膝关节屈曲。深呼气后屏气曝光 | 9分 | 一项未做扣3分 | |
| | 6.中心线经第3腰椎水平（脐上 3 cm 处）垂直射入 IR 中心 | 6分 | 根据情况酌情扣分 | |
| | 7.IR 上缘包括第 12 胸椎,下缘包括骶骨 | 4分 | 根据情况酌情扣分 | |
| | 8.对非照射部位进行射线防护 | 5分 | 未做扣5分 | |
| | 9.设置曝光条件,管电压和管电流正确,也可选用自动控制曝光 | 8分 | 根据情况酌情扣分 | |
| | 10.手闸曝光,曝光期间观察曝光指示灯是否正常 | 6分 | 未做扣6分 | |
| | 11.曝光结束,记录摄影条件,预览图像,判断图像质量是否合格 | 6分 | 未做扣6分 | |

续表

| 项目总分 | 考核内容 | 分值 | 评分标准 | 得分 |
|---|---|---|---|---|
| 图像后处理及存储质量标准（10分） | 1. 在 CR/DR 系统中新建检查项目，录入被检者信息，选择检查部位、体位，点击"确认"键，进入曝光界面 | 2分 | 未做扣2分 | |
| | 2. CR 系统用条码扫描仪对 IP 的条码窗进行信息读取。将扫描后的 IP 插入激光扫描仪，读取影像信息 | 2分 | 未做扣2分 | |
| | 3. 获得图像后，对图像进行后处理，调节亮度、剪裁、标记，并对多幅图像进行排版。影像显示能满足诊断学要求 | 2分 | 根据情况酌情扣分 | |
| | 4. 确认图像信息，存储、传输、打印照片 | 2分 | 未做扣2分 | |
| | 5. 退回至主界面，按顺序关机 | 2分 | 未做扣2分 | |

### 腰椎侧位摄影评分标准

| 项目总分 | 考核内容 | 分值 | 评分标准 | 得分 |
|---|---|---|---|---|
| 准备质量标准（20分） | 1. 详细阅读申请单，核对被检者姓名、性别、检查部位 | 6分 | 未核对者扣6分 | |
| | 2. 检查室温、空气湿度，接通设备电源、开机；观察电源电压是否正常 | 6分 | 缺一项扣1分 | |
| | 3. 检查接收器（FPD/IP）位置是否正确、打印机状态是否正常 | 4分 | 不符合要求每项扣2分 | |
| | 4. 去除被检者身上金属等高密度异物 | 4分 | 未做扣4分 | |
| 操作质量标准（70分） | 1. 移动 X 射线管，焦-片距离调整在 90～100 cm 范围内 | 7分 | 根据情况酌情扣分 | |
| | 2. 将 X 射线中心线对准床下滤线栅中心，调整照射野，将第3腰椎置于照射野中心 | 10分 | 根据情况酌情扣分 | |
| | 3. 录入被检者信息。录入被检者姓名、年龄、体重、病史等信息 | 3分 | 未做扣3分 | |
| | 4. 被检者摄影体位中点对准台面中线。叮嘱被检者曝光时保持体位静止不变 | 6分 | 一项未做扣3分 | |

续表

| 项目总分 | 考核内容 | 分值 | 评分标准 | 得分 |
|---|---|---|---|---|
| 操作质量标准<br>（70 分） | 5. 被检者侧卧于摄影床上（常规取左侧卧位），身体长轴与摄影床长轴平行,冠状面与床面垂直;被检测紧贴探测器,双上肢臂屈曲置于胸前或上举抱头,头枕于近床一侧上臂之上,腰椎棘突后缘距探测器中线外约 5 cm;双下肢屈曲保持身体平衡,腰细者腰下可放棉垫支持,以保证脊柱长轴平行于床面,若未放棉垫且脊柱长轴与床面不平行,可将中心线向足侧倾斜,倾斜角 5°~10°。深呼气后屏气曝光 | 9 分 | 一项未做扣 3 分 | |
| | 6. 中心线经第 3 腰椎水平（约平髂嵴上 3 cm处）垂直射入 IR 中心 | 6 分 | 根据情况酌情扣分 | |
| | 7. IR 上缘包括第 12 胸椎,下缘包括骶骨 | 4 分 | 根据情况酌情扣分 | |
| | 8. 对非照射部位进行射线防护 | 5 分 | 未做扣 5 分 | |
| | 9. 设置曝光条件,管电压和管电流正确,也可选用自动控制曝光 | 8 分 | 根据情况酌情扣分 | |
| | 10. 手闸曝光,曝光期间观察曝光指示灯是否正常 | 6 分 | 未做扣 6 分 | |
| | 11. 曝光结束,记录摄影条件,预览图像,判断图像质量是否合格 | 6 分 | 未做扣 6 分 | |
| 图像后处理及存储质量标准<br>（10 分） | 1. 在 CR/DR 系统中新建检查项目,录入被检者信息,选择检查部位、体位,点击"确认"键,进入曝光界面 | 2 分 | 未做扣 2 分 | |
| | 2. CR 系统用条码扫描仪对 IP 的条码窗进行信息读取。将扫描后的 IP 插入激光扫描仪,读取影像信息 | 2 分 | 未做扣 2 分 | |
| | 3. 获得图像后,对图像进行后处理,调节亮度、剪裁、标记,并对多幅图像进行排版。影像显示能满足诊断学要求 | 2 分 | 根据情况酌情扣分 | |
| | 4. 确认图像信息,存储、传输、打印照片 | 2 分 | 未做扣 2 分 | |
| | 5. 退回至主界面,按顺序关机 | 2 分 | 未做扣 2 分 | |

# 【知识拓展】

## (一)腰椎滑脱与腰椎间盘突出

腰椎滑脱与腰椎间盘突出是两种完全不同的病理现象。

脊椎的前半部分,上下两个椎体之间,是依靠椎间盘、前纵韧带及后纵韧带连接的。而脊椎的后半部分,是由上方椎体的下关节突和下方椎体的上关节突构成关节突关节而连接的。上下关节突的狭窄部分,即为椎弓根峡部。当椎弓根峡部出现骨折或存在先天性椎弓根峡部裂时,就容易发生腰椎滑脱,即相邻的上下椎体之间出现相对滑动。

临床上腰椎滑脱使用的分度标准较多,如:

1. Meyerding 分度系统:Meyerding 分度系统是临床上最常用的方法。是在腰椎侧位 X 射线片上,将下位椎体上缘前后径分为 4 等分,Ⅰ度为上位椎体向前移位<1/4,Ⅱ度为1/4~1/2,Ⅲ度为1/2~3/4,Ⅳ度为>3/4者,与下位椎完全错开者为全滑脱。

2. Taillard 分度系统:Taillard 阐述了用上位椎体在下位椎体上滑脱的百分率来表示滑脱的量,即 Taillard 指数,这一方法在滑脱的定量上显得更为精确。并根据其百分比分为 5 级:一级 0~25%、二级 26%~50%、三级 51%~75%、四级 76%~100%、五级>100%。

腰椎滑脱也可由腰椎退行性改变、韧带松弛或肌无力而导致。腰斜位 X 射线照片可清楚显示峡部病变:正常的椎弓附件在斜位片呈"小狗状",椎弓根峡部裂时,峡部可见一带状裂隙,即"狗脖子戴项圈"征。

腰椎间盘突出症是较为常见的疾患之一,主要是因为腰椎间盘各部分(髓核、纤维环及软骨板),尤其是髓核,有不同程度的退行性改变,在外力因素的作用下,椎间盘的纤维环破裂,髓核组织从破裂之处突出。按照髓核突出的情况而分为膨出、突出及脱出。腰椎间盘膨出的情况是指髓核还在纤维环以内,纤维环并没有破裂,只是发生了膨胀,膨出的患者椎管间隙并没有发生太大的变化。椎间盘突出则是椎间盘突出于后方或椎管内,导致相邻脊神经根遭受刺激或压迫,从而产生腰部疼痛,一侧下肢或双下肢麻木、疼痛等一系列临床症状。好发部位为腰4、腰5 椎间盘及腰5、骶1 椎间盘,多见于 30~50 岁男性。随着年龄的增长,椎间盘会有不同程度的退变,若在外力作用下,椎间盘纤维环破坏,髓核脱出,即形成了椎间盘突出。X 射线检查:腰椎正、侧位片可见腰侧弯,相应椎间隙变窄、两侧不等宽、骨赘形成等。

因此,腰椎滑脱与腰椎间盘突出的区别,主要是二者发病位置不同:腰椎滑落为椎弓病变,椎间盘突出为椎间盘病变。

## (二)全脊柱 X 射线摄影

全脊柱 X 射线摄影是使用数字化 X 射线摄影设备对人体脊柱分次进行曝光,然后通过 PACS 系统自动拼接,将 2 幅或 3 幅图片拼接为一幅全新的全脊柱图片,以获得整个脊柱的图像信息。全脊柱 X 射线摄影能清晰、立体、全面显示脊柱整体解剖状况,还能进行解剖径线测量和角度测量,在工作站能够运用图像处理软件,调节窗宽、窗位,进行缩放,图像后处理技术应用成熟。除此之外,还具有检查时间较短,操作简单方便,X 射线剂量较低,费用相对较低等优点,患者容易配合,尤其对年龄较小、处于恢复期患者而言,所具效果更加明显。所拍摄数字图像密度均匀,灰度适宜,且无拼接伪影,可为临床医师手术治疗及保守治疗提供可靠的影像依据。

全脊柱 X 射线摄影的摄影体位包括正位、侧位、左侧弯位及右侧弯位,上述体位全部在站立状态下拍摄,具体方法如下。①正位:患者直立,背靠摄影架,挺胸抬头,两手自然下垂,平板探测器上缘超过外耳孔,下缘包括双髋。②侧位:患者双臂向前平举,以避免与脊柱重叠,IP 位置同前。③左侧弯位及右侧弯位:患者正位直立,双手抱头向左或向右极度侧弯。

曝光条件:脊柱正位管电压一般为 80~100 kV,管电流为 0.6~1.0 mA;侧位管电压在 90~110 kV,管电流为 1.0~2.0 mA,可根据患者的体型胖瘦改变曝光参数。曝光前叮嘱患者不能移动身体,要求屏气曝光。

全脊柱 X 射线摄影可观察脊柱的屈度和伸展运动、脊柱的侧弯运动与脊柱的整体关系,进一步了解颈区、胸区、腰区、骶区的关系,使临床医师能够全面了解脊柱各阶段侧弯、生理曲度、椎间关节连接的关系,从而使临床推拿医师找到手法施术的关键点。

全脊柱摄影操作简便,图像清晰,在临床脊柱病诊断中提供诊断的依据,是一种值得推广的放射诊断学方法。

# 【课后习题】

1. 腰椎正位,中心线应为( )

    A. 脐上 2 cm          B. 脐上 3 cm          C. 脐上 4 cm

    D. 脐上 5 cm          E. 以上都不是

2. 椎弓附件在照片中呈现"小狗状",可观察椎弓峡部病变的体位是( )

    A. 颈椎正位          B. 胸椎正位          C. 胸椎侧位

    D. 腰椎斜位          E. 腰椎正位

3. 关于滤线栅栅比的正确解释是( )

    A. 栅比为铅条高度与其宽度之比     B. 栅比为铅条宽度与其高度之比

    C. 栅比越大透过的散射线越少       D. 栅比为单位距离内铅条的数目

    E. 以上都不是

4. 消除散射线的最有效方法是( )

    A. 增加肢-片距         B. 减少曝光条件         C. 使用滤线栅

    D. 缩小照射野          E. 以上都不是

5. 腰椎斜位摄影时,身体冠状面与摄影床面成角度为( ),经第( )腰椎垂直射入。

    A.45°,3           B.15°,3           C.45°,4

    D.15°,4           E.45°,5

6. X 射线摄影中,使胶片产生灰雾的主要原因是( )

    A. 光核效应          B. 康普顿效应         C. 光电效应

    D. 相干散射          E. 以上都不是

7. 像素数量少、尺寸大,观察到原始图像的细节则(　　　);像素尺寸小,观察的图像
　细节就(　　　)

　　A. 少,少　　　　　　　　B. 多,多　　　　　　　　C. 少,多

　　D. 多,少　　　　　　　　E. 以上都不是

8. 脊柱结核好发于(　　　)

　　A. 颈椎　　　　　　　　　B. 胸椎　　　　　　　　　C. 腰椎

　　D. 尾椎　　　　　　　　　E. 以上都不是

9. CR经X射线照射后在影像板存留的信息为(　　　)

　　A. 数字图像　　　　　　　B. 模拟图像　　　　　　　C. 彩色图像

　　D. 黑白图像　　　　　　　E. 以上都不是

10. 不属于X射线机保护接地的是(　　　)

　　A. 机壳接地　　　　　　　B. 床体接地　　　　　　　C. 附件外壳接地

　　D. 高压次级中心点接地　　E. 以上都不是

**参考答案:**

1. B　2. D　3. C　4. C　5. A　6. B　7. C　8. B　9. B　10. D

(闫　悦)

## ▶ 任务十七

# 骶尾骨正位、骶尾骨侧位

## 【课前预习】

1.自主学习:成人骶骨由 5 块骶椎从 18～25 岁自下而上逐渐骨性融合而形成,呈倒置的三角形,由中间部分和两侧翼部组成。X 射线下,中间部分可见纵行致密阴影为椎骶棘突愈合后形成的骶中嵴,两侧翼部可见 4 条成对横行致密线影及 4 对透亮的骶孔影。翼部的耳状关节面与髂骨构成骶髂关节。骶骨具有明显的性别差异,男性长而窄;女性短而宽,它是为了适应女性分娩需要。人体直立时骶骨向前倾斜约45°。骶骨下端连接尾骨,18 岁后尾骨由 4 个尾椎组成,各尾椎间由软骨连接,30～40 岁才逐渐融合,除第 1 尾椎由椎体、尾骨角及外侧突组成外,余尾椎仅留椎体部分。

骶尾骨正位、侧位是骶尾骨 X 射线摄影常用的体位,骶尾骨正位主要用以观察骶骨和尾骨正位的骨质和形态等情况,如诊断外伤性骨折、小儿骶椎隐裂等疾病;骶尾骨侧位主要用于观察骶骨和尾骨侧位骨质情况,临床上多用于诊断骶尾椎外伤性骨折等疾病。

2.自我检测

(1)髂前上棘连线中点约平对第几骶椎水平高度(　　　)

    A.第 1 骶椎　　　　　　　　B.第 2 骶椎　　　　　　　　C.第 3 骶椎

    D.第 4 骶椎　　　　　　　　E.第 5 骶椎

(2)尾骨约平对(　　　)水平高度。

    A.耻骨联合上 2 cm　　　　　B.耻骨联合上 1 cm　　　　　C.耻骨联合

    D.耻骨联合下 1 cm　　　　　E.耻骨联合下 2 cm

(3)成人骶椎由几节椎体构成(　　　)

    A.2 节　　　　　　　　　　B.3 节　　　　　　　　　　C.4 节

    D.5 节　　　　　　　　　　E.6 节

（4）下列关于体表标志的组合,正确的是(　　　)(多选)

A.第3腰椎——脐上3 cm　　　　B.第4腰椎——脐上3 cm

C.第5颈椎——甲状软骨平面　　D.第11胸椎——剑突末端平面

E.尾骨——耻骨联合平面

**参考答案:**

（1）B　（2）C　（3）D　（4）ABCDE

3.根据检查申请单回答问题。

**×××医院X射线检查申请单**

申请科室:急诊科　　执行科室:普放室　　X射线号:×××××

| 姓名:王×× 　 性别:女 　 年龄:40岁 　 门诊号:×××××× |
|---|
| 项目:数字X射线摄影(DR) |
| 检查部位:骶尾骨正、侧位 |
| 主诉:骶尾部疼痛2 h余<br>病历摘要:2 h前不慎摔倒,臀部着地,继而骶尾部剧烈疼痛,拒按、拒坐<br>临床诊断:考虑骶尾骨骨折<br>检查目的与要求:怀疑骶尾骨骨折,明确是否有骨折,检查请包括全骶尾骨 |
| 重要告知:X射线、CT检查有辐射危险,婴幼儿请慎重检查,妊娠3个月内禁止检查<br>同意请签字:　　　　　联系方式:<br>申请医师:<br>申请日期: |

问题:

（1）根据以上X射线检查申请单信息,作为影像技师应如何进行骶尾椎正、侧位X射线检查?

（2）骶尾椎正侧位X射线检查的检查目的和要求有哪些?

## 【知识目标】

1.了解骶尾骨的影像解剖结构。

2.熟悉骶尾骨常见病变的影像诊断。

3.掌握骶尾骨正位、骶尾骨侧位的摄影流程及要点。

## 【能力目标】

1.能熟练及正确操作X射线检查设备,选择适合骶尾骨正、侧位的摄影条件。

2.能按照骶尾骨摄影规程进行骶椎骨正位、骶尾骨侧位摄影。

3.学会对所得图像进行后处理,获得符合诊断要求的影像。

## 【素质目标】

1. 通过骶尾骨正位、侧位摄影规程练习,培养学生养成严谨认真的工作作风,注意射线防护,关爱患者。

2. 通过学习骶尾骨正位、侧位摄影的操作标准,培养学生树立团队协作精神。

## 【实训目的】

1. 能正确且熟练使用 X 射线设备。

2. 掌握骶尾骨正位、侧位 X 射线摄影方法。

3. 能够正确对骶尾骨正位、侧位 X 射线照片进行质量评价、图像后处理及影像胶片的打印。

## 【实训步骤】

### (一)概述

1. 在带教指导老师的引导下,学生对骶尾骨正位、骶尾骨侧位的理论相关知识进行归纳、总结。

2. 在带教指导老师的指导下,根据课前 X 射线检查申请单分组,学生分为检查者和被检者进行角色扮演,掌握骶尾骨正位、骶尾骨侧位摄影目的、体位设计、中心线、呼吸方式及影像显示等知识点。

3. 检查前了解被检者的基本情况,数字 X 射线摄影时做好被检者基本信息录入工作。明确检查要求,与被检者或家属进行必要的交流沟通争取最佳配合,暴露被检部位(去除可能重叠在骶尾骨部的物品,如衣服拉链、扣、腰带等,必要时更衣),对于可能有肠道遮挡的被检者必要时要服泻药和做清洁肠道准备,做好被检者的安置工作。

### (二)骶尾骨仰卧正位摄影

1. 普通 X 射线摄影:将标记好的铅字正贴于接收器边缘,并将其置于滤线栅下的托盘上。使用 CR 摄影系统时把 IP 置于滤线栅下方的托盘上,使用 DR 摄影时把平板探测器置于摄影床下方。

2. 被检者仰卧在摄影床上,身体正中矢状面与床面垂直并与床中线重合;两手臂上举或置于身旁,双下肢伸直;IR 上缘包括第 4 腰椎,下缘包括耻骨联合;对非照射部位(如甲状腺、晶状体等)进行射线防护。

3. 调节摄影距离,摄影距离一般为 100 cm。调节中心线,中心线的射入方法根据摄影目的不同而简单地分为两种:考虑骶骨病变时,中心线向头端倾斜 15°~20°角,经耻骨联合上 3 cm 处斜行射入照射野中心;考虑尾骨病变时,中心线向足端倾斜 15°~20°角,经耻骨联合上 3 cm 处斜行射入照射野中心。

4. 选择合适的照射野,根据检查部位和被检者情况,照射野能全部容下被检部位即可。

5. 曝光条件:管电压75~80 kV、管电流100 mA、曝光时间0.3 s,也可选用自动控制曝光。呼吸方式为平静呼吸下曝光。

6. 影像显示:根据中心线倾斜角度的不同,分别显示骶骨和尾骨的正位影像,骶中嵴均置于影像正中,诸组成骨骨质显示清晰,骶孔左右对称。

7. 进行图像后处理、标记图像左右,CR和DR摄影把图像送入PACS系统,冲洗或打印照片,观察X射线照片显示部位及评价照片质量(图2-17-1、图2-17-2)。

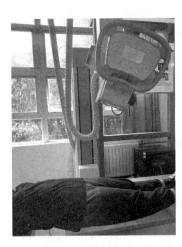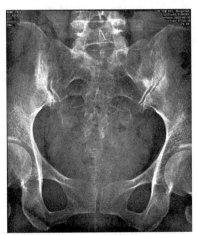

图2-17-1　骶骨仰卧正位体位及影像

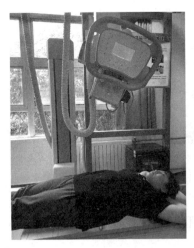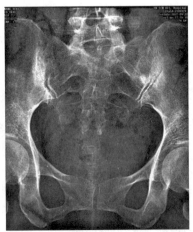

图2-17-2　尾骨仰卧正位体位及影像

**(三)骶尾骨侧位摄影**

1. 普通X射线摄影:将标记好的铅字反贴于接收器边缘,并将其置于滤线栅下的托盘上。使用CR摄影系统时把IP置于滤线栅下方的托盘上,使用DR摄影时把平板探测器位于摄影床下方。

2. 被检者侧卧在摄影床上,身体长轴与床面长轴保持平行,两臂上举抱头,或置于身体前方,双下肢屈曲以起到支撑身体的作用,使身体冠状面垂直于床面;臀宽腰细者,腰部可垫棉垫以支撑腰部,以使骶尾骨正中矢状面与床面保持平行;影像接收器上缘包括第 5 腰椎,下缘包括末节尾椎。对非照射部位进行射线防护。

3. 调节摄影距离和中心线,摄影距离一般为 75~100 cm,中心线经骶尾骨中点,即髂前上棘前下、后各约 8 cm 处或臀沟上缘垂直射入照射野中心。

4. 选择合适的照射野,根据检查部位和被检者情况,能全部容下被检部位即可。

5. 曝光条件:管电压 75~85 kV、管电流 100 mA、曝光时间 0.3 s,也可选用自动控制曝光。呼吸方式为平静呼吸下曝光。

6. 影像显示:骶尾骨侧位影像,诸骨骨质清晰,边界清楚;腰骶关节及骶尾关节间隙显示清晰。

7. 进行图像后处理、标记图像左右,CR 和 DR 摄影把图像送入 PACS 系统,冲洗或打印照片,观察 X 射线照片显示部位及评价照片质量(图 2-17-3)。

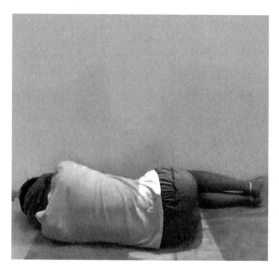
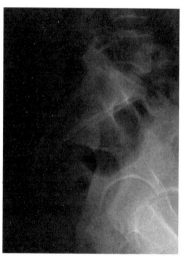

图 2-17-3　骶尾骨侧位体位及影像

## 【实训记录】

实训记录见表 2-17-1。

表 2-17-1　实训记录

| 摄影体位 | 焦点大小 | 管电压/kV | 管电流/mA | 曝光时间/s | FFD/cm | 滤线栅(有/无) |
|---|---|---|---|---|---|---|
| 骶尾骨仰卧正位 | | | | | | |
| 骶尾骨侧位 | | | | | | |

## 【实训讨论】

1. 骶尾骨正位和骶尾骨侧位 X 射线摄影,体位设计分别是什么?
2. 申请单中的被检者摄影体位 X 射线照片主要观察什么内容?
3. 在拍摄骶椎和尾椎时,中心线入射点和方向有什么相同和不同?

## 【实训视频】

骶骨仰卧正位摄影体位

尾骨仰卧正位摄影体位

骶尾骨侧位摄影体位

## 【评分标准】

### 骶尾骨仰卧正位摄影评分标准

| 项目总分 | 考核内容 | 分值 | 评分标准 | 得分 |
|---|---|---|---|---|
| 准备质量标准<br>(20 分) | 1.详细阅读申请单,核对被检者姓名、性别、检查部位 | 6 分 | 未核对者扣 6 分 | |
| | 2.检查室温、空气湿度,接通设备电源、开机;观察电源电压是否正常 | 6 分 | 缺一项扣 1 分 | |
| | 3.检查接收器(FPD/IP)位置是否正确、打印机状态是否正常 | 4 分 | 不符合要求每项扣 2 分 | |
| | 4.去除被检者身上金属等高密度异物 | 4 分 | 未做扣 4 分 | |

续表

| 项目总分 | 考核内容 | 分值 | 评分标准 | 得分 |
|---|---|---|---|---|
| 操作质量标准（70分） | 1.移动 X 射线管,焦-片距离调整在 100 cm 范围内 | 7分 | 根据情况酌情扣分 | |
| | 2.将 X 射线中心线对准床下滤线栅中心,调整照射野 | 10分 | 根据情况酌情扣分 | |
| | 3.录入被检者信息。录入被检者姓名、年龄、体重、病史等信息 | 3分 | 未做扣3分 | |
| | 4.被检者摄影体位中点对准台面中线。叮嘱被检者曝光时保持体位静止不变 | 6分 | 一项未做扣3分 | |
| | 5.被检者仰卧在摄影床上,身体正中矢状面与床面垂直并与床中线重合;两手臂上举或置于身旁,双下肢伸直。平静呼吸下曝光 | 9分 | 一项未做扣3分 | |
| | 6.考虑骶骨病变时,中心线向头端倾斜 15°~20°角,经耻骨联合上 3 cm 处斜行射入照射野中心;考虑尾骨病变时,中心线向足端倾斜 15°~20°角,经耻骨联合上 3 cm 处斜行射入 IR 中心 | 6分 | 根据情况酌情扣分 | |
| | 7.IR 上缘包括第4腰椎,下缘包括耻骨联合 | 4分 | 根据情况酌情扣分 | |
| | 8.对非照射部位进行射线防护 | 5分 | 未做扣5分 | |
| | 9.设置曝光条件,管电压和管电流正确,也可选用自动控制曝光 | 8分 | 根据情况酌情扣分 | |
| | 10.手闸曝光,曝光期间观察曝光指示灯是否正常 | 6分 | 未做扣6分 | |
| | 11.曝光结束,记录摄影条件,预览图像,判断图像质量是否合格 | 6分 | 未做扣6分 | |
| 图像后处理及存储质量标准（10分） | 1.在 CR/DR 系统中新建检查项目,录入被检者信息,选择检查部位、体位,点击"确认"键,进入曝光界面 | 2分 | 未做扣2分 | |
| | 2.CR 系统用条码扫描仪对 IP 的条码窗进行信息读取。将扫描后的 IP 插入激光扫描仪,读取影像信息 | 2分 | 未做扣2分 | |
| | 3.获得图像后,对图像进行后处理,调节亮度、剪裁、标记,并对多幅图像进行排版。影像显示能满足诊断学要求 | 2分 | 根据情况酌情扣分 | |
| | 4.确认图像信息,存储、传输、打印照片 | 2分 | 未做扣2分 | |
| | 5.退回至主界面,按顺序关机 | 2分 | 未做扣2分 | |

## 骶尾骨侧位摄影评分标准

| 项目总分 | 考核内容 | 分值 | 评分标准 | 得分 |
|---|---|---|---|---|
| 准备质量标准（20分） | 1. 详细阅读申请单，核对被检者姓名、性别、检查部位 | 6分 | 未核对者扣6分 | |
| | 2. 检查室温、空气湿度，接通设备电源、开机；观察电源电压是否正常 | 6分 | 缺一项扣1分 | |
| | 3. 检查接收器（FPD/IP）位置是否正确、打印机状态是否正常 | 4分 | 不符合要求每项扣2分 | |
| | 4. 去除被检者身上金属等高密度异物 | 4分 | 未做扣4分 | |
| 操作质量标准（70分） | 1. 移动X射线管，焦-片距离调整在75～100 cm范围内 | 7分 | 根据情况酌情扣分 | |
| | 2. 将X射线中心线对准床下滤线栅中心，调整照射野 | 10分 | 根据情况酌情扣分 | |
| | 3. 录入被检者信息。录入被检者姓名、年龄、体重、病史等信息 | 3分 | 未做扣3分 | |
| | 4. 被检者摄影体位中点对准台面中线。叮嘱被检者曝光时保持体位静止不变 | 6分 | 一项未做扣3分 | |
| | 5. 被检者侧卧在摄影床上，身体长轴与床面长轴保持平行，两臂上举抱头，或置于身体前方，双下肢屈曲以起到支撑身体的作用，使身体冠状面垂直于床面；臀宽腰细者，腰部可垫棉垫以支撑腰部，以使骶尾骨正中矢状面与床面保持平行；平静呼吸下曝光 | 9分 | 一项未做扣3分 | |
| | 6. 经骶尾骨中点，即髂前上棘前下、后各约8 cm处或臀沟上缘垂直射入IR中心 | 6分 | 根据情况酌情扣分 | |
| | 7. IR上缘包括第5腰椎，下缘包括末节尾椎 | 4分 | 根据情况酌情扣分 | |
| | 8. 对非照射部位进行射线防护 | 5分 | 未做扣5分 | |
| | 9. 设置曝光条件，管电压和管电流正确，也可选用自动控制曝光 | 8分 | 根据情况酌情扣分 | |
| | 10. 手闸曝光，曝光期间观察曝光指示灯是否正常 | 6分 | 未做扣6分 | |
| | 11. 曝光结束，记录摄影条件，预览图像，判断图像质量是否合格 | 6分 | 未做扣6分 | |

续表

| 项目总分 | 考核内容 | 分值 | 评分标准 | 得分 |
|---|---|---|---|---|
| 图像后处理及存储质量标准（10分） | 1. 在 CR/DR 系统中新建检查项目,录入被检者信息,选择检查部位、体位,点击"确认"键,进入曝光界面 | 2分 | 未做扣2分 | |
| | 2. CR 系统用条码扫描仪对 IP 的条码窗进行信息读取。将扫描后的 IP 插入激光扫描仪,读取影像信息 | 2分 | 未做扣2分 | |
| | 3. 获得图像后,对图像进行后处理,调节亮度、剪裁、标记,并对多幅图像进行排版。影像显示能满足诊断学要求 | 2分 | 根据情况酌情扣分 | |
| | 4. 确认图像信息,存储、传输、打印照片 | 2分 | 未做扣2分 | |
| | 5. 退回至主界面,按顺序关机 | 2分 | 未做扣2分 | |

## 【知识拓展】

### 腰骶关节正位

腰骶关节也是外伤时较容易受损的部位,所以临床上经常会用到此体位拍摄,用以观察腰骶关节的骨质情况及关节面的显示。

体位设计:被检者仰卧于摄影床上,两臂置于身旁,双下肢伸直并拢,身体正中矢状面垂直于床面并重合于 IR 中线;IR 上缘包括第 4 腰椎,下缘包括耻骨联合。

中心线:中心线向头端倾斜 15°~20°角,经两侧髂前上棘连线中点处射入。

呼吸方式:平静呼吸下曝光。

影像显示:显示腰骶关节面正位影像,关节面清晰显示正中,相邻椎体面影像无重叠,下部腰椎及骶骨上部也可显示(图 2-17-4)。

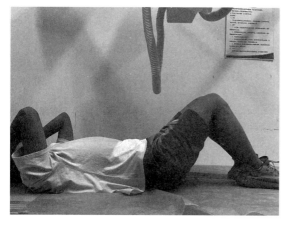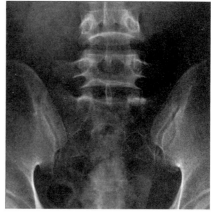

图 2-17-4　腰骶关节正位体位及影像

腰骶关节正位摄影体位

## 【课后习题】

1. 骶尾椎正位摄影的中心线(　　　)

　　A. 垂直投射　　　　　　　　B. 向头端倾斜 25°　　　　　C. 向头端倾斜 35°

　　D. 向足端倾斜 15°　　　　　E. 向足端倾斜 25°

2. 骶尾骨侧位片上不能显示的影像是(　　　)

　　A. 骶骨　　　　　　　　　　B. 尾骨　　　　　　　　　　C. 腰骶关节

　　D. 骶尾关节　　　　　　　　E. 髋关节

3. 关于骶尾椎侧位摄影,以下说法不正确的是(　　　)

　　A. 被检者侧卧在摄影床上　　　　　B. 影像接收器上缘包括第 5 腰椎

　　C. 影像收器下缘包括末节尾椎　　　D. 身体矢状面垂直于床面

　　E. 中心线经骶尾骨中点垂直射入

4. 下列组合,中心线选择正确的是(　　　)(多选)

　　A. 骶椎-向头端倾斜 15°~20°　　　　B. 尾椎-向足端倾斜 15°~20°

　　C. 骶椎-向足端倾斜 15°~20°　　　　D. 尾椎-向头端倾斜 15°~20°

　　E. 腰骶关节-向足端倾斜 15~20°

参考答案:

1. D　2. E　3. D　4. AB

（张艳霞）

# 骨盆前后位、骶髂关节前后位、骶髂关节前后斜位

【课前预习】

1.自主学习:骨盆是躯干与自由下肢骨之间的骨性成分,由双侧髋骨、骶(椎)骨、尾(椎)骨以骨组织间的骨连接构成。骨连接有双侧骶髂关节、腰骶关节、耻骨联合等。耻骨联合是两耻骨间的纤维软骨联接,由两侧耻骨的联合面借纤维软骨构成的耻骨间盘构成。骶髂关节位于骶骨与髂骨间,有宽厚的骶髂骨韧带连接,由骶骨和髂骨相对应的两个耳状面构成。骶尾关节活动性较大,分娩时可后移 2 cm,使骨盆出口径线增大。骨盆环是由骶骨岬、弓状线、耻骨梳、耻骨结节、耻骨联合上缘构成的稳定环形结构,有维持盆腔空间、保护盆腔器官、传导人体重力与支持力、运动等功能。

人体直立时,重力传递线为股骶弓,骨盆上口平面向前下倾斜,女性的倾斜度较男性稍大。女性骨盆是胎儿分娩出的产道,所以男女骨盆有着显著的差异。耻骨角是双侧耻骨下支在耻骨联合下缘所形成的夹角,女性角度为 90°~100°,男性为 70°~75°。人体坐位时,重力传递线为坐骶弓。

髋关节由髋臼与股骨头构成,属多轴的球窝关节。髋臼为髋骨外侧面中部的倒杯形深窝,面向外下方为一不完全的半球形窝。髋臼关节面为马蹄形或者半月形,也称为月状面,其上部较宽厚,前后部略窄薄。

由骶骨前缘骶骨岬向两侧,经髂骨弓状线、髂耻隆起、耻骨梳、耻骨结节、耻骨嵴到耻骨联合上缘做连线,以此为界线,可将骨盆分为上、下两部分。此分界线以上称大骨盆,分界线以下叫小骨盆。大骨盆又称假骨盆,其骨腔是主要为髂窝部,大骨盆参与围成腹腔。小骨盆又称真骨盆,其内腔即盆腔,其前界为耻骨及耻骨联合,两侧为髋骨的内侧面、闭孔膜及韧带,容纳输尿管、膀胱、尿道、直肠及女性子宫、卵巢、输卵管、阴道等组织器官。小骨盆侧壁上有坐骨大、小孔,骶(椎)骨、尾(椎)尾骨的前面为其后界,下方有盆膈和盆腔器官等。小骨盆有上、下两口,上口又称为入口即上述界线,下口又称为出口,封以盆膈,高低不平,呈菱形,其周界由前向后顺次为耻骨联合下缘、耻骨下支、坐骨下支、坐骨结节、骶结节韧带、尾骨尖。

骶髂关节由骶骨耳状关节面与髂骨耳状关节面相对而构成,在结构上属滑膜关节,其大小个体差异较大,即使在同一人两侧也不尽相同。骶骨耳状面在上位 3 个骶骨的外侧部,朝向后外,其前面较后面宽。髂骨耳状面朝向前内。相对的关节面之间间隙很小,关节面粗糙不平,此种结构有利于两关节面密切相嵌,使关节面稳定性进一步加强。骶骨关节面覆盖的透明软骨较厚,髂骨关节面透明软骨极薄,关节囊紧张,并有韧带进一步加强其稳固性,运动范围极小,主要是支持体重和缓冲从下肢或骨盆传来的冲击和震动。骶髂关节的摄影检查常用于骶髂关节炎症、外伤等病变的影像诊断与筛查,如骶髂关节炎患者的影像学检查(图 2-18-1)。

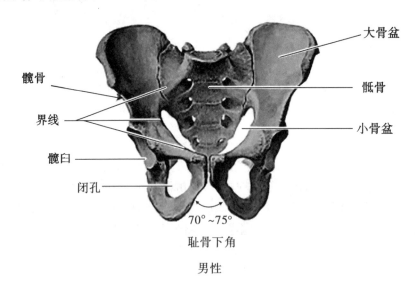

男性

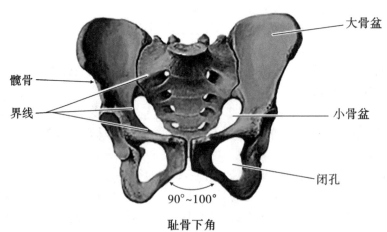

女性

图 2-18-1　骨盆

2. 自我检测

(1) 下列组合中,错误的是( 　 　 )

　 　 A. 骶髂关节前后位——中心线向头侧倾斜 15°

B. 骶髂关节斜位——人体矢状面倾斜 45°

C. 骶髂关节左后斜拉——显示右侧骶髂关节

D. 腰椎左后斜位——显示左侧椎间关节

E. 胸椎左后斜位——显示右侧椎间关节

（2）拍摄骨盆前后位时，双下肢应（　　　）

A. 伸直并稍外旋，双足跟靠拢　　　　B. 伸直并稍内旋，双足跟靠拢

C. 伸直并稍内旋，双足拇趾靠拢　　　D. 伸直并稍外旋，双足拇趾靠拢

E. 保持自然放松状态

（3）骨盆摄影距离最佳选择是（　　　）

A. 150 cm　　　　　　　　　B. 100 cm　　　　　　　　　C. 80 cm

D. 60 cm　　　　　　　　　　E. 50 cm

（4）骨盆的常规摄影位置是（　　　）

A. 前后位　　　　　　　　　B. 后前位　　　　　　　　　C. 侧位

D. 斜位　　　　　　　　　　E. 轴位

（5）关于骶髂关节前后位摄影，以下叙述错误的是（　　　）

A. 被检者仰卧于摄影床上，身体正中矢状面垂直于床面并与床面中线重合

B. 双下肢并拢，探测器上缘超出髂骨上缘，下缘包括耻骨联合

C. 中心线向足侧倾斜 20°~25°角，对准髂前上棘连线中点射入探测器

D. 两侧骶髂关节影像显示清晰

E. 双臂置于身旁或胸前

参考答案：

（1）B　　（2）C　　（3）B　　（4）A　　（5）C

3. 根据检查申请单回答问题。

**×××医院 X 射线检查申请单**

申请科室：急诊科　　　执行科室：普放室　　　X 射线号：×××××

| |
|---|
| 姓名：李××　　性别：男　　年龄：26 岁　　门诊号：×××××× |
| 项目：数字 X 射线摄影（DR） |
| 检查部位：骨盆前后位、骶髂关节前后位、骶髂关节前后斜位 |
| 主诉：骨盆、骶髂关节疼痛 1 h<br>病历摘要：外伤 1 h，骨盆、骶髂关节剧烈疼痛、肿胀、瘀斑，自发病以来，下肢活动困难、无法站立及行走，翻身时疼痛加剧。患者大便正常，尿急、尿痛、血尿。查体：T 36.6 ℃，P 76 次/min，BP 112/85 mmHg，骨盆挤压试验阳性，骨盆分离试验阳性 |
| 临床诊断：考虑骨盆、骶髂关节损伤 |
| 检查目的与要求：怀疑骨盆、骶髂关节损伤，明确是否有骨盆、骶髂关节损伤 |
| 重要告知：X 射线、CT 检查有辐射危险，婴幼儿请慎重检查，妊娠 3 个月内禁止检查<br>同意请签字：　　　　　　联系方式：<br>申请医师：<br>申请日期： |

问题：

(1)根据以上X射线检查申请单信息,作为影像技师应如何进行X射线检查?

(2)该项检查的检查目的和要求有哪些?

## 【知识目标】

1.掌握骨盆前后位、骶髂关节前后位、骶髂关节前后斜位摄影流程及体位设计要点。

2.熟悉骨盆、骶髂关节常见病变的影像诊断。

3.了解骨盆、骶髂关节影像解剖结构。

## 【能力目标】

1.能独立正确地操作X射线检查设备,选择合适的骨盆、骶髂关节摄影条件。

2.能按照骨盆、骶髂关节摄影规程规范地进行骨盆前后位、骶髂关节前后位、骶髂关节前后斜位摄影。

3.学会对图像进行后处理,获得符合诊断要求的影像。

## 【素质目标】

1.通过骨盆、骶髂关节摄影规程练习,培养学生养成严谨认真的工作作风,注意射线防护,关爱患者。

2.通过学习骨盆、骶髂关节摄影的操作标准,培养学生树立团队协作精神。

3.在进行操作中,爱护仪器设备。

## 【实训目的】

1.能正确且熟练使用X射线设备。

2.掌握骨盆前后位、骶髂关节前后位、骶髂关节前后斜位X射线摄影方法、准备工作、注意事项等。

3.能够正确对X射线照片进行质量评价。

## 【实训步骤】

### (一)概述

1.在带教指导老师的引导下,学生对骨盆前后位、骶髂关节前后位、骶髂关节前后斜位的理论相关知识进行归纳、总结。

2.在带教指导老师的指导下,根据课前X射线检查申请单分组,学生分为检查者和被检者进行角色扮演,按照体位摄影理论的要求,由对被检者进行体位设计。

3.设备准备(以DR系统为例)

(1)启动设备:检查室温及空气湿度;接通总电源,打开X射线设备控制器电源,按下控制台开机按钮,接通电脑主机电源。打开工作站、报告打印机及胶片打印机。

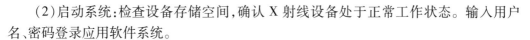

（2）启动系统：检查设备存储空间，确认 X 射线设备处于正常工作状态。输入用户名、密码登录应用软件系统。

4. 患者准备

（1）检查前指导被检者去除身上携带的在照射野内的高密度物品，如腰带、钥匙、拉链、纽扣、挂钩、药膏等，避免穿着影响检查的衣物。去除检查部位较厚的衣物，只保留一层棉质单衣即可。如有必要，可更换提前准备好的纯棉质衣物。若被检者无自主意识或不能配合本次检查，应与被检者或家属进行必要的交流沟通，争取最佳配合，暴露被检部位。

（2）呼吸训练。对被检者进行呼吸训练，告知被检者听从指令进行呼吸及屏气。

（3）叮嘱被检者曝光时保持体位静止不变。

（4）除必要的陪护外，被检者家属及其他候诊者一律等候于候诊区，不允许进入检查室。

（5）注意保护被检者个人隐私。

5. 检查步骤

（1）仔细阅读申请单，并核对被检者基本信息，明确被检者的本次检查部位。

（2）登记被检者信息。进行数字 X 射线摄影（DR）时，若被检者已在登记分诊处进行信息登记，则可直接打开"患者列表"界面，选中被检者，进入摄影检查操作界面。若被检者为紧急急诊患者，则应尽快做好被检者基本信息录入工作，病情危重时也可先行简要登记，再稍后补充完整。打开"患者列表"界面，点击"添加新病例"图标。依次输入被检者的检查号、姓名、性别、年龄等信息。点击"确定"。

（3）明确检查部位。选择投照部位，选择"下肢"图标，从列表中选择"骨盆前后位""骶髂关节前后位"或"骶髂关节前后斜位"，选择正确体位进行摆位。

（4）安抚患者情绪，嘱咐患者配合检查，进行呼吸训练。

（5）调整摄影参数。调整照射野、选择合适的摄影距离、管电压、管电流进行摄影。

（6）曝光操作。摆位结束后，关闭防护门，回到操作台，拿起曝光手闸，准备曝光，要求手握曝光手闸，拇指轻放于曝光手闸按钮上，其余四指握紧手柄。拇指持续按手闸第一层预备曝光按钮做预备曝光，约 2 s 后曝光控制器响起连续短促的"滴滴滴……"提示音，表示 X 射线管旋转阳极转速已达到曝光要求，同时曝光控制台指示灯亮起（此时 X 射线管并未放出射线）。拇指继续按下手闸第二层曝光按钮，此时曝光控制器上曝光指示灯亮起，可听到"滴"提示音，表示 X 射线管按照预设曝光剂量已成功放出射线，此时应抬起拇指并松开手闸，结束曝光。若还有其他部位，改变患者体位后，再次按照上述步骤进行曝光。曝光结束后，确认图像信息，对图像进行后处理，保存、上传图像信息并进行打印。完成后点击"完成并保存"，返回"患者列表"。

（7）引导被检者离开。检查结束后，引导被检者起身下扫描床，并询问被检者拍摄过程中是否有不适，交代注意事项及取片时间，对被检者进行人文关怀。

带教指导老师对其操作过程进行评价，并纠正其操作过程的错误之处。学生通过实践操作，掌握骨盆前后位、骶髂关节前后位、骶髂关节前后斜位摄影目的、体位设计、中心线、呼吸方式、摄影参数、影像显示内容及影像质量控制等任务知识点。

**（二）骨盆前后位摄影**

1.摄影目的：常规位置观察骨盆形态、骨质结构及双侧髋关节，主要用于外伤性骨盆骨折、关节脱位及分离的影像学检查及筛查。

2.摄影前准备

（1）认真核对X射线摄影检查申请单，了解病情，明确检查目的和摄影部位。检查目的、摄影部位不清的申请单，应与临床医师核准确认。

（2）根据检查部位选择适宜尺寸的胶片与暗盒。X射线照片标记准确、无误、齐全。

（3）开机预热，拟定并调整摄影条件。

（4）清除被检者检查部位可能造成伪影的衣物等（去除可能重叠在骨盆、骶髂关节部位的物品，如衣服拉链、纽扣、腰带等，必要时更衣）。若被检者存在有体内异物的情况，如女性盆腔金属节育夹、节育环，应在申请单上注明盆腔内异物的材料、类型、数量及大致位置等信息。

（5）针对检查部位，准备适当的个人防护物品。

（6）注意保护被检者个人隐私。除必要的陪护外，被检者家属及其他候诊者一律等候于候诊区，不允许进入检查室。

3.体位设计

（1）探测器的选择与使用：①使用普通X射线摄影系统摄影时，将排列好的铅字标记牌正贴于暗盒边缘，并将其固定于滤线栅下的托盘上。②使用计算机X射线摄影系统（CR）摄影时，把成像板（IP）板固定于滤线栅下方的托盘上。③使用数字X射线摄影系统（DR）摄影时把平板探测器（PDF）移至摄影床下方。

（2）体位（图2-18-2）：①被检者仰卧于摄影床上，身体正中矢状面与床面正中线重合并垂直于床面。②双下肢伸直并稍内旋10°~15°，双足拇趾靠拢，足尖向上，双足跟分开约一竖拳距离。③双上肢可上举或放于身旁，使其不进入照射范围，更不可与骨盆交叠。④探测器上缘超过髂嵴3 cm，下缘超过耻骨联合上缘向下3 cm，需包括双侧坐骨。⑤若被检者骨盆畸形，需用棉垫于髋部，使两侧髂前上棘连线与摄影床面平行，但需注意外伤患者除外。⑥叮嘱被检者平静呼吸，曝光时保持体位静止不变。

（3）摄影距离为90~100 cm。

（4）需使用滤线器。

（5）中心线：经双侧髂前上棘连线中点与耻骨联合上缘中点连线的中点处垂直射入。

（6）呼吸方式：深呼气后屏气曝光。

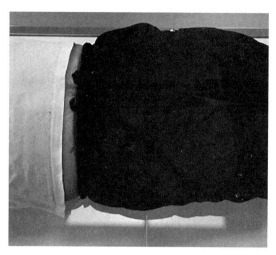

图 2-18-2 骨盆前后位体位

4. 再次核对被检者信息,选择检查部位:骨盆前后位。设置曝光条件:管电压 60 ~ 85 kV,管电流 20 ~ 80 mA,也可选用自动控制曝光、系统预设参数(管电压、管电流、摄影时间)。体型较胖者应增大曝光条件。

5. 影像显示(图 2-18-3):显示骨盆前后位影像,照片包括骨盆诸骨、股骨近端及两侧软组织,骨盆位于影像正中,骶骨与耻骨联合位于中线,以照片中线左右对称显示。耻骨不应与骶骨重叠,左右髋关节分布位于骨盆两侧外下 1/4 处,内方为耻骨、坐骨围成的闭孔。骨盆诸骨、股骨近端皮质及骨小梁清晰可见,无明显的粪便气体及其他干扰影。观察骨盆前后位影像时,可着重观察以下 10 条骨盆前后位影像特征标识线。

(1)Calve 线(卡尔维氏线):髂骨外缘与股骨颈外缘所连成的弧线,能反映股骨头与髋臼的关系及髋臼上缘的完整性。

(2)白顶线:连接髋臼上缘的弧线,与泪滴外侧缘相续(黄线),代表髋臼的负重区。

(3)Shenton 线(沈通氏线):耻骨下缘与股骨颈内侧缘所连成的弧线,正常时此线连续光滑,能反映股骨头与髋臼的关系。

(4)髂坐线:连接髂骨内缘与坐骨内缘的曲线,正常时此线为连续光滑曲线,能反映四边体的完整性。

(5)髂骶线:连接髂骨弓状线与骶骨岬的弧线,代表骨盆后环完整性。

(6)髂耻线:连接双侧髂骨内缘与耻骨上缘的弧线,代表骨盆前环的完整性。

(7)泪滴线(U 形线):连接泪滴周围所形成的曲线,代表髋臼的内缘,一般用于髋臼假体深度的评价,髋臼内缘紧邻泪滴线的外缘。

(8)前唇线:髋臼前缘所连成的弧线,代表髋臼前壁的完整性。

(9)后唇线:髂骨外缘与髋臼后缘所连成的弧线,代表髋臼后壁的完整性。

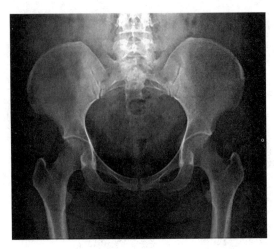

图 2-18-3　正常骨盆前后位影像

（10）闭孔内缘线：沿闭孔内缘所连成的弧线，正常情况下双侧闭孔对称，当骨盆旋转时可发生改变。

6. 注意事项

（1）对于骨盆部骨病的观察，应注意盆腔肠道的清洁。骨盆摄影检查前，应先嘱被检者清除肠腔内容物，即排便排气，以减少肠内容物和气体的重叠干扰。但被检者为孕妇或急诊被检者除外。清除肠腔内容物可使用自洁法（摄影前一天晚上服用缓泻药物，摄影当天早晨禁食、禁水），对不能自主排便的被检者可考虑生理盐水灌肠。被检者进行骨盆摄影前 1 周内，不应进行消化道钡餐造影检查，若已做，则应先行盆腔透视，观察盆腔钡剂在消化道的停留情况。

（2）照片包括骨盆所属诸骨、股骨头颈部及骨盆两侧软组织。

（3）对骨盆骨折或临床骨折征象明显的患者，应尽量减少患者的移动，避免出现二次损伤，若确需移动，则搬动时应平托，不要用力挤压患处。

（4）骨盆摄影区域受呼吸运动影响小，因此，在进行骨盆摄影时，可嘱被检者平静呼吸即可，应避免深呼吸、咳嗽、打喷嚏等。

（5）在不影响成像质量的前提下，使用防护器材，为被检者做好必要放射防护措施。

（6）在整个操作过程中，应注意保护被检者的隐私。操作技师应避免与被检者非摄影必要的接触。

7. 进行图像后处理、标记图像左右。若为 CR 系统，将 IP 插入影像阅读处理器，读取图像信息；将采集到的 X 射线图像上传到后处理工作站进行图像后处理，再送入 PACS 系统。若为 DR 系统，摄影后将图像送入 PACS 系统。

8. 冲洗或打印照片，观察 X 射线照片显示部位及评价照片质量。甲级片：①严格按申请单要求，所摄部位应无丢失；②投照条件适宜，对比度、清晰度好，组织层次基本清楚，黑白分明；③位置正确，中心线、检查部位、胶片三者关系准确无误；④不能有体外异物影、伪影及显影过度或不足；⑤日期、号码、左右标记排列整齐、无误。乙级片：符合甲

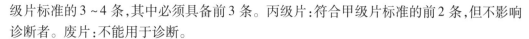

级片标准的 3 ~ 4 条,其中必须具备前 3 条。丙级片:符合甲级片标准的前 2 条,但不影响诊断者。废片:不能用于诊断。

9. 保护被检者下摄影检查床,指引被检者离开。检查结束后,引导被检者起身下扫描床,并询问被检者拍摄过程中是否有不适,交代检查后的注意事项及取片时间与地点,注意对患者的人文关怀。

**(三)骶髂关节前后位摄影**

1. 摄影目的:观察双侧骶髂关节情况。

2. 摄影前准备

(1)认真核对 X 射线摄影检查申请单,了解病情,明确检查目的和摄影部位。检查目的、摄影部位不清的申请单,应与临床医师核准确认。

(2)根据检查部位选择适宜尺寸的胶片与暗盒。X 射线照片标记准确、无误、齐全。

(3)开机预热,拟定并调整摄影条件。

(4)清除被检者检查部位可能造成伪影的衣物等(去除可能重叠在骨盆、骶髂关节部位的物品,如衣服拉链、纽扣、腰带等,必要时更衣)。若被检者存在有体内异物的情况,如女性盆腔金属节育夹、节育环,应在申请单上注明盆腔内异物的材料、类型、数量及大致位置等信息。

(5)针对检查部位,准备适当的个人防护物品。

(6)注意保护被检者个人隐私。除必要的陪护外,被检者家属及其他候诊者一律等候于候诊区,不允许进入检查室。

3. 体位设计

(1)探测器的选择与使用:①使用普通 X 射线摄影系统摄影时,将排列好的铅字标记牌正贴于暗盒边缘,并将其固定于滤线栅下的托盘上。②使用 CR 时,把 IP 固定于滤线栅下方的托盘上。③使用 DR 时把平板探测器(FPD)移至摄影床下方。

(2)体位(图 2-18-4):①被检者仰卧于摄影床上,身体正中矢状面垂直床面并重合于床正中线。②双上肢放于身体两侧,或两臂屈肘,手置胸前。③双下肢伸直,双足拇趾靠拢,足尖向上,双足跟分开约一竖拳距离。也可双髋和双膝略弯曲并用棉枕垫稳,使后腰部尽量贴近台面。④探测器上缘超过髂嵴 3 cm,下缘超过耻骨联合上缘向下 3 cm,两侧缘需包括双侧股骨头。⑤若被检者骨盆畸形,需用棉垫于髋部,使两侧髂前上棘连线与摄影床面平行,但需注意外伤患者除外。

(3)摄影距离为 90 ~ 100 cm。

(4)需使用滤线器。

(5)中心线:向头侧倾斜 10° ~ 20°,经双侧髂前上棘连线中点与耻骨联合上缘中点连线的中点处射入。此体位中心线倾斜的角度应依被检者腰骶生理曲度或腰骶关节面倾斜角度而定,一般男性倾斜角度偏小,女性倾斜角度较大。

4. 再次核对患者信息,选择检查部位:骶髂关节前后位。设置曝光条件:管电压 60 ~ 85 kV,管电流 20 ~ 80 mA,也可选用自动控制曝光。体型较胖者应增大曝光条件。

5. 影像显示:显示骶髂关节前后位影像,以照片中线左右对称。骶骨呈前后位影像,骶骨耳状面与髂骨耳状面可重叠,骶髂关节面边缘锐利、关节间隙显示清晰,骶尾骨骨小梁显示清晰;骶尾椎部分与耻骨联合重叠(图2-18-5)。

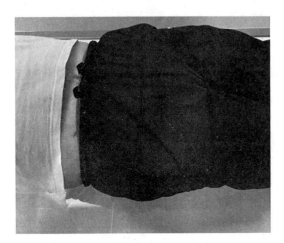
图2-18-4　骶髂关节前后位体位

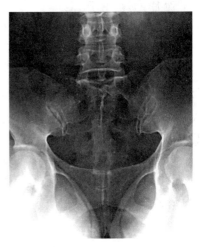
图2-18-5　正常骶髂关节前后位影像

6.注意事项

(1)对于骶髂关节骨病的观察,应注意盆腔肠道的清洁。骶髂关节摄影检查前,应先嘱被检者清除肠腔内容物,即排便排气,以减少肠内容物和气体的重叠干扰。但被检者为孕妇或急诊被检者除外。清除肠腔内容物可使用自洁法(摄影前一天晚上服用缓泻药物,摄影当天早晨禁食、禁水),对不能自主排便的被检者可考虑生理盐水灌肠。被检者进行骨盆摄影前1周内,不应进行消化道钡餐造影检查,若已做,则应先行盆腔透视,观察盆腔钡剂在消化道的停留情况。

(2)照片包括双侧骶髂关节。

(3)对骶髂关节外伤骨折或临床骨折征象明显的患者,应尽量减少患者的移动,避免出现二次损伤,若确需移动,则搬动时应平托,不要用力挤压患处。

(4)骶髂关节摄影区域受呼吸运动影响小,因此,在进行骶髂关节摄影时,可嘱被检者深呼气后屏气曝光,应避免深呼吸、咳嗽、打喷嚏等。

(5)中心线倾斜的角度,依据骶骨的后倾角度决定。

(6)在不影响成像质量的前提下,使用防护器材,为患者做好必要放射防护措施。

(7)在整个操作过程中,应注意保护被检者的隐私。操作技师应避免与被检者非必要的接触。

7.进行图像后处理、标记图像左右。若为CR系统,将IP插入影像阅读处理器,读取图像信息;将采集到的X射线图像上传到后处理工作站进行图像后处理,再送入PACS系统。若为DR系统,摄影后将图像送入PACS系统。

8.冲洗或打印照片,观察X射线照片显示部位及评价照片质量。甲级片:①严格按申请单要求,所摄部位应无丢失;②投照条件适宜,对比度、清晰度好,组织层次基本清楚,黑白分明;③位置正确,中心线、检查部位、胶片三者关系准确无误;④不能有体外异物影、伪影及显影过度或不足;⑤日期、号码、左右标记排列整齐、无误。乙级片:符合甲级片标准的 3~4 条,其中必须具备前 3 条。丙级片:符合甲级片标准的前 2 条,但不影响诊断者。废片:不能用于诊断。

9.保护被检者下摄影检查床,指引被检者离开。检查结束后,引导被检者起身下扫描床,并询问被检者拍摄过程中是否有不适,交代检查后的注意事项及取片时间与地点,注意对被检者的人文关怀。

**(四)骶髂关节前后斜位**

1.摄影目的:观察双侧骶髂关节情况。

2.摄影前准备

(1)认真核对 X 射线摄影检查申请单,了解病情,明确检查目的和摄影部位。检查目的、摄影部位不清的申请单,应与临床医师核准确认。

(2)根据检查部位选择适宜尺寸的胶片与暗盒。X 射线照片标记准确、无误、齐全。

(3)开机预热,拟定并调整摄影条件。

(4)清除被检者检查部位可能造成伪影的衣物等(去除可能重叠在骨盆、骶髂关节部位的物品,如衣服拉链、纽扣、腰带等,必要时更衣)。若被检者存在有体内异物的情况,如女性盆腔金属节育夹、节育环,应在申请单上注明盆腔内异物的材料、类型、数量及大致位置等信息。

(5)针对检查部位,准备适当的个人防护物品。

(6)注意保护被检者个人隐私。除必要的陪护外,被检者家属及其他候诊者一律等候于候诊区,不允许进入检查室。

3.体位设计

(1)探测器的选择与使用:①使用普通 X 射线摄影系统摄影时,将排列好的铅字标记牌正贴于暗盒边缘,并将其固定于滤线栅下的托盘上。②使用 CR 时,把 IP 固定于滤线栅下方的托盘上。③使用 DR 时把平板探测器(FPD)移至摄影床下方。

(2)体位(图2-18-6):①被检者仰卧于摄影台上,人体长轴与摄影床长轴平行,使拍摄部位位于探测器中心。②将被检侧的臀部抬起,膝部用沙袋垫高,使膝关节屈曲 100°~120°冠状面与台面呈 20°~25°角。③将抬高侧的髂前上棘内侧 2.5 cm 处的纵切面对台面中线。④对侧腿贴床自然放置。⑤两侧髂前上棘连线对暗盒中线。⑥上缘超出髂骨嵴,下缘包括耻骨联合。⑦摄影距离为 90~100 cm。⑧需使用滤线器。⑨中心线:中心线向头侧倾斜 15°~25°,经髂前上棘向内 2.5 cm 处射入(单侧)。

4.再次核对被检者信息,选择检查部位:骶髂关节前后斜位。设置曝光条件:管电压 60~85 kV,管电流 20~80 mA,也可选用自动控制曝光。体型较胖者应增大曝光条件。

5.影像显示:显示被检侧骶髂关节斜位影像,骶髂关节居照片正中,骶髂关节面边缘锐利,关节间隙呈切线位显示清晰(图2-18-7)。

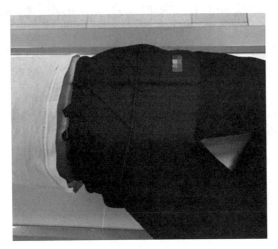

图2-18-6　骶髂关节前后斜位体位

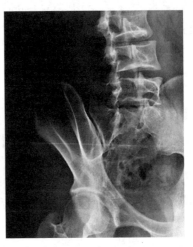

图2-18-7　正常骶髂关节前后斜位影像

6.注意事项

（1）对于骶髂关节骨病的观察，应注意盆腔肠道的清洁。骶髂关节摄影检查前，应先嘱被检者清除肠腔内容物，即排便排气，以减少肠内容物和气体的重叠干扰。但被检者为孕妇或急诊被检者除外。清除肠腔内容物可使用自洁法（摄影前一天晚上服用缓泻药物，摄影当天早晨禁食、禁水），对不能自主排便的患者可考虑生理盐水灌肠。被检者进行骨盆摄影前1周内，不应进行消化道钡餐造影检查，若已做，则应先行盆腔透视，观察盆腔钡剂在消化道的停留情况。

（2）患者倾斜体位，应采取相应措施固定。

（3）对骶髂关节外伤骨折或临床骨折征象明显的患者，应尽量减少患者的移动，避免出现二次损失伤，若确需移动，则搬动时应平托，不要用力挤压患处。

（4）骶髂关节摄影区域受呼吸运动影响小，因此，在进行骶髂关节摄影时，可嘱被检者深呼气后屏气曝光，应避免深呼吸、咳嗽、打喷嚏等。

（5）被检者与台面的夹角，应从骶骨后皮肤面测量为准。

（6）在不影响成像质量的前提下，使用防护器材，为患者做好必要放射防护措施。

（7）在整个操作过程中，应注意保护被检者的隐私。操作技师应避免与被检者非摄影必要的接触。

7.进行图像后处理、标记图像左右。若为CR系统，将IP插入影像阅读处理器，读取图像信息；将采集到的X射线图像上传到后处理工作站进行图像后处理，再送入PACS系统。若为DR系统，摄影后将图像送入PACS系统。

8.冲洗或打印照片，观察X射线照片显示部位及评价照片质量。甲级片：①严格按申请单要求，所摄部位应无丢失；②投照条件适宜，对比度、清晰度好，组织层次基本清楚，黑白分明；③位置正确，中心线、检查部位、胶片三者关系准确无误；④不能有体外异物影、伪影及显影过度或不足；⑤日期、号码、左右标记排列整齐、无误。乙级片：符合甲级片标准的3~4条，其中必须具备前3条。丙级片：符合甲级片标准的前2条，但不影响诊断者。废片:不能用于诊断。

9.保护被检者下摄影检查床,指引患者离开。检查结束后,引导患者起身下扫描床,并询问患者拍摄过程中是否有不适,交代检查后的注意事项及取片时间与地点,注意对患者的人文关怀。

## 【实训记录】

实训记录见表2-18-1。

表2-18-1　实训记录

| 摄影体位 | 焦点大小 | 管电压/kV | 管电流/mA | 曝光时间/s | FFD/cm | 滤线栅(有/无) |
|---|---|---|---|---|---|---|
| 骨盆前后位 | | | | | | |
| 骶髂关节前后位 | | | | | | |
| 骶髂关节前后斜位 | | | | | | |

## 【实训讨论】

1.骨盆前后位、骶髂关节前后位、骶髂关节前后斜位 X 射线摄影,体位设计分别是什么?

2.骨盆、骶髂关节摄影时,曝光时为什么要平静呼吸?

3.骨盆前后位摄影照片主要观察什么内容?

## 【实训视频】

骨盆前后位摄影体位

骶髂关节前后位摄影体位

**骶髂关节前后斜位摄影体位**

# 【评分标准】

**骨盆前后位摄影评分标准**

| 项目总分 | 考核内容 | 分值 | 评分标准 | 得分 |
|---|---|---|---|---|
| 准备质量标准<br>（20分） | 1.详细阅读申请单,核对被检者姓名、性别、检查部位 | 6分 | 未核对者扣6分 | |
| | 2.检查室温、空气湿度,接通设备电源、开机;观察电源电压是否正常 | 6分 | 缺一项扣1分 | |
| | 3.检查接收器（FPD/IP）位置是否正确、打印机状态是否正常 | 4分 | 不符合要求每项扣2分 | |
| | 4.去除被检者身上金属等高密度异物 | 4分 | 未做扣4分 | |
| 操作质量标准<br>（70分） | 1.移动X射线管,焦-片距离调整在90～100 cm范围内 | 7分 | 根据情况酌情扣分 | |
| | 2.将X射线中心线对准床下滤线栅中心,调整照射野 | 10分 | 根据情况酌情扣分 | |
| | 3.录入被检者信息。录入被检者姓名、年龄、体重、病史等信息 | 3分 | 未做扣3分 | |
| | 4.被检者摄影体位中点对准台面中线。叮嘱被检者曝光时保持体位静止不变 | 6分 | 一项未做扣3分 | |
| | 5.被检者仰卧于摄影床上,身体正中矢状面与床面正中线重合并垂直于床面。双下肢伸直并稍内旋10°～15°,双足拇趾靠拢,足尖向上,双足跟分开约一竖拳距离。双上肢可上举或放于身旁,使其不进入照射范围,更不可与骨盆交叠。平静呼吸下曝光 | 9分 | 一项未做扣3分 | |
| | 6.经双侧髂前上棘连线中点与耻骨联合上缘中点连线的中点处垂直射入 | 6分 | 根据情况酌情扣分 | |

续表

| 项目总分 | 考核内容 | 分值 | 评分标准 | 得分 |
|---|---|---|---|---|
| 操作质量标准（70分） | 7. 探测器上缘超过髂嵴3 cm,下缘超过耻骨联合上缘向下 3 cm,需包括双侧坐骨 | 4分 | 根据情况酌情扣分 | |
| | 8. 对非照射部位进行射线防护 | 5分 | 未做扣5分 | |
| | 9. 设置曝光条件,管电压和管电流正确,也可选用自动控制曝光 | 8分 | 根据情况酌情扣分 | |
| | 10. 手闸曝光,曝光期间观察曝光指示灯是否正常 | 6分 | 未做扣6分 | |
| | 11. 曝光结束,记录摄影条件,预览图像,判断图像质量是否合格 | 6分 | 未做扣6分 | |
| 图像后处理及存储质量标准（10分） | 1. 在 CR/DR 系统中新建检查项目,录入被检者信息,选择检查部位、体位,点击"确认"键,进入曝光界面 | 2分 | 未做扣2分 | |
| | 2. CR 系统用条码扫描仪对 IP 的条码窗进行信息读取。将扫描后的 IP 插入激光扫描仪,读取影像信息 | 2分 | 未做扣2分 | |
| | 3. 获得图像后,对图像进行后处理,调节亮度、剪裁、标记,并对多幅图像进行排版。影像显示能满足诊断学要求 | 2分 | 根据情况酌情扣分 | |
| | 4. 确认图像信息,存储、传输、打印照片 | 2分 | 未做扣2分 | |
| | 5. 退回至主界面,按顺序关机 | 2分 | 未做扣2分 | |

### 骶髂关节前后位摄影评分标准

| 项目总分 | 考核内容 | 分值 | 评分标准 | 得分 |
|---|---|---|---|---|
| 准备质量标准（20分） | 1. 详细阅读申请单,核对被检者姓名、性别、检查部位 | 6分 | 未核对者扣6分 | |
| | 2. 检查室温、空气湿度,接通设备电源、开机;观察电源电压是否正常 | 6分 | 缺一项扣1分 | |
| | 3. 检查接收器(FPD/IP)位置是否正确、打印机状态是否正常 | 4分 | 不符合要求每项扣2分 | |
| | 4. 去除被检者身上金属等高密度异物 | 4分 | 未做扣4分 | |

续表

| 项目总分 | 考核内容 | 分值 | 评分标准 | 得分 |
|---|---|---|---|---|
| 操作质量标准<br>（70 分） | 1. 移动 X 射线管,焦-片距离调整在 90 ~ 100 cm 范围内 | 7 分 | 根据情况酌情扣分 | |
| | 2. 将 X 射线中心线对准床下滤线栅中心,调整照射野 | 10 分 | 根据情况酌情扣分 | |
| | 3. 录入被检者信息。录入被检者姓名、年龄、体重、病史等信息 | 3 分 | 未做扣 3 分 | |
| | 4. 被检者摄影体位中点对准台面中线。叮嘱被检者曝光时保持体位静止不变 | 6 分 | 一项未做扣 3 分 | |
| | 5. 被检者仰卧于摄影床上,身体正中矢状面垂直床面并重合于床正中线。双上肢放于身体两侧,或两臂屈肘,手置胸前。双下肢伸直,双足拇趾靠拢,足尖向上,双足跟分开约一竖拳距离。也可双髋和双膝略弯曲并用棉枕垫稳,使后腰部尽量贴近台面。平静呼吸下曝光 | 9 分 | 一项未做扣 3 分 | |
| | 6. 中心线向头侧倾斜 10° ~ 20°,经双侧髂前上棘连线中点与耻骨联合上缘中点连线的中点处射入 | 6 分 | 根据情况酌情扣分 | |
| | 7. 探测器上缘超过髂嵴 3 cm,下缘超过耻骨联合上缘向下 3 cm,两侧缘需包括双侧股骨头 | 4 分 | 根据情况酌情扣分 | |
| | 8. 对非照射部位进行射线防护 | 5 分 | 未做扣 5 分 | |
| | 9. 设置曝光条件,管电压和管电流正确,也可选用自动控制曝光 | 8 分 | 根据情况酌情扣分 | |
| | 10. 手闸曝光,曝光期间观察曝光指示灯是否正常 | 6 分 | 未做扣 6 分 | |
| | 11. 曝光结束,记录摄影条件,预览图像,判断图像质量是否合格 | 6 分 | 未做扣 6 分 | |

| 项目总分 | 考核内容 | 分值 | 评分标准 | 得分 |
|---|---|---|---|---|
| 图像后处理及存储质量标准（10分） | 1. 在 CR/DR 系统中新建检查项目,录入被检者信息,选择检查部位、体位,点击"确认"键,进入曝光界面 | 2分 | 未做扣2分 | |
| | 2. CR 系统用条码扫描仪对 IP 的条码窗进行信息读取。将扫描后的 IP 插入激光扫描仪,读取影像信息 | 2分 | 未做扣2分 | |
| | 3. 获得图像后,对图像进行后处理,调节亮度、剪裁、标记,并对多幅图像进行排版。影像显示能满足诊断学要求 | 2分 | 根据情况酌情扣分 | |
| | 4. 确认图像信息,存储、传输、打印照片 | 2分 | 未做扣2分 | |
| | 5. 退回至主界面,按顺序关机 | 2分 | 未做扣2分 | |

## 【知识拓展】

### (一)骨盆侧位

1. 摄影体位:被检者侧卧于摄影台上,两下肢完全伸直,以避免大腿与耻骨联合重叠。腰部和两膝的中间用棉垫或沙袋垫平,使脊柱长轴与台面平行,骨盆成完全侧位。IR 上缘包括髂骨嵴,下缘超出耻骨联合,将大粗隆上方的软组织凹对暗盘中心。小腿部置长形沙袋固定。

2. 中心线:对准大腿外侧粗隆上方的软组织凹,与探测器垂直。

3. 用途:此位置用以计算骨盆的入口径和出口径,并能测定异物的位置。

### (二)耻骨和坐骨后前位

1. 摄影体位:被检者俯卧于摄影台上,身体正中面或脊柱对台面中线。膝关节稍弯曲,踝下垫一沙袋,骨盆摆平,不能有倾斜。耻骨联合对探测器中心,或以两侧大粗隆连线中点对探测器中线。

2. 中心线:对准两侧大粗隆连线中点,与探测器垂直。

3. 用途:耻骨和坐骨摄影检查的常规体位。

## 【课后习题】

1. 强直性脊柱炎应拍摄(　　　)

　　A. 腰椎前后位、骶髂关节前后位　　　　B. 颈椎前后位、侧位

　　C. 胸椎前后位、侧位　　　　　　　　　D. 腰椎前后位、侧位、斜位

　　E. 骶椎前后位、侧位

2.关于骨盆摄影,以下叙述错误的是( )

    A.靠用于外伤及骨质破坏的检查　　B.应完全包括骨盆诸骨

    C.双下肢伸直并内旋,两脚趾并拢,足跟分开

    D.中心线应向足侧倾斜20°角　　　　E.成人摄片都需要使用滤线器

3.患者在排尿时突然中止,若进行X射线摄影应拍摄什么体位( )

    A.骶髂关节前后位　　　　B.骶髂关节前后斜位　　　　C.骨盆前后位

    D.腹部站立位　　　　　　E.胸部后前位

**参考答案:**

1.A　2.D　3.C

(黄　巍)

# 任务十九

## 胸部后前位、胸部侧位

【课前预习】

1. 自主学习

（1）解剖结构概要：胸部分为胸廓（胸骨、肋骨、胸椎、胸壁软组织）、肺、纵隔（心、大血管、食管、气管）（图2-19-1）。

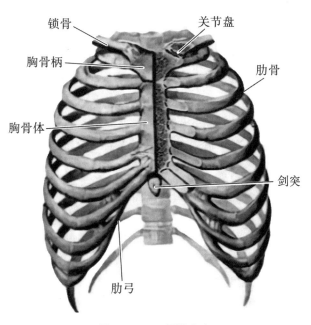

图2-19-1　骨性胸廓

呼吸系统由呼吸道和肺构成。

呼吸道是气体进出肺组织的通道。气管起自环状软骨，约平 $T_6$ 椎体下缘，沿人体正

207

中线,自前上略向后下走行,至胸骨角平面分为左右主支气管。左主支气管:较细长,与中线夹角为40°~55°。右主支气管:较粗、短、陡直,与中线夹角为20°~30°,为支气管异物常见部位。

肺:分左、右两部分,位于胸廓之内,纵隔两侧,上达胸廓上部,下达膈面。左肺较狭长,右肺较宽短,右侧大于左侧,上部为肺尖,下位肺底,外为肋面,内为纵隔面,肺尖高于锁骨,右侧膈肌高于左侧平均1~3 cm,肺底向上凹陷,肺组织质软而轻,内含气体,肺比重低(0.35~0.75)。左肺由斜裂分为上、下叶,右肺由水平裂和斜裂分为上、中、下叶。肺实质是指具有气体交换功能的含气间隙及结构,包括呼吸小叶、肺泡管、肺泡囊、肺泡。肺间质是指肺的结缔组织(不具有气体交换功能)所构成的管道支架结构和间隙,包括肺泡间隔、小叶间隔、支气管、血管及其周围的结缔组织。主支气管分出肺叶支气管,进入肺叶分为肺段支气管。支气管肺段,简称肺段,是每一肺段支气管及其所属肺组织的总称。尖端朝向肺门,底朝向肺表面。肺段从形态和功能上都可作为一个独立单位。双肺5叶18段。肺根的体表体表投影位置:前方约平对第2~4肋间隙的前端,后方相当于第4~6胸椎棘突的高度(图2-19-2)。

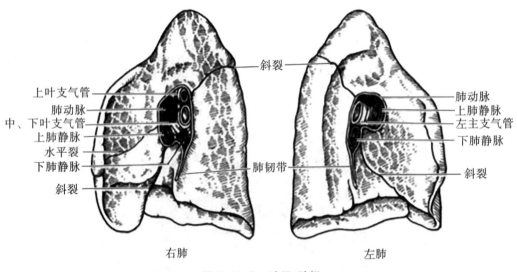

图2-19-2　肺门、肺根

纵隔的境界和位置。纵隔是位于左、右纵隔胸膜之间所有脏器与结构的总称,为分隔左、右胸膜腔的间隔,包括心包、心脏及出入心的大血管、气管、食管、胸导管、神经、胸膜及它们周围的脂肪、淋巴和结缔组织等。纵隔可分为上纵隔、前纵隔、中纵隔、后纵隔、

心脏位于胸腔的中纵隔内,坐于膈肌中心腱的上方,外包以心包。相当于第2~6肋软骨或$T_5$~$T_8$水平之间。约2/3位于身体正中线的左侧,约1/3在中线右侧。心脏上方毗邻出入心的大血管,下方毗邻膈的中心腱,前方大部分被肺和胸膜遮盖,小部分与胸骨体下半段和左侧第4~5肋软骨相贴,此处为进行心内注射的进针部位。心脏两侧与肺和胸膜腔相邻,后方毗邻胸主动脉、食管、胸导管和迷走神经。

心脏的外形呈倒置的圆锥形,大小约相当于本人的拳头。重量为体重的0.45%。心

脏长轴正常情况下朝向左前下方,与身体长轴呈 45°角。心由两房和两室构成。房间沟于心脏表面分割左、右心房。左心房在上,位置最高,稍偏后;右心房位于心的右上部。冠状沟分隔心房和心室。前、后室间沟于心脏表面分割左、右心室。右心室位于心的前下部,左心室位置最低,在心的左下缘偏后,构成心尖部分,朝向左前下方,由左心室构成,位置平对左侧第 5 肋间,左锁骨中线内侧 1~2 cm 处。

主动脉升部起于左心室,上升至第 4 胸椎水平走向左后,形成主动脉弓,并沿胸椎的左缘下行为主动脉弓的降部。肺动脉起于右心室,向上后方至主动脉弓下分为左、右主肺动脉,分别与同名支气管伴行进入同侧肺门,不断分支移行为各级肺动脉。肺静脉在肺段之间走行,不与同名支气管伴行。左上、左下肺静脉和右上、右下肺静脉,起自肺门向内注入左心房。

胸膜分为脏胸膜、壁胸膜。壁胸膜按部位又分为胸膜顶、肋胸膜、膈胸膜、纵隔胸膜。脏胸膜与壁胸膜围成胸膜腔,在其返折移行处形成胸膜隐窝,如肋膈隐窝、肋纵隔隐窝等。

膈肌为胸腹交界处向上隆突的穹隆形扁肌,由中心腱、胸骨部、肋部、腰部等组成。其上 3 个裂孔:腔静脉裂孔、食管裂孔、主动脉裂孔。

(2)胸部体表标志:①胸骨位于胸前壁正中,长而扁,分为胸骨柄、胸骨体、剑突 3 部分。②颈静脉切迹是胸骨柄上缘中份凹陷,平对第 2/3 胸椎间盘。③胸骨角为胸骨柄和胸骨体相接处向前的突起,两侧平对第 2 前肋,是计数肋骨的重要标志,后方平对第 4 胸椎体下缘或第 4/5 胸椎间盘。胸骨角平面即胸骨角与第 4 胸椎体下缘所确定的水平面,是定位胸部解剖结构的重要平面。胸骨角平面是上、下纵隔的分界;是气管权平面的体表定位标志;食管与此平面以下与左主支气管交叉形成食管第二处生理性狭窄;该平面通过主动脉肺动脉窗,主动脉弓的起止端与之平对,肺动脉分叉处位于此平面以下;奇静脉弓在此平面以上跨越右主支气管上方,转向前下方汇入上腔静脉;胸导管在此平面下方约第 5 胸椎高度向左侧斜行至脊柱左前方转而上行。④肋和肋间隙也是胸部解剖结构的常用体表定位标志。第 2 肋间隙平对右心房、右心室、肺动脉口,即可见"两腔一口"。第 3 肋平对左、右心房,右心室,主动脉口、肺动脉口,即可见"三腔两口"。第 3 肋间隙平对左、右心房,左、右心室,主动脉口,即可见"四腔一口"。第 4 肋间隙平对左、右心房,左、右心室,左右房室口,即可见"四腔两口"。第 5 肋平对右心房及左、右心室,即可见"三心腔"。第 5 肋间隙平对左、右心室,即可见"两心腔"。⑤男性乳头位于锁骨中线与同侧第 4 前肋间隙交界处。⑥双侧肋弓最低点平对第 3 腰椎,即脐水平线上 3 cm。

(3)常用基准线(图 2-19-3):①前正中线;②锁骨中线;③腋前线、腋中线、腋后线。

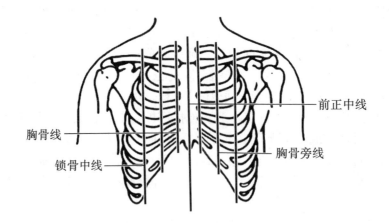

图 2-19-3　胸部常用标志线(前面)

2. 自我检测

(1)胸部正位取站立后前位摄影的原因,无关的是(　　)

　　A. 能正确反映胸部脏器的确切形态　　B. 心影放大率小

　　C. 肺组织更靠近胶片,影像清晰　　　D. 肩胛骨影像易于投影在肺野之外

　　E. 有利于观察到产生气液面的病理改变

(2)胸部摄影,窗口总滤过标准要求为(　　)

　　A. 20 mm Al 当量　　　　　　B. 25 mm Al 当量　　　　　　C. 30 mm Al 当量

　　D. 35 mm Al 当量　　　　　　E. 40 mm Al 当量

(3)胸部后前位曝光时呼吸方式为(　　)

　　A. 深吸气后屏气　　　　　　B. 深吸气呼出后屏气　　　　　C. 不屏气

　　D. 平静呼吸屏气　　　　　　E. 以上都不是

(4)关于胸部摄影,下列叙述错误的是(　　)

　　A. 两手背置于髋部,双肘内旋的主要目的是避免双臂投影于肺内

　　B. 焦-片距离应为 180 cm　　C. 应使用滤线器

　　D. 应使用短摄影时间　　　　E. 常规站立后前位

(5)胸部后前位摄片时的摄影要点有哪些(　　)

　　①体位:患者立于摄影架前,背部紧贴摄影架面板,头后仰,下颌置 IR 上缘,双肩下垂,两手背放髂骨处,上臂及肘内旋。身体正中矢状面与摄影架面板中线重合,并垂直。暗盒包两侧胸壁及肋膈角。②中心线:经两侧肩胛骨下角连线中心水平射入。③深呼气屏气曝光。④显示部位:显示肺叶及肋骨与纵隔心脏正位影。

　　A. ①②　　　　　　　　　　B. ①③　　　　　　　　　　C. ②③

　　D. ②④　　　　　　　　　　E. ③④

(6)胸部后前位摄影标准影像显示,以下叙述错误的是(　　　)

　　A.肺门阴影结构可辨

　　B.锁骨、乳腺、左心影内肺纹理可不显示,其他部位肺纹理需清晰显示

　　C.肺尖充分显示

　　D.膈肌、心脏、纵隔边缘清晰

　　E.肩胛骨显示于肺野之外

(7)怀疑肺底积液,如何摄片(　　　)

　　①胸部前后仰卧位;②胸部站立后前位;③胸部站立侧位;④胸部左前斜位。

　　A.①②③　　　　　　　B.①②④　　　　　　　C.①③④

　　D.②③　　　　　　　　E.②③

(8)胸部后前位摄影标准影像显示,以下错误的是(　　　)

　　A.肺门阴影结构可辨

　　B.锁骨、乳腺、左心影内肺纹理可不显示,其他部位肺纹理需清晰显示

　　C.肺尖充分显示　　　　　D.膈肌、心脏、纵隔边缘清晰

　　E.肩胛骨显示于肺野之外

参考答案:

(1)C　(2)C　(3)A　(4)A　(5)D　(6)B　(7)E　(8)B

3.根据检查申请单回答问题。

×××医院 X 射线检查申请单

申请科室:急诊科　　执行科室:普放室　　X 射线号:×××××

| 姓名:李×× 性别:男 年龄:16 岁 门诊号:×××××× |
| --- |
| 项目:数字 X 射线摄影(DR) |
| 检查部位:胸部后前位、胸部侧位 |
| 主诉:发热、咳嗽、咳痰 1 周<br>病历摘要:发热、咳嗽、咳痰 1 周。咳黄色黏痰。头痛、恶心、呕吐、乏力、食欲不佳。自行服用感冒药物效果欠佳,近 2 d 加重。患者神志清楚,精神尚可,大小便正常。查体:T 38.9 ℃,P 76 次/min,BP 120/85 mmHg,胸部听诊可闻及双下肺湿啰音<br>临床诊断:双侧支气管肺炎<br>检查目的与要求:明确诊断 |
| 重要告知:X 射线、CT 检查有辐射危险,婴幼儿请慎重检查,妊娠 3 个月内禁止检查<br>同意请签字:　　　　　联系方式:<br>申请医师:<br>申请日期: |

问题:

(1)根据以上 X 射线检查申请单信息,作为影像技师应如何进行 X 射线检查?

(2)该项检查的检查目的和要求有哪些?

## 【知识目标】

1. 了解胸部影像解剖结构。
2. 熟悉胸部常见病变的影像诊断。
3. 掌握胸部后前位、胸部侧位摄影流程及要点。

## 【能力目标】

1. 能操作X射线检查设备,选择合适的胸部摄影条件。
2. 能按照胸部摄影规程进行胸部后前位、胸部侧位摄影。
3. 学会对图像进行后处理,获得符合诊断要求的影像。

## 【素质目标】

1. 通过胸部摄影规程练习,培养学生养成严谨认真的工作作风,注意射线防护,关爱患者。
2. 通过学习胸部摄影的操作标准,培养学生树立团队协作精神。
3. 在进行操作中,爱护仪器设备。

## 【实训目的】

1. 能正确且熟练使用X射线设备。
2. 掌握胸部后前位、胸部侧位X射线摄影方法。
3. 能够正确对X射线照片进行质量评价。

## 【实训步骤】

### (一)概述

1. 在带教指导老师的引导下,学生对胸部后前位、胸部侧位的理论相关知识进行归纳、总结。

2. 在带教指导老师的指导下,根据课前X射线检查申请单分组,学生分为检查者和被检者进行角色扮演,按照体位摄影理论的要求,由对被检者进行体位设计。

3. 设备准备(以DR系统为例)

(1)启动设备:检查室温及空气湿度;接通总电源,打开X射线设备控制器电源,按下控制台开机按钮,接通电脑主机电源。打开工作站、报告打印机及胶片打印机。

(2)启动系统:检查设备存储空间,确认X射线设备处于正常工作状态。输入用户名、密码登录应用软件系统。

4. 被检者准备

(1)检查前指导被检者去除身上携带的在照射野内的高密度物品,如各种材质的项链、钥匙、拉链、纽扣、挂钩、药膏等,避免穿着影响检查的衣物。被检者长发应避免进入

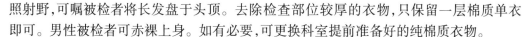

照射野,可嘱被检者将长发盘于头顶。去除检查部位较厚的衣物,只保留一层棉质单衣即可。男性被检者可赤裸上身。如有必要,可更换科室提前准备好的纯棉质衣物。

(2)呼吸训练。对被检者进行呼吸训练,告知被检者听从指令行深吸气后屏气。

(3)叮嘱被检者曝光时保持体位静止不变。

(4)除必要的陪护外,被检者家属及其他候诊者一律等候于候诊区,不允许进入检查室。

(5)注意保护被检者个人隐私。

5.检查步骤

(1)仔细阅读申请单,并核对被检者基本信息,明确被检部位。

(2)登记被检者信息。进行数字 X 射线摄影(DR)时,若被检者已在登记分诊处进行信息登记,则可直接打开"患者列表"界面,选中被检者,进入摄影检查操作界面。若被检者为紧急急诊患者,则应尽快做好被检者基本信息录入工作,病情危重时也可先行简要登记,再稍后补充完整。打开"患者列表"界面,点击"添加新病例"图标。依次输入被检者的检查号、姓名、性别、年龄等信息。点击"确定"。

(3)明确检查部位。选择投照部位,选择"胸部"图标,从列表中选择"胸部后前位""胸部后侧位",选择正确体位进行摆位。

(4)安抚被检者情绪,嘱咐被检者配合检查,进行呼吸训练。

(5)调整摄影参数。调整照射野,选择合适的摄影距离、管电压、管电流进行摄影。

(6)曝光操作。摆位结束后,关闭防护门,回到操作台,拿起曝光手闸,准备曝光,要求手握曝光手闸,拇指轻放于曝光手闸按钮上,其余四指握紧手柄。拇指持续按手闸第一层预备曝光按钮做预备曝光,同时指示被检者深吸气并观察被检者胸廓的起伏变化,约 2 s 后曝光控制器响起连续短促的"滴滴滴……"提示音,表示 X 射线管旋转阳极转速已达到曝光要求,同时曝光控制台指示灯亮起(此时 X 射线管并未放出射线),此时指示被检者屏气并观察被检者的胸廓,此后拇指继续按下手闸第二层曝光按钮,此时曝光控制器上曝光指示灯亮起,可听到"滴"提示音,表示 X 射线管按照预设曝光剂量已成功放出射线,此时应抬起拇指并松开手闸,结束曝光,指示被检者自由呼吸。若还有其他部位,改变患者体位后,再次按照上述步骤进行曝光。曝光结束后,确认图像信息,对图像进行后处理,保存、上传图像信息并进行打印。完成后点击"完成并保存",返回"患者列表"。

引导被检者离开。检查结束后,引导被检者更换衣物,并询问患者拍摄过程中是否有不适,交代注意事项及取片时间,对患者进行人文关怀。

带教指导老师对其操作过程进行评价,并纠正其操作过程的错误之处。学生通过实践操作,掌握胸部后前位、胸部后侧位的摄影目的、体位设计、中心线、呼吸方式、摄影参数、影像显示内容及影像质量控制等任务知识点。

**(二)胸部后前位摄影**

1.摄影目的:观察胸廓、肺部、心脏大血管、纵隔、膈肌等形态,进行心脏测量、胸部疾病筛查、常规体检等。

2.摄影前准备

（1）认真核对 X 射线摄影检查申请单，了解病情，明确检查目的和摄影部位。检查目的、摄影部位不清的申请单，应与临床医师核准确认。

（2）根据检查部位选择适宜尺寸的胶片与暗盒。X 射线照片标记准确、无误、齐全。

（3）开机预热，拟定并调整摄影条件。

（4）检查前指导被检者去除照射野内不符合摄影要求的衣物或饰品。嘱被检者将长发盘于头顶避免进入照射野。男性被检者可赤裸上身。女性需去胸罩，只保留一层棉质单衣即可，也可更换科室提前准备好的纯棉质衣物。

（5）针对检查部位，准备适当的被检者防护物品。尤其注意对育龄妇女及儿童的性腺及甲状腺等器官的 X 射线防护。

（6）注意保护被检者个人隐私。除必要的陪护外，被检者家属及其他候诊者一律等候于候诊区，不允许进入检查室。

3. 体位设计

（1）探测器的选择与使用：①使用普通 X 射线摄影系统摄影时，将排列好的铅字标记牌正贴于暗盒边缘，并将其固定于滤线栅后方的托盘上。②使用 CR 时，把 IP 固定于滤线栅后方的托盘上。③使用 DR 时把平板探测器（FPD）移至立位摄影模式。

（2）体位（图 2-19-4）：①被检者站立于摄影架前，背向 X 射线管，身体正中矢状面与探测器正中线重合并垂直。②根据被检者身高调节立位摄影架高度，使被检者双足分开与肩同宽，保持身体稳定，前胸壁紧贴探测器。③嘱被检者头稍上仰，下颌置于立位摄影架颌托上。④双肩放松下垂，使锁骨成水平位，肘部弯曲，双手背置于同侧髋部，上臂及肘部尽量内旋使肩胛骨向外牵拉，避免与肺野重叠。⑤IR 上缘超出肩峰部皮肤 3 cm，下缘包括两侧侧肋膈角，两侧缘包括双侧胸壁皮肤。⑥叮嘱被检者曝光时保持体位静止不变。

（3）成人胸部后前位摄影距离为 180 cm。

（4）需使用滤线器。

（5）中心线：中心线水平投射，经第 5 胸椎垂直暗盒射入探测器。

（6）呼吸方式：深吸气后屏气曝光。注意曝光前对被检者进行呼吸训练，避免重复曝光。

4. 再次核对被检者信息，选择检查部位：胸部后前位。设置曝光条件，X 射线管容量充足的情况下，选择最短曝光时间。管电压 90～125 kV，管电流 5～20 mA，也可选用自动控制曝光、系统预设参数（管电压、管电流、摄影时间）。

5. 影像显示：显示胸部正位影像，包括胸廓、双侧肺野、纵隔及双侧肋膈角），两侧胸锁关节对称，第 1～4 胸椎体清晰可见，中下段胸椎隐约可见，肩胛骨投影于肺野之外；双肺尖在锁骨上方充分显示，肺门位于肺内带中部，肺门结构可辨，肺野密度适中，肺纹理由肺门呈放射状伸向肺野，层次清晰，心脏居中偏左，心脏大血管边缘及膈肌锐利，肋骨纹理清晰（图 2-19-5）。

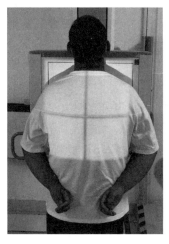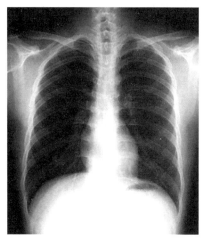

图 2-19-4　胸部后前位体位　　　图 2-19-5　正常胸部后前位影像

6. 注意事项

(1)胸部摄影检查前,应先嘱被检者清除胸部高密度异物,以及可能会影响成像质量的衣物。若被检者无自主意识或不能配合本次检查,应与被检者或家属进行必要的交流沟通,争取最佳配合,暴露被检部位。若被检者所着衣物不符合摄影要求,同时拒绝更换科室提前准备好的纯棉质衣物,技师应向被检者说明更换衣物的原因,以及衣物不符合要求时摄影会导致的问题(如可能出现病变部位与异物影像重叠从而导致病变影像无法观察,造成漏诊或误诊的后果)。若被检者仍拒绝更换衣物,则不可为其做摄影检查,并应嘱被检者返家更换合适的衣物再行摄影检查。

(2)照片显示内容应符合标准胸片要求。

(3)两手背置于髋部,双肘内旋的主要目的是使双侧肩胛骨影像会向外侧移动,从而投影在肺野之外,减少与肺野的重叠,也有利于更好地显示肺野。

(4)胸部摄影首选后前位,即应使前胸壁紧贴摄影架。心脏位于胸骨后方,处于前纵隔内。拍摄后前位可使心脏距离探测器更近从而减少心影放大率,并减少心影与肺野的重叠,有利于对肺野的观察,同时,这种体位可以有效抑制前胸壁的呼吸运动伪影,结合短时曝光,有利于抑制心脏大血管波动性运动伪影。肩胛骨在后前位时距离探测器更远,会有较明显的影像放大,结合使肩胛骨向前外侧拉动的摄影体位,双侧肩胛骨影像会向外侧移动,从而投影在肺野之外,减少与肺野的重叠,也有利于更好地显示肺野。

(5)应采用高电压摄影,滤线栅比值不小于 10∶1。胸部高千伏摄影的优点有:①可以减少纵隔、横膈与肺组织对 X 射线的吸收差异。80 ~ 90 kV,其 X 射线透过比率为 1∶2 000 以上;120 kV,其 X 射线透过比率为 1∶400;140 kV,其 X 射线透过比率为 1∶300。②可增加与心脏、纵隔、横膈重叠的肺组织影像的显示能力。③可抑制肋骨与肺野的对比,使肺纹理能从肺门到末梢连续追踪,突出与肋骨相重叠的肺部病变。④有助于均衡于胸部照片中各组织之间的密度差异,在不破坏肺野影像的同时,能"看穿"致密的纵隔、心影、横膈后的肺纹理信息,呈现一种"概观摄影"的效果。

(6)胸部后前位曝光时,应采用深吸气后屏气的呼吸方式,即先嘱被检者深吸气后屏气,在屏气状态下曝光,并尽量缩短曝光时间。深吸气可使肺组织含气量增加,使其与周围组织的影像对比度增加;深吸气可使胸廓扩张,肋间隙变宽,膈肌下降,纵隔相对变狭长,从而增加肺野的显示范围。应在提前对被检者进行呼吸训练,并且为胸式呼吸,因此做呼吸训练的时候,一定要观察被检者的胸廓起伏状况。

(7)在不影响成像质量的前提下,使用防护器材,为被检者做好必要放射防护措施。

(8)在整个操作过程中,应注意保护被检者的隐私。无关人员不得在检查室及操作间停留,操作技师应避免与被检者非摄影必要的接触。

(9)重症患者及婴幼儿可采取半卧位或仰卧正位摄影。

(10)优质胸片评价标准:两胸锁关节对称;双侧肩胛骨投影与肺野之外;两侧肋膈角清晰锐利;两锁骨仅与肺尖下 1/3 重叠;图像布局合适。

7. 进行图像后处理、标记图像左右。若为 CR 系统,将 IP 插入影像阅读处理器,读取图像信息;将采集到的 X 射线图像上传到后处理工作站进行图像后处理,再送入 PACS 系统。若为 DR 系统,摄影后将图像送入 PACS 系统。

8. 冲洗或打印照片,观察 X 射线照片显示部位及评价照片质量。甲级片:①严格按申请单要求,所摄部位应无丢失;②投照条件适宜,对比度、锐利度好,组织层次基本清楚;③位置正确,中心线、检查部位、胶片三者关系准确无误;④不能有体外异物影、伪影及显影过度或不足;⑤日期、号码、左右标记排列整齐、无误。乙级片:符合甲级片标准的 3~4 条,其中必须具备前 3 条。丙级片:符合甲级片标准的前 2 条,但不影响诊断者。废片:不能用于诊断。

9. 嘱被检者更换衣物,带好个人随身物品,指引被检者离开。检查结束后,询问被检者拍摄过程中是否有不适,交代检查后的注意事项及取片时间与地点,注意对被检者的人文关怀。

### (三)胸部侧位摄影

1. 摄影目的:观察心脏大血管的形态及其后方肺组织和前后肋膈角等影像,结合正位片确定病变部位,了解纵隔内病变部位等,常作为正位片的补充。

2. 摄影前准备

(1)认真核对 X 射线摄影检查申请单,了解病情,明确检查目的和摄影部位。检查目的、摄影部位不清的申请单,应与临床医师核准确认。

(2)根据检查部位选择适宜尺寸的胶片与暗盒。X 射线照片标记正确、无误、齐全。

(3)开机预热,拟定并调整摄影条件。

(4)检查前指导被检者去除照射野内不符合摄影要求的衣物或饰品。嘱被检者将长发盘于头顶避免进入照射野。男性被检者可赤裸上身。女性需去胸罩,只保留一层棉质单衣即可。也可更换提前准备好的纯棉质衣物。

(5)针对检查部位,准备适当的被检者防护物品。尤其注意对育龄妇女及儿童的性腺及甲状腺等器官的 X 射线防护。

(6)注意保护被检者个人隐私。除必要的陪护外,被检者家属及其他候诊者一律等候于候诊区外,不允许进入检查室。

3.体位设计

（1）体位（图2-19-6）

1）被检者侧立于摄影架前，常规为右侧胸壁侧紧贴探测器，身体正中矢状面与探测器平行，身体腋中线对准探测器中线。

2）根据被检者身高调节立位摄影架高度，嘱被检者双足分开与肩同宽，保持身体稳定。

3）嘱被检者两眼向前平视，两臂上举屈肘交叉抱对侧肘部，使肩部尽量不与肺部重叠。

4）照射野上缘平第7颈椎，下缘包括后肋膈角，前、后缘分别包括前胸壁及后背皮肤。

5）叮嘱被检者曝光时保持体位静止不变。

（2）成人胸部侧位摄影距离150 cm。

（3）需使用滤线器。

（4）中心线：对准腋中线第6胸椎水平垂直射入探测器。

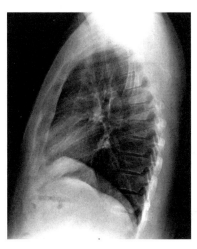

图2-19-6 胸部侧位体位

（5）呼吸方式：深吸气后屏气曝光。注意曝光前对被检者进行呼吸训练，避免重复曝光。

4.再次核对被检者信息，选择检查部位：胸部后前位。设置曝光条件，X 射线管容量充足的情况下，选择最短曝光时间。管电压90～125 kV，管电流5～20 mA，也可选用自动控制曝光、系统预设参数（管电压、管电流、摄影时间）。

5.影像显示：显示胸部侧位影像，包括肺尖、前后胸壁、膈肌及后肋膈角，胸骨及胸椎呈侧位像，膈肌前高后低。从颈部到气管分叉部，能连续追踪到气管影像，心脏大血管居中偏前，心前、后间隙、肺野清晰（图2-19-7）。

图2-19-7 正常胸部侧位影像

6. 注意事项

（1）胸部摄影检查前，应先嘱被检者清除胸部高密度异物，以及可能会影响成像质量的衣物，具体可参照胸部后前位摄影相关处理方式。

（2）肩胛骨影像位于肺野之外。肺野密度适中，肺纹理由肺门呈放射状伸向肺野，层次清晰。两侧后肋膈角清晰锐利。

（3）检者两眼向前平视，两臂上举屈肘交叉抱对侧肘部时，两侧前臂应在头顶部交叉，避免在被检者前额或枕部交叉。如被检者不能按此标准动作摆放，亦可使被检者双臂伸直上举。

（4）照射野前后缘不可太小，应考虑被检者进行深吸气后胸廓扩张，保证包括前胸壁及后背皮肤。

（5）胸部摄影首选站立位，重症患者及婴幼儿可采取侧卧位或仰卧水平侧位摄影。

（6）应采用高电压摄影，滤线栅比值不小于 10：1。胸部高千伏摄影可以减少纵隔、横膈与肺组织对 X 射线的吸收差异；可增加与心脏、纵隔、横膈重叠的肺组织影像的显示能力；可抑制肋骨与肺野的对比，使肺纹理能从肺门到末梢连续追踪，突出与肋骨相重叠的肺部病变；有助于均衡于胸部照片中各组织之间的密度差异，在不破坏肺野影像的同时，能"看穿"致密的纵隔、心影、横膈后的肺纹理信息，呈现一种"概观摄影"的效果。

（7）胸部侧位曝光时，应采用深吸气后屏气的呼吸方式，即先嘱被检者深吸气后屏气，在屏气状态下曝光，并尽量缩短曝光时间。深吸气可使肺组织含气量增加，使其与周围组织的影像对比度增加；深吸气可使胸廓扩张，肋间隙变宽，膈肌下降，从而增加肺野的显示范围。应提前对被检者进行呼吸训练，并且为胸式呼吸，因此做呼吸训练的时候，一定要观察被检者的胸廓起伏状况。

（8）在不影响成像质量的前提下，使用防护器材，为被检者做好必要放射防护措施。

（9）在整个操作过程中，应注意保护被检者的隐私。无关人员不得在检查室及操作间停留，操作技师应避免与被检者非摄影必要的接触。

7. 进行图像后处理、标记图像左右。若为 CR 系统，将 IP 插入影像阅读处理器，读取图像信息；将采集到的 X 射线图像上传到后处理工作站进行图像后处理，再上传 PACS 系统。若为 DR 系统，摄影后将图像上传 PACS 系统。

8. 冲洗或打印照片，观察 X 射线照片显示部位及评价照片质量。详细标准参照胸部后前位相应内容。甲级片：①严格按申请单要求，所摄部位应无丢失；②投照条件适宜，对比度、锐利度好，组织层次基本清楚；③位置正确，中心线、检查部位、胶片三者关系准确无误；④不能有体外异物影、伪影及显影过度或不足；⑤日期、号码、左右标记排列整齐、无误。乙级片、丙级片、废片详细标准参照胸部后前位相应内容。

9. 嘱被检者更换衣物，带好个人随身物品，指引被检者离开。检查结束后，询问被检者拍摄过程中是否有不适，交代检查后的注意事项及取片时间与地点，注意对被检者的人文关怀。

## 【实训记录】

实训记录见表 2-19-1 ~ 表 2-19-3。

表 2-19-1　骨盆 X 射线摄影实训记录

| 摄影体位 | 焦点大小 | 管电压/kV | 管电流/mA | 曝光时间/s | FFD/cm | 滤线栅(有/无) |
|---|---|---|---|---|---|---|
| 胸部后前位 | | | | | | |
| 胸部侧位 | | | | | | |

表 2-19-2　胸部后前位摄影照片质量分析统计

| 影响因素 | 图像表现 | 存在问题及照片级别 |
|---|---|---|
| 技术人员操作技能和水平 | 摆位不当,异物重叠,兴趣区丢失、失真和歪斜,兴趣区细节模糊不清 | |
| 机器性能 | 探测器预热不够导致噪声过大 | |
| 摄影技术参数 | 曝光过度和不足,导致图像灰雾度大,对比度及锐利度降低或图像噪声大 | |
| 激光相机 | 照片被相机辊轴污物粘连 | |
| 图像后处理 | 分辨率不够,兴趣区过黑或过白 | |

表 2-19-3　胸部侧位摄影照片质量分析统计

| 影响因素 | 图像表现 | 存在问题及照片级别 |
|---|---|---|
| 技术人员操作技能和水平 | 摆位不当,异物重叠,兴趣区丢失、失真和歪斜,兴趣区细节模糊不清 | |
| 机器性能 | 探测器预热不够导致噪声过大 | |
| 摄影技术参数 | 曝光过度和不足,导致图像灰雾度大,对比度及锐利度降低或图像噪声大 | |
| 激光相机 | 照片被相机辊轴污物粘连 | |
| 图像后处理 | 分辨率不够,兴趣区过黑或过白 | |

注:优质 X 射线照片必须满足诊断要求。从 X 射线摄影技术上来分析,应具备以下条件。①适当的密度;②良好的对比度;③鲜明的锐利度;④正确的几何投影;⑤尽量少的噪声。甲级片标准:①位置正确;②对比度、清晰度良好;③无异物伪影,无污染、划痕、粘连等;④充分显示解剖结构、形态,提供满意的诊断依据。其中 1 项不符合为乙级片,2～3 项不符合为丙级片,各种技术原因导致不能作为诊断依据的为废片。

【实训讨论】

1. 胸部后前位、胸部侧位 X 射线摄影,体位设计分别是什么?

2. 胸部摄影时,为什么要深吸气后屏气曝光?

3. 申请单中的被检者摄影体位 X 射线照片主要观察什么内容?

【实训视频】

胸部后前位摄影体位

胸部侧位摄影体位

【评分标准】

**胸部后前位摄影评分标准**

| 项目总分 | 考核内容 | 分值 | 评分标准 | 得分 |
|---|---|---|---|---|
| 准备质量标准<br>（20分） | 1.详细阅读申请单,核对被检者姓名、性别、检查部位 | 6分 | 未核对者扣6分 | |
| | 2.检查室温、空气湿度,接通设备电源、开机;观察电源电压是否正常 | 6分 | 缺一项扣1分 | |
| | 3.检查接收器（FPD/IP）位置是否正确、打印机状态是否正常 | 4分 | 不符合要求每项扣2分 | |
| | 4.去除被检者身上金属等高密度异物 | 4分 | 未做扣4分 | |
| 操作质量标准<br>（70分） | 1.移动 X 射线管,焦-片距离调整在150～180 cm 范围内 | 7分 | 根据情况酌情扣分 | |
| | 2.将 X 射线中心线对准床下滤线栅中心,调整照射野 | 10分 | 根据情况酌情扣分 | |
| | 3.录入被检者信息。录入被检者姓名、年龄、体重、病史等信息 | 3分 | 未做扣3分 | |
| | 4.被检者摄影体位中点对准台面中线。叮嘱被检者曝光时保持体位静止不变 | 6分 | 一项未做扣3分 | |
| | 5.被检者站立于摄影架前,背向 X 射线管,身体正中矢状面与探测器正中线重合并垂直。根据被检者身高调节立位摄影架高度,使被检者双足分开与肩同宽,保持身体稳定,前胸壁紧贴探测器。嘱被检者头稍上仰,下颌置于立位摄影架颌托上。双肩放松下垂,使锁骨成水平位,肘部弯曲,双手背置于同侧髋部,上臂及肘部尽量内旋使肩胛骨向外牵拉,避免与肺野重叠。深吸气后屏气曝光 | 9分 | 一项未做扣3分 | |

续表

| 项目总分 | 考核内容 | 分值 | 评分标准 | 得分 |
|---|---|---|---|---|
| 操作质量标准<br>（70 分） | 6. 中心线对准第 5 胸椎水平垂直射入 | 6 分 | 根据情况酌情扣分 | |
| | 7. IR 上缘超出肩峰部皮肤 3 cm，下缘包括两侧侧肋膈角，两侧缘包括双侧胸壁皮肤 | 4 分 | 根据情况酌情扣分 | |
| | 8. 对非照射部位进行射线防护 | 5 分 | 未做扣 5 分 | |
| | 9. 设置曝光条件，管电压和管电流正确，也可选用自动控制曝光 | 8 分 | 根据情况酌情扣分 | |
| | 10. 手闸曝光，曝光期间观察曝光指示灯是否正常 | 6 分 | 未做扣 6 分 | |
| | 11. 曝光结束，记录摄影条件，预览图像，判断图像质量是否合格 | 6 分 | 未做扣 6 分 | |
| 图像后处理及存储质量标准<br>（10 分） | 1. 在 CR/DR 系统中新建检查项目，录入被检者信息，选择检查部位、体位，点击"确认"键，进入曝光界面 | 2 分 | 未做扣 2 分 | |
| | 2. CR 系统用条码扫描仪对 IP 的条码窗进行信息读取。将扫描后的 IP 插入激光扫描仪，读取影像信息 | 2 分 | 未做扣 2 分 | |
| | 3. 获得图像后，对图像进行后处理，调节亮度、剪裁、标记，并对多幅图像进行排版。影像显示能满足诊断学要求 | 2 分 | 根据情况酌情扣分 | |
| | 4. 确认图像信息，存储、传输、打印照片 | 2 分 | 未做扣 2 分 | |
| | 5. 退回至主界面，按顺序关机 | 2 分 | 未做扣 2 分 | |

**胸部侧位摄影评分标准**

| 项目总分 | 考核内容 | 分值 | 评分标准 | 得分 |
|---|---|---|---|---|
| 准备质量标准<br>（20 分） | 1. 详细阅读申请单，核对被检者姓名、性别、检查部位 | 6 分 | 未核对者扣 6 分 | |
| | 2. 检查室温、空气湿度，接通设备电源、开机；观察电源电压是否正常 | 6 分 | 缺一项扣 1 分 | |
| | 3. 检查接收器（FPD/IP）位置是否正确、打印机状态是否正常 | 4 分 | 不符合要求每项扣 2 分 | |
| | 4. 去除被检者身上金属等高密度异物 | 4 分 | 未做扣 4 分 | |

续表

| 项目总分 | 考核内容 | 分值 | 评分标准 | 得分 |
|---|---|---|---|---|
| 操作质量标准<br>（70 分） | 1. 移动 X 射线管,焦-片距离调整在 150～180 cm 范围内 | 7 分 | 根据情况酌情扣分 | |
| | 2. 将 X 射线中心线对准床下滤线栅中心,调整照射野 | 10 分 | 根据情况酌情扣分 | |
| | 3. 录入被检者信息。录入被检者姓名、年龄、体重、病史等信息 | 3 分 | 未做扣 3 分 | |
| | 4. 被检者摄影体位中点对准台面中线。叮嘱被检者曝光时保持体位静止不变 | 6 分 | 一项未做扣 3 分 | |
| | 5. 被检者侧立于摄影架前,常规为右侧胸壁侧紧贴探测器,身体正中矢状面与探测器平行,身体腋中线对准探测器中线。根据被检者身高调节立位摄影架高度,嘱被检者双足分开与肩同宽,保持身体稳定。嘱被检者两眼向前平视,两臂上举屈肘交叉抱对侧肘部,使肩部尽量不与肺部重叠。深吸气后屏气曝光 | 9 分 | 一项未做扣 3 分 | |
| | 6. 中心线对准第 6 胸椎水平垂直射入 | 6 分 | 根据情况酌情扣分 | |
| | 7. IR 上缘平第 7 颈椎,下缘包括后肋膈角,前、后缘分别包括前胸壁及后背皮肤 | 4 分 | 根据情况酌情扣分 | |
| | 8. 对非照射部位进行射线防护 | 5 分 | 未做扣 5 分 | |
| | 9. 设置曝光条件,管电压和管电流正确,也可选用自动控制曝光 | 8 分 | 根据情况酌情扣分 | |
| | 10. 手闸曝光,曝光期间观察曝光指示灯是否正常 | 6 分 | 未做扣 6 分 | |
| | 11. 曝光结束,记录摄影条件,预览图像,判断图像质量是否合格 | 6 分 | 未做扣 6 分 | |
| 图像后处理及存储质量标准<br>（10 分） | 1. 在 CR/DR 系统中新建检查项目,录入被检者信息,选择检查部位、体位,点击"确认"键,进入曝光界面 | 2 分 | 未做扣 2 分 | |
| | 2. CR 系统用条码扫描仪对 IP 的条码窗进行信息读取。将扫描后的 IP 插入激光扫描仪,读取影像信息 | 2 分 | 未做扣 2 分 | |
| | 3. 获得图像后,对图像进行后处理,调节亮度、剪裁、标记,并对多幅图像进行排版。影像显示能满足诊断学要求 | 2 分 | 根据情况酌情扣分 | |
| | 4. 确认图像信息,存储、传输、打印照片 | 2 分 | 未做扣 2 分 | |
| | 5. 退回至主界面,按顺序关机 | 2 分 | 未做扣 2 分 | |

## 【知识拓展】

### (一)肺侧卧后前位

1. 摄影体位:患者侧卧于摄影台上,有少量胸腔积气者患侧在上,有少量胸腔积液者患侧在下。探测器横放竖立,紧靠前胸,并以上方手臂抱住,使探测器固定。靠台面侧的手臂前伸或高举过头,胸部与台面中间可用棉垫垫起,以抬高胸部,使整个胸部能包括在胶片内。

2. 中心线:对准第 5 胸椎水平垂直射入。

3. 用途:①此位置可用于检查少量胸腔积液,这是因为积液少于 200 mL 时,在普通后前位照片上被横膈顶部遮蔽,常不能发现。②能测得空洞的大小,并能观察空洞内有无液体存在。③对少量气胸或液气胸的病例,可利用此位置摄影,观察肺压缩情况。

### (二)床旁胸部摄影

1. 摄影目的:观察危重或无法搬动患者的胸部情况(感染、积液、术后等)。

2. 摄影前准备

(1)联系医嘱医师,了解病情和检查目的,除去可能影响检查的床旁物品。

(2)观察患者情况,与患者家属沟通并取得配合,最好使患者呈坐位或半卧位进行摄影。

3. 体位设计:常规采用前后位,患者双臂放于身体两侧(仰卧前后位),IP 置于患者背部,当采用坐位或半坐位时,需用枕头或软垫支撑背部,双臂内旋置于髋后;IP 长轴与躯干长轴重合,IP 上缘超出两肩 5 cm,两侧包括双侧胸壁皮肤,人体冠状面平行于 IP。

常规采用吸气后屏气曝光,呼吸状态不良或障碍的患者,可采用平静吸气后屏气,危重患者不要拔出氧气管,并在申请单上注明患者情况。

4. 中心线:调整 X 射线管倾角,使中心线垂直于 IP,对准胸骨角下缘第 5、6 胸椎平面射入。

5. 摄影距离:标准距离 100 ~ 120 cm。

6. 摄影条件:管电压 75 ~ 85 kV(滤线栅),65 ~ 70 kV(不使用滤线栅)。

7. 摄影后处理:床旁 DR 摄影后,应立即与临床医师共同预览、调整影像;床旁屏-片系统或 CR 应及时处理。

8. 影像质量基本评定

(1)肺野内无异物影像,某些不能去除的、可识别的医疗诊治物品,在不影响诊断的情况下允许保留,需在申请单上注明。

(2)双侧胸锁关节对称,双侧锁骨位于同一平面且无上抬,双侧肩胛骨投影在肺野外带。

(3)肺纹理可见,双侧膈面及肋膈角边缘清晰。

(4)透过心影隐约可见其后方的胸椎,影像灰雾度不影响肺内结构和液气平面的显示。

(5)双侧肺野密度基本相等。

9. 注意事项

(1)重症患者检查过程中,应时刻注意其移动时反应,保持氧气通道和心电监护连线畅通,整个过程中需有病房医师和(或)护士在场。

(2)若使用滤线栅,摄影距离应控制在栅焦距的±25% 范围。

(3)当医嘱要求重点显示肺内液平面情况时,应采用坐位或半坐位,射线从水平方向射入并适当加大曝光条件。

## 【课后习题】

1.胸部高电压摄影,滤线栅的栅比不应小于(　　　)

　　A.8∶1　　　　　　　　　B.10∶1　　　　　　　　　C.12∶1

　　D.16∶1　　　　　　　　E.16∶1

2.关于胸部正位摄影的叙述,正确的是(　　　)

　　A.后前位比前后位心脏放大率大

　　B.RAO 称第二斜位

　　C.主动脉弓投影于右上肺野

　　D.吸气时横膈上升

　　E.胸锁关节在后前位,与第4后肋相重

3.胸部常规摄影,采用后前位的原因包括 (　　　)(多选)

　　A.心脏靠近前胸壁　　　　　　　　B.心脏靠近后胸壁

　　C.避免心脏影像放大失真　　　　　D.避免肺脏影像遮盖心脏

　　E.避免心脏影像遮盖肺脏

4.胸部摄影,FFD 选用 180 cm 的原因是避免因(　　　)引起的影像放大。

　　A.左右径较窄、前后径较薄　　　　B.左右径较厚、前后径较宽

　　C 左右径较短、前后径较长　　　　D.左右径较扁、前后径较窄

　　E.左右径较宽、前后径较厚

5.胸部侧位摄影标准影像显示,以下错误的是(　　　)

　　A.照片中无组织遮盖部分呈漆黑

　　B.第4胸椎以下椎体清晰可见,并呈侧位投影

　　C.从颈部到气管分叉部能连续追踪到气管影像

　　D.心脏、主动脉影像无法显示

　　E.胸骨两侧缘重叠良好

**参考答案:**

1.C　2.E　3.ACE　4.E　5.D

(黄　巍)

> **任务二十**

# 膈上肋骨前后位、膈下肋骨前后位、肋骨斜位

## 【课前预习】

1. 自主学习:肋骨起于胸椎两侧,左右对称,共 12 对。X 射线胸片上多能见到 10 对,第 11、12 肋骨不易显示。胸骨后段呈水平向外走行,前段自外上向内下倾斜走行形成肋弓。肋骨后端以肋骨小头及肋骨结节与胸椎及胸椎横突相连。第 11、12 肋骨无肋软骨,也不与胸骨相连,呈游离状称为浮肋。肋骨斜位是肋骨 X 射线摄影常用的体位之一,该体位主要用以观察腋区肋骨骨质情况,对于无错位或轻度错位、隐匿性骨折,在胸部正位片难以显示。胸部肋骨双斜位投照刚好弥补正位片的不足。

肋软骨未钙化时在 DR 正位片上不显影,表现为肋骨前端游离。肋软骨钙化于 20 ~ 30 岁开始出现。钙化常始于第 1 肋,以后由下往上依次发生,第 2 肋软骨最后钙化。钙化的肋软骨显示为在肋骨与胸骨间连续的片状、条状或块状高密度影,沿肋骨走向分布。有时表现为肋软骨内部上的斑点状高密度影,容易误认为是肺部病变。

2. 自我检测

(1)最易发骨折的肋骨是(　　　)

    A. 第 1 ~ 2 肋　　　　　　B. 第 2 ~ 3 肋　　　　　　C. 第 3 ~ 4 肋

    D. 第 4 ~ 7 肋　　　　　　E. 第 8 ~ 9 肋

(2)人体一共有多少对肋骨(　　　)

    A. 10 对　　　　　　　　B. 11 对　　　　　　　　C. 12 对

    D. 13 对　　　　　　　　E. 14 对

**参考答案:**

(1)D　(2)C

3.根据检查申请单回答问题。

**×××医院 X 射线检查申请单**

申请科室:急诊科　　执行科室:普放室　　X 射线号:××××××

| 姓名:张×× 性别:男 年龄:46 岁 门诊号:×××××× |
| --- |
| 项目:数字 X 射线摄影(DR) |
| 检查部位:胸部 |
| 主诉:胸部疼痛 3 h<br>病历摘要:左胸部撞伤,胸部疼痛<br>临床诊断:怀疑肋骨骨折<br>检查目的与要求:怀疑肋骨骨折,明确是否有肋骨骨折 |
| 重要告知:X 射线、CT 检查有辐射危险,婴幼儿请慎重检查,妊娠 3 个月内禁止检查<br>同意请签字:　　　　　联系方式:<br>申请医师:<br>申请日期: |

问题:

(1)根据以上 X 射线检查申请单信息,作为影像技师应如何进行 X 射线检查?

(2)该项检查的检查目的和要求有哪些?

## 【知识目标】

1.了解膈上肋骨影像解剖结构。

2.熟悉肋骨常见病变的影像诊断。

3.掌握膈上肋骨前后位、膈下肋骨前后位、肋骨斜位摄影流程及要点。

## 【能力目标】

1.能操作 X 射线检查设备,选择合适的胸部摄影条件。

2.能按照胸部摄影规程进行膈上肋骨前后位、膈下肋骨前后位、肋骨斜位摄影。

3.学会对图像进行后处理,获得符合诊断要求的影像。

## 【素质目标】

1.通过胸部摄影规程练习,培养学生养成严谨认真的工作作风,注意射线防护,关爱患者。

2.通过学习胸部摄影的操作标准,培养学生树立团队协作精神。

## 【实训目的】

1.能正确且熟练使用 X 射线设备。

2.掌握膈上肋骨前后位、膈下肋骨前后位、肋骨斜位摄影方法。

3.能够正确对 X 射线照片进行质量评价。

# 【实训步骤】

## （一）概述

1.在带教指导老师的引导下,学生对膈上肋骨前后位、膈下肋骨前后位、肋骨斜位的理论相关知识进行归纳、总结。

2.在带教指导老师的指导下,根据课前 X 射线检查申请单分组,学生分为检查者和被检者进行角色扮演,掌握膈上肋骨前后位、膈下肋骨前后位摄影、肋骨斜位摄影目的、体位设计、中心线、呼吸方式及影像显示知识点。

3.设备准备(以 DR 系统为例)

(1)启动设备:检查室温及空气湿度;接通总电源,打开 X 射线设备控制器电源,按下控制台开机按钮,接通电脑主机电源。打开工作站、报告打印机及胶片打印机。

(2)启动系统:检查设备存储空间,确认 X 射线设备处于正常工作状态。输入用户名、密码登录应用软件系统。

4.被检者准备

(1)检查前了解被检者的基本情况,数字 X 射线摄影时做好被检者基本信息录入工作。明确检查要求,与被检者或家属进行必要的交流沟通争取最佳配合,暴露被检部位(去除可能重叠在下腹部的物品,如衣服拉链、扣、腰带等,必要时更衣),做好被检者安置。

(2)呼吸训练。对被检者进行呼吸训练,告知被检者听从指令进行呼吸及屏气。

(3)叮嘱被检者曝光时保持体位静止不变。

(4)除必要的陪护外,被检者家属及其他候诊者一律等候于候诊区,不允许进入检查室。

(5)注意保护被检者个人隐私。

5.检查步骤

(1)仔细阅读申请单,并核对被检者基本信息,明确被检者的本次检查部位。

(2)登记被检者信息:进行 DR 时,若被检者已在登记分诊处进行信息登记,则可直接打开"患者列表"界面,选中被检者,进入摄影检查操作界面。若被检者为紧急急诊患者,则应尽快做好被检者基本信息录入工作,病情危重时也可先行简要登记,再稍后补充完整。打开"患者列表"界面,点击"添加新病例"图标。依次输入被检者的检查号、姓名、性别、年龄等信息。点击"确定"。

(3)明确检查部位:选择投照部位,选择"胸部"图标,从列表中选择"膈上肋骨前后位""膈下肋骨前后位"或"肋骨斜位脏左前斜位",选择正确体位进行摆位。

(4)安抚被检者情绪:嘱咐被检者配合检查,进行呼吸训练。

(5)调整摄影参数:调整照射野、选择合适的摄影距离、管电压、管电流进行摄影。

(6)曝光操作:摆位结束后,关闭防护门,回到操作台,拿起曝光手闸,准备曝光,要求手握曝光手闸,拇指轻放于曝光手闸按钮上,其余四指握紧手柄。拇指持续按手闸第一层预备曝光按钮做预备曝光,约 2 s 后曝光控制器响起连续短促的"滴滴滴……"提示音,表示 X 射线管旋转阳极转速已达到曝光要求,同时曝光控制台指示灯亮起(此时 X 射线管并未放出射线),拇指继续按下手闸第二层曝光按钮,此时曝光控制器上曝光指示灯亮起,可听到"滴"提示音,表示 X 射线管按照预设曝光剂量已成功放出射线,此时应抬起拇指并松开手闸,结束曝光。若还有其他部位,改变被检者体位后,再次按照上述步骤进行曝光。曝光结束后,确认图像信息,对图像进行后处理,保存、上传图像信息并进行打印。完成后点击"完成并保存",返回"患者列表"。

(7)引导被检者离开:检查结束后,引导被检者起身下扫描床,并询问被检者拍摄过程中是否有不适,交代注意事项及取片时间,对被检者进行人文关怀。

带教指导老师对其操作过程进行评价,并纠正其操作过程的错误之处。学生通过实践操作,掌握膈上肋骨前后位、膈下肋骨前后位、肋骨斜位摄影目的、体位设计、中心线、呼吸方式、摄影参数、影像显示内容及影像质量控制等任务知识点。

**(二)膈上肋骨前后位**

1. 普通 X 射线摄影:将标记好的铅字正贴于接收器边缘,并将其置于滤线栅下的托盘上。使用 CR 摄影系统时把 IP 置于滤线栅下方的托盘上,使用 DR 摄影时把平板探测器置于摄影床下方。

2. 被检者仰卧于摄影台上,身体正中矢状面垂直台面,双臂上举抱头;IR 上缘包括第 7 颈椎,下缘超出剑突下 3 cm,胸壁外缘在 IR 边缘以内 3 cm。对非照射部位进行射线防护。

3. 调节摄影距离和中心线,摄影距离一般为 70 ~ 100 cm,中心线向足端倾斜 10° ~ 15°,对准环状软骨与剑突连线的中点射入。

4. 根据检查部位和被检者情况,照射野和探测器包括整个胸部。

5. 曝光条件:设置管电压 75 ~ 85 kV、管电流 200 mA、曝光时间 0.2 s,也可选用自动控制曝光。

6. 呼吸方式:深吸气后屏气曝光,曝光后嘱被检者正常呼吸。

7. 进行图像后处理、标记图像左右,CR 和 DR 摄影把图像送入 PACS 系统,冲洗或打印照片,观察 X 射线照片显示部位及评价照片质量(图 2-20-1)。

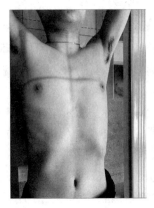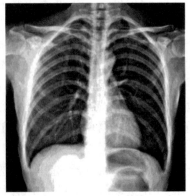

图 2-20-1 膈上肋骨前后位体位及影像

**(三)膈下肋骨前后位摄影**

1. 普通 X 射线摄影:将标记好的铅字正贴于接收器边缘,并将其置于滤线栅下的托盘上。使用 CR 摄影系统时把 IP 置于滤线栅下方的托盘上,使用 DR 摄影时把平板探测器置于摄影床下方。

2. 被检者仰卧于摄影台上,身体正中矢状面垂直台面。并对准探测器中线。上肢上举,下肢屈曲,双足踏于摄影台上。IR 下缘对肋弓下 3 cm 处,对非照射部位进行射线防护。

3. 调节摄影距离和中心线,摄影距离一般为 70~100 cm,中心线向头端倾斜 10°~15°角,经剑突与脐连线中点摄入。

4. 根据检查部位和被检者情况,照射野和探测器上缘包括第 5 胸椎,下缘包括第 3 腰椎,两侧包括腹侧壁外缘。

5. 曝光条件:管电压 75~85 kV、管电流 200 mA、曝光时间 0.2s,也可选用自动控制曝光。

6. 呼吸方式:深吸气后屏气曝光,曝光后嘱被检者正常呼吸。

7. 进行图像后处理、标记图像左右,CR 和 DR 摄影把图像送入 PACS 系统,冲洗或打印照片,观察 X 射线照片显示部位及评价照片质量(图 2-20-2)。

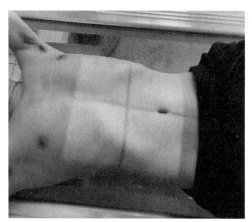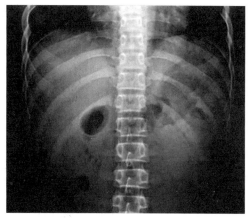

图 2-20-2 膈下肋骨前后位及影像

**(四)肋骨斜位**

1. 普通 X 射线摄影:将标记好的铅字正贴于接收器边缘,并将其置于滤线栅下的托盘上。使用 CR 摄影系统时,把 IP 置于滤线栅下方的托盘上;DR 摄影时把平板探测器置于摄影床下方。

2. 被检者站立于摄影架前,被检侧贴近摄影架,身体冠状面与摄影架呈 45°角,两臂上举抱头,并将脊柱至胸廓外缘连线中点置于 IP 中心。对非照射部位进行射线防护。

3. 调节摄影距离和中心线,摄影距离一般为 70~100 cm,中心线经斜位胸廓中点垂直摄入。

4.根据检查部位和被检者情况,IR 上缘包括第 7 颈椎,下缘包括第 3 腰椎。两侧包括腹侧壁外缘。

5.曝光条件:管电压 75 ~ 85 kV、管电流 200 mA、曝光时间 0.2 s,也可选用自动控制曝光。

6.呼吸方式:深吸气后屏气曝光,曝光后嘱被检者正常呼吸。

7.进行图像后处理、标记图像左右,CR 和 DR 摄影把图像送入 PACS 系统,冲洗或打印照片,观察 X 射线照片显示部位及评价照片质量(图 2-20-3)。

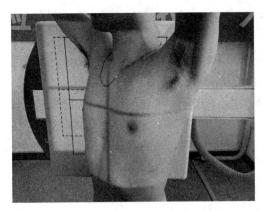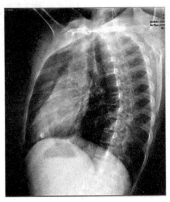

图 2-20-3 肋骨斜位体位及影像

## 【实训记录】

实训记录见表 2-20-1。

表 2-20-1 实训记录

| 摄影体位 | 焦点大小 | 管电压/kV | 管电流/mA | 曝光时间/s | FFD/cm | 滤线栅(有/无) |
|---|---|---|---|---|---|---|
| 膈上肋骨前后位 | | | | | | |
| 膈下肋骨前后位 | | | | | | |
| 肋骨斜位 | | | | | | |

## 【实训讨论】

1.膈上肋骨前后位、膈下肋骨前后位、肋骨斜位 X 射线摄影,体位设计分别是什么?

2.肋骨摄影时,为什么要深吸气后屏气曝光?

3.申请单中的被检者摄影体位 X 射线照片主要观察什么内容?

【实训视频】

膈上肋骨前后位摄影体位

膈下肋骨前后位摄影体位

肋骨斜位摄影体位

【评分标准】

膈上肋骨前后位摄影评分标准

| 项目总分 | 考核内容 | 分值 | 评分标准 | 得分 |
|---|---|---|---|---|
| 准备质量标准<br>（20分） | 1.详细阅读申请单，核对被检者姓名、性别、检查部位 | 6分 | 未核对者扣6分 | |
| | 2.检查室温、空气湿度，接通设备电源、开机；观察电源电压是否正常 | 6分 | 缺一项扣1分 | |
| | 3.检查接收器（FPD/IP）位置是否正确、打印机状态是否正常 | 4分 | 不符合要求每项扣2分 | |
| | 4.去除被检者身上金属等高密度异物 | 4分 | 未做扣4分 | |

续表

| 项目总分 | 考核内容 | 分值 | 评分标准 | 得分 |
|---|---|---|---|---|
| 操作质量标准（70分） | 1. 移动X射线管,焦-片距离调整在100 cm范围内 | 7分 | 根据情况酌情扣分 | |
| | 2. 将X射线中心线对准床下滤线栅中心,调整照射野 | 10分 | 根据情况酌情扣分 | |
| | 3. 录入被检者信息。录入被检者姓名、年龄、体重、病史等信息 | 3分 | 未做扣3分 | |
| | 4. 被检者摄影体位中点对准台面中线。叮嘱被检者曝光时保持体位静止不变 | 6分 | 一项未做扣3分 | |
| | 5. 被检者仰卧于摄影台上,身体正中矢状面垂直台面,双臂上举抱头。平静呼吸下屏气曝光 | 9分 | 一项未做扣3分 | |
| | 6. 中心线向足端倾斜10°～15°,对准环状软骨与剑突连线的中点射入 | 6分 | 根据情况酌情扣分 | |
| | 7. IR上缘包括第7颈椎,下缘超出剑突下3 cm,胸壁外缘在IR边缘以内3 cm | 4分 | 根据情况酌情扣分 | |
| | 8. 对非照射部位进行射线防护 | 5分 | 未做扣5分 | |
| | 9. 设置曝光条件,管电压和管电流正确,也可选用自动控制曝光 | 8分 | 根据情况酌情扣分 | |
| | 10. 手闸曝光,曝光期间观察曝光指示灯是否正常 | 6分 | 未做扣6分 | |
| | 11. 曝光结束,记录摄影条件,预览图像,判断图像质量是否合格 | 6分 | 未做扣6分 | |
| 图像后处理及存储质量标准（10分） | 1. 在CR/DR系统中新建检查项目,录入被检者信息,选择检查部位、体位,点击"确认"键,进入曝光界面 | 2分 | 未做扣2分 | |
| | 2. CR系统用条码扫描仪对IP的条码窗进行信息读取。将扫描后的IP插入激光扫描仪,读取影像信息 | 2分 | 未做扣2分 | |
| | 3. 获得图像后,对图像进行后处理,调节亮度、剪裁、标记,并对多幅图像进行排版。影像显示能满足诊断学要求 | 2分 | 根据情况酌情扣分 | |
| | 4. 确认图像信息,存储、传输、打印照片 | 2分 | 未做扣2分 | |
| | 5. 退回至主界面,按顺序关机 | 2分 | 未做扣2分 | |

膈下肋骨前后位摄影评分标准

| 项目总分 | 考核内容 | 分值 | 评分标准 | 得分 |
|---|---|---|---|---|
| 准备质量标准（20 分） | 1. 详细阅读申请单,核对被检者姓名、性别、检查部位 | 6 分 | 未核对者扣 6 分 | |
| | 2. 检查室温、空气湿度,接通设备电源、开机;观察电源电压是否正常 | 6 分 | 缺一项扣 1 分 | |
| | 3. 检查接收器(FPD/IP)位置是否正确、打印机状态是否正常 | 4 分 | 不符合要求每项扣 2 分 | |
| | 4. 去除被检者身上金属等高密度异物 | 4 分 | 未做扣 4 分 | |
| 操作质量标准（70 分） | 1. 移动 X 射线管,焦-片距离调整在 100 cm 范围内 | 7 分 | 根据情况酌情扣分 | |
| | 2. 将 X 射线中心线对准床下滤线栅中心,调整照射野 | 10 分 | 根据情况酌情扣分 | |
| | 3. 录入被检者信息。录入被检者姓名、年龄、体重、病史等信息 | 3 分 | 未做扣 3 分 | |
| | 4. 被检者摄影体位中点对准台面中线。叮嘱被检者曝光时保持体位静止不变 | 6 分 | 一项未做扣 3 分 | |
| | 5. 被检者仰卧于摄影台上,身体正中矢状面垂直台面。并对准探测器中线。上肢上举,下肢屈曲,双足踏于摄影台上。平静呼吸下屏气曝光 | 9 分 | 一项未做扣 3 分 | |
| | 6. 向头端倾斜 10°~15°角,经剑突与脐连线中点射入 | 6 分 | 根据情况酌情扣分 | |
| | 7. IR 上缘包括第 7 颈椎,下缘包括第 3 腰椎,两侧包括腹侧壁外缘 | 4 分 | 根据情况酌情扣分 | |
| | 8. 对非照射部位进行射线防护 | 5 分 | 未做扣 5 分 | |
| | 9. 设置曝光条件,管电压和管电流正确,也可选用自动控制曝光 | 8 分 | 根据情况酌情扣分 | |
| | 10. 手闸曝光,曝光期间观察曝光指示灯是否正常 | 6 分 | 未做扣 6 分 | |
| | 11. 曝光结束,记录摄影条件,预览图像,判断图像质量是否合格 | 6 分 | 未做扣 6 分 | |

续表

| 项目总分 | 考核内容 | 分值 | 评分标准 | 得分 |
|---|---|---|---|---|
| 图像后处理及存储质量标准（10分） | 1.在CR/DR系统中新建检查项目,录入被检者信息,选择检查部位、体位,点击"确认"键,进入曝光界面 | 2分 | 未做扣2分 | |
| | 2.CR系统用条码扫描仪对IP的条码窗进行信息读取。将扫描后的IP插入激光扫描仪,读取影像信息 | 2分 | 未做扣2分 | |
| | 3.获得图像后,对图像进行后处理,调节亮度、剪裁、标记,并对多幅图像进行排版。影像显示能满足诊断学要求 | 2分 | 根据情况酌情扣分 | |
| | 4.确认图像信息,存储、传输、打印照片 | 2分 | 未做扣2分 | |
| | 5.退回至主界面,按顺序关机 | 2分 | 未做扣2分 | |

## 【知识拓展】

### 肋骨骨折

肋骨骨折以第4~7肋最常见。因其较长且固定,容易折断,第1~3肋骨较短。且有锁骨、肩胛骨和肌肉的保护,很少发生骨折。第8~10肋骨虽然长,但不与胸骨直接连接,而连接于肋弓上。有弹性缓冲,不易折断。第11及12肋骨为浮肋。前端游离不固定,活动都较大,骨折更为少见。但外来强大暴力亦可引起这些肋骨骨折。肋骨骨折可发生在单根或多根肋骨。同一肋骨可在一处或多处折断。甚至多根多处骨折而产生"浮动胸壁",出现反常呼吸运动。

## 【课后习题】

1.肋骨斜位摄影,目的是观察（　　　）

　　A.腋中线,肋骨上斜部骨质情况　　　　　B.腋中线,肋骨弯曲部骨质情况

　　C.腋后线,肋骨弯曲部骨质情况　　　　　D.腋前线,肋骨弯曲部骨质情况

　　E.腋中线,肋骨直线部骨质情况

2.肋骨摄影时,应当使用的呼吸方式是（　　　）

　　A.平静呼吸不屏气　　　　B.深吸气后屏气　　　　C.深呼气后屏气

　　D.平静呼吸下屏气　　　　E.自由呼吸

3.肋骨骨折多见于（　　　）

　　A.中年人　　　　　　　　B.老年人　　　　　　　　C.青年

　　D.少年　　　　　　　　　E.儿童

参考答案:

1.B　2.C　3.B

（武宇轩）

# ▶ 任务二十一

# 心脏大血管左前斜位、心脏大血管右前斜位、心脏大血管正位

## 【课前预习】

1. 自主学习:正常心脏影位于两肺之间,膈肌之上,向前平对胸骨体,向后平对第 5 ~ 8 胸椎。约 2/3 位于胸骨中线左侧,1/3 位于胸骨中线右侧,心尖指向左下。心脏影分左、右两缘。

心脏左缘分为上、中、下 3 段。上段向外突起的部分为主动脉结;中段由主肺动脉干左缘构成,称为肺动脉段。此处向内凹入,又称为心腰部。肺动脉段与左心室缘之间为左心耳,但正常情况下不隆起,X 射线片上不能显示;下段由左心室构成,左心室缘向外下方延伸然后向内,转弯处为心尖部。

心脏右缘分为上、下两段,两者之间有一浅的切迹。上段较陡直,为上腔静脉及升主动脉的复合影。儿童及青少年主要为上腔静脉,老年由于胸主动脉迁曲、扩张、延长,则主要为升主动脉影。其向下进入右心房;下段圆隆,主要由右心房的右壁构成。心缘与膈之间的交角为心膈角,分为左、右两侧。右心膈角区有时可见下腔静脉影,其向上进入右心房。

2. 自我检测

(1)心脏位于胸腔的(　　　)

    A. 上纵隔内　　　　　　　B. 前纵隔内　　　　　　　C. 中纵隔内

    D. 后纵隔内　　　　　　　E. 心包腔内

(2)心脏体位摄影距离是(　　　)

    A. 40 ~ 60 cm　　　　　　B. 75 ~ 100 cm　　　　　　C. 150 ~ 180 cm

    D. 180 ~ 200 cm　　　　　E. 200 cm 以上

参考答案:

(1)C　(2)D

3. 根据检查申请单回答问题。

**×××医院 X 射线检查申请单**

申请科室:急诊科　　　执行科室:普放室　　　X 射线号:××××××

| 姓名:李×× 　　性别:男 　　年龄:77 岁 　　　门诊号:×××××× |
| --- |
| 项目:数字 X 射线摄影(DR) |
| 检查部位:胸部 |
| 主诉:间断性剑突下及胸背痛 1 个月<br>病历摘要:间断性剑突下及胸背痛 1 个月,疼痛呈间歇性发作,可忍受,发作持续 5～10 min。有高压病史 20 年,规则服抗高血压药<br>临床诊断:冠心病<br>检查目的与要求:怀疑冠心病,明确是否有冠心病 |
| 重要告知:X 射线、CT 检查有辐射危险,婴幼儿请慎重检查,妊娠 3 个月内禁止检查<br>同意请签字:　　　　　联系方式:<br>申请医师:<br>申请日期: |

问题:

(1)根据以上 X 射线检查申请单信息,作为影像技师应如何进行 X 射线检查?

(2)该项检查的检查目的和要求有哪些?

## 【知识目标】

1. 了解循环系统影像解剖结构。

2. 熟悉心脏常见病变的影像诊断。

3. 掌握心脏大血管左前斜位、心脏大血管右前斜位、心脏大血管正位摄影流程及要点。

## 【能力目标】

1. 能操作 X 射线检查设备,选择合适的胸部摄影条件。

2. 能按照胸部摄影规程进行心脏大血管左前斜位、心脏大血管右前斜位、心脏大血管正位摄影。

3. 学会对图像进行后处理,获得符合诊断要求的影像。

## 【素质目标】

1. 通过胸部摄影规程练习,培养学生养成严谨认真的工作作风,注意射线防护,关爱患者。

2. 通过学习胸部摄影的操作标准,培养学生树立团队协作精神。

## 【实训目的】

1. 能正确且熟练使用X射线设备。

2. 掌握心脏大血管左前斜位、心脏大血管右前斜位、心脏大血管正位X射线摄影方法。

3. 能够正确对X射线照片进行质量评价。

## 【实训步骤】

### (一)概述

1. 在带教指导老师的引导下,学生对心脏大血管左前斜位、心脏大血管右前斜位、心脏大血管正位的理论相关知识进行归纳、总结。

2. 在带教指导老师的指导下,根据课前X射线检查申请单分组,学生分为检查者和被检者进行角色扮演,掌握心脏大血管左前斜位、心脏大血管右前斜位、心脏大血管正位摄影目的、体位设计、中心线、呼吸方式及影像显示知识点。

3. 设备准备(以DR系统为例)

(1)启动设备:检查室温及空气湿度;接通总电源,打开X射线设备控制器电源,按下控制台开机按钮,接通电脑主机电源。打开工作站、报告打印机及胶片打印机。

(2)启动系统:检查设备存储空间,确认X射线设备处于正常工作状态。输入用户名、密码登录应用软件系统。

4. 患者准备

(1)检查前了解被检者的基本情况,数字X射线摄影时做好被检者基本信息录入工作。明确检查要求,与被检者或家属进行必要的交流沟通争取最佳配合,暴露被检部位(去除可能重叠在胸部的物品,如衣服拉链、纽扣、项链等,必要时更衣),做好被检者安置。

(2)呼吸训练。对被检者进行呼吸训练,告知被检者听从指令进行呼吸及屏气。

(3)叮嘱被检者曝光时保持体位静止不变。

(4)除必要的陪护外,被检者家属及其他候诊者一律等候于候诊区,不允许进入检查室。

(5)注意保护被检者个人隐私。

5. 检查步骤

(1)仔细阅读申请单,并核对被检者基本信息,明确被检者的本次检查部位。

(2)登记被检者信息:进行DR时,若被检者已在登记分诊处进行信息登记,则可直接打开"患者列表"界面,选中被检者,进入摄影检查操作界面。若被检者为紧急急诊患者,则应尽快做好被检者基本信息录入工作,病情危重时也可先行简要登记,再稍后补充完整。打开"患者列表"界面,点击"添加新病例"图标。依次输入被检者的检查号、姓名、性别、年龄等信息。点击"确定"。

(3)明确检查部位:选择投照部位,选择"胸部"图标,从列表中选择"心脏大血管左前斜位""心脏大血管右前斜位"或"心脏大血管正位",选择正确体位进行摆位。

(4)安抚被检者情绪,嘱咐被检者配合检查,进行呼吸训练。

(5)调整摄影参数:调整照射野、选择合适的摄影距离、管电压、管电流进行摄影。

(6)曝光操作:摆位结束后,关闭防护门,回到操作台,拿起曝光手闸,准备曝光,要求手握曝光手闸,拇指轻放于曝光手闸按钮上,其余四指握紧手柄。拇指持续按手闸第一层预备曝光按钮做预备曝光,约2 s后曝光控制器响起连续短促的"滴滴滴⋯⋯"提示音,表示X射线管旋转阳极转速已达到曝光要求,同时曝光控制台指示灯亮起(此时X射线管并未放出射线),拇指继续按下手闸第二层曝光按钮,此时曝光控制器上曝光指示灯亮起,可听到"滴"提示音,表示X射线管按照预设曝光剂量已成功放出射线,此时应抬起拇指并松开手闸,结束曝光。若还有其他部位,改变被检者体位后,再次按照上述步骤进行曝光。曝光结束后,确认图像信息,对图像进行后处理,保存、上传图像信息并进行打印。完成后点击"完成并保存",返回"患者列表"。

(7)引导被检者离开:检查结束后,引导被检者起身下扫描床,并询问被检者拍摄过程中是否有不适,交代注意事项及取片时间,对被检者进行人文关怀。

带教指导老师对其操作过程进行评价,并纠正其操作过程的错误之处。学生通过实践操作,掌握心脏大血管左前斜位、心脏大血管右前斜位、心脏大血管正位摄影目的、体位设计、中心线、呼吸方式、摄影参数、影像显示内容及影像质量控制等任务知识点。

**(二)心脏大血管左前斜位摄影**

1.普通X射线摄影:将标记好的铅字正贴于接收器边缘,并将其置于滤线栅下的托盘上。使用CR摄影系统时把IP置于滤线栅下方的托盘上,使用DR摄影时把平板探测器置于摄影床下方。

2.被检者面向摄影架站立,双足分开。右臂上举抱头,左臂内旋,手背放于髋部,胸部左前方紧贴IP,身体冠状面与IP呈60°~65°,第7颈椎至第1腰椎及两侧胸壁包括在IP内。对非照射部位进行射线防护。

3.调节摄影距离和中心线,摄影距离一般为180~200 cm,中心线对准第6胸椎高度的斜位胸廓水平线中点,垂直于IP射入。

4.选择合适的照射野,根据检查部位和被检者情况,能全部容下被检部位即可。

5.曝光条件:管电压110~125 kV、管电流200 mA、曝光时间0.2 s,也可选用自动控制曝光。

6.呼吸方式:嘱被检者吞服医用硫酸钡后,平静状态下屏气曝光,曝光后嘱被检者正常呼吸。

7.进行图像后处理、标记图像左右,CR和DR摄影把图像送入PACS系统,冲洗或打印照片,观察X射线照片显示部位及评价照片质量(图2-21-1)。

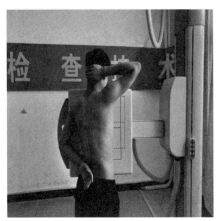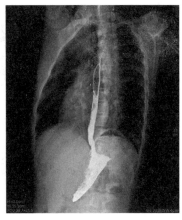

**图 2-21-1　心脏大血管左前斜位体位及影像**

**（三）心脏大血管右前斜位摄影**

1. 普通 X 射线摄影：将标记好的铅字正贴于接收器边缘，并将其置于滤线栅下的托盘上。使用 CR 摄影系统时把 IP 置于滤线栅下方的托盘上，使用 DR 摄影时把平板探测器置于摄影床下方。

2. 被检者面向摄影架站立，双足分开。左臂上举抱头，右臂内旋，手背放于髋部，胸部右前方紧贴 IP，身体冠状面与 IP 呈 45°~55°，第 7 颈椎至第 1 腰椎及双侧胸壁包括在 IP 内。曝光前，被检者需要吞咽一口调制好的钡剂，衬托出食管影像，便于观察左心房后缘情况。右前斜位是确定左心房有无增大的最佳体位。对非照射部位进行射线防护。

3. 调节摄影距离和中心线，摄影距离一般为 180~200 cm，中心线经对准第 6 胸椎高度的腋后线，垂直于 IP 射入。

4. 选择合适的照射野，根据检查部位和被检者情况，能全部容下被检部位即可。

5. 曝光条件：管电压 110~125 kV、管电流 200 mA、曝光时间 0.2 s，也可选用自动控制曝光。

6. 呼吸方式：嘱被检者吞服医用硫酸钡后，平静状态下屏气曝光，曝光后嘱被检者正常呼吸。

7. 进行图像后处理、标记图像左右，CR 和 DR 摄影把图像送入 PACS 系统，冲洗或打印照片，观察 X 射线照片显示部位及评价照片质量（图 2-21-2）。

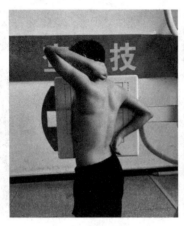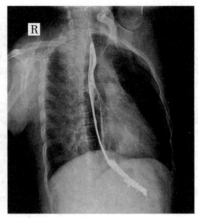

图2-21-2　心脏大血管右前斜位体位及影像

### (四)心脏大血管正位摄影

1.普通 X 射线摄影:将标记好的铅字正贴于接收器边缘,并将其置于滤线栅下的托盘上。使用 CR 摄影系统时把 IP 置于滤线栅下方的托盘上,使用 DR 摄影时把平板探测器置于摄影床下方。

2.被检者面向摄影架站立,双足分开,与肩同宽,前胸紧贴暗盒,身体正中矢状线正对暗盒中线,正中矢状面垂直于 IP。下颌置于 IP 上缘,IP 超出双肩 3 cm,双臂内旋,手背放于髋部,两肘尽量内旋,双肩下垂,第 7 颈椎至第 1 腰椎及双侧胸壁包括在照射野内。对非照射部位进行射线防护。

3.调节摄影距离和中心线,摄影距离一般为 180～200 cm,中心线经对准第 6 胸椎高度的腋后线,垂直于 IP 射入。

4.选择合适的照射野,根据检查部位和被检者情况,能全部容下被检部位即可。

5.曝光条件:管电压 110～125 kV、管电流 200 mA、曝光时间 0.2 s,也可选用自动控制曝光。

6.呼吸方式:嘱被检者平静状态下屏气曝光,曝光后嘱被检者正常呼吸。

7.进行图像后处理、标记图像左右,CR 和 DR 摄影把图像送入 PACS 系统,冲洗或打印照片,观察 X 射线照片显示部位及评价照片质量(图2-21-3)。

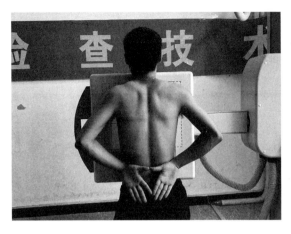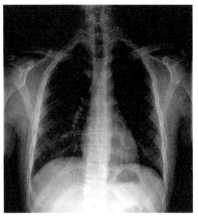

图 2-21-3　心脏大血管正位体位及影像

## 【实训记录】

实训记录见表 2-21-1。

表 2-21-1　实训记录

| 摄影体位 | 焦点大小 | 管电压/kV | 管电流/mA | 曝光时间/s | FFD/cm | 滤线栅(有/无) |
|---|---|---|---|---|---|---|
| 心脏大血管<br>左前斜位 | | | | | | |
| 心脏大血管<br>右前斜位 | | | | | | |
| 心脏大血管<br>正位 | | | | | | |

## 【实训讨论】

1. 心脏大血管左前斜位、心脏大血管右前斜位、心脏大血管正位 X 射线摄影,体位设计分别是什么?

2. 心脏大血管摄影时,为什么要平静状态下屏气曝光?

3. 申请单中的被检者摄影体位 X 射线照片主要观察什么内容?

【实训视频】

心脏大血管左前斜位摄影体位

心脏大血管右前斜位摄影体位

心脏大血管正位摄影体位

【评分标准】

心脏大血管左前斜位摄影评分标准

| 项目总分 | 考核内容 | 分值 | 评分标准 | 得分 |
|---|---|---|---|---|
| 准备质量标准<br>（20分） | 1.详细阅读申请单,核对被检者姓名、性别、检查部位 | 6分 | 未核对者扣6分 | |
| | 2.检查室温、空气湿度,接通设备电源、开机;观察电源电压是否正常 | 6分 | 缺一项扣1分 | |
| | 3.检查接收器（FPD/IP）位置是否正确、打印机状态是否正常 | 4分 | 不符合要求每项扣2分 | |
| | 4.去除被检者身上金属等高密度异物 | 4分 | 未做扣4分 | |

续表

| 项目总分 | 考核内容 | 分值 | 评分标准 | 得分 |
|---|---|---|---|---|
| 操作质量标准<br>（70 分） | 1. 移动 X 射线管，焦−片距离调整为 200 cm | 7 分 | 根据情况酌情扣分 | |
| | 2. 将 X 射线中心线对准床下滤线栅中心，调整照射野 | 10 分 | 根据情况酌情扣分 | |
| | 3. 录入被检者信息。录入被检者姓名、年龄、体重、病史等信息 | 3 分 | 未做扣 3 分 | |
| | 4. 被检者摄影体位中点对准台面中线。叮嘱被检者曝光时保持体位静止不变 | 6 分 | 一项未做扣 3 分 | |
| | 5. 被检者面向摄影架站立，双足分开。右臂上举抱头，左臂内旋，手背放于髋部，胸部左前方紧贴 IP，身体冠状面与 IP 呈 60°～65°。平静呼吸下屏气曝光 | 9 分 | 一项未做扣 3 分 | |
| | 6. 中心线对准第 6 胸椎高度的斜位胸廓水平线中点，垂直射入 | 6 分 | 根据情况酌情扣分 | |
| | 7. IR 上缘超出锁骨 6 cm，下缘达 12 胸椎 | 4 分 | 根据情况酌情扣分 | |
| | 8. 对非照射部位进行射线防护 | 5 分 | 未做扣 5 分 | |
| | 9. 设置曝光条件，管电压和管电流正确，也可选用自动控制曝光 | 8 分 | 根据情况酌情扣分 | |
| | 10. 手闸曝光，曝光期间观察曝光指示灯是否正常 | 6 分 | 未做扣 6 分 | |
| | 11. 曝光结束，记录摄影条件，预览图像，判断图像质量是否合格 | 6 分 | 未做扣 6 分 | |
| 图像后处理及存储质量标准<br>（10 分） | 1. 在 CR/DR 系统中新建检查项目，录入被检者信息，选择检查部位、体位，点击"确认"键，进入曝光界面 | 2 分 | 未做扣 2 分 | |
| | 2. CR 系统用条码扫描仪对 IP 的条码窗进行信息读取。将扫描后的 IP 插入激光扫描仪，读取影像信息 | 2 分 | 未做扣 2 分 | |
| | 3. 获得图像后，对图像进行后处理，调节亮度、剪裁、标记，并对多幅图像进行排版。影像显示能满足诊断学要求 | 2 分 | 根据情况酌情扣分 | |
| | 4. 确认图像信息，存储、传输、打印照片 | 2 分 | 未做扣 2 分 | |
| | 5. 退回至主界面，按顺序关机 | 2 分 | 未做扣 2 分 | |

## 心脏大血管右前斜位摄影评分标准

| 项目总分 | 考核内容 | 分值 | 评分标准 | 得分 |
|---|---|---|---|---|
| 准备质量标准（20分） | 1.详细阅读申请单，核对被检者姓名、性别、检查部位 | 6分 | 未核对者扣6分 | |
| | 2.检查室温、空气湿度，接通设备电源、开机;观察电源电压是否正常 | 6分 | 缺一项扣1分 | |
| | 3.检查接收器（FPD/IP）位置是否正确、打印机状态是否正常 | 4分 | 不符合要求每项扣2分 | |
| | 4.去除被检者身上金属等高密度异物 | 4分 | 未做扣4分 | |
| 操作质量标准（70分） | 1.移动 X 射线管,焦－片距离调整为200 cm | 7分 | 根据情况酌情扣分 | |
| | 2.将 X 射线中心线对准床下滤线栅中心,调整照射野 | 10分 | 根据情况酌情扣分 | |
| | 3.录入被检者信息。录入被检者姓名、年龄、体重、病史等信息 | 3分 | 未做扣3分 | |
| | 4.被检者摄影体位中点对准台面中线。叮嘱被检者曝光时保持体位静止不变 | 6分 | 一项未做扣3分 | |
| | 5.被检者面向摄影架站立,双足分开。左臂上举抱头,右臂内旋,手背放于髋部,胸部右前方紧贴 IP,身体冠状面与 IP 呈45°~55°。嘱被检者吞服医用硫酸钡后,平静状态下屏气曝光,曝光后嘱被检者正常呼吸 | 9分 | 一项未做扣3分 | |
| | 6.中心线对准第6胸椎高度的腋后线,垂直射入 | 6分 | 根据情况酌情扣分 | |
| | 7.IR 上缘超出锁骨 6 cm,下缘达第 12 胸椎 | 4分 | 根据情况酌情扣分 | |
| | 8.对非照射部位进行射线防护 | 5分 | 未做扣5分 | |
| | 9.设置曝光条件,管电压和管电流正确,也可选用自动控制曝光 | 8分 | 根据情况酌情扣分 | |
| | 10.手闸曝光,曝光期间观察曝光指示灯是否正常 | 6分 | 未做扣6分 | |
| | 11.曝光结束,记录摄影条件,预览图像,判断图像质量是否合格 | 6分 | 未做扣6分 | |

续表

| 项目总分 | 考核内容 | 分值 | 评分标准 | 得分 |
|---|---|---|---|---|
| 图像后处理及<br>存储质量标准<br>（10分） | 1. 在 CR/DR 系统中新建检查项目,录入被检者信息,选择检查部位、体位,点击"确认"键,进入曝光界面 | 2分 | 未做扣2分 | |
| | 2. CR 系统用条码扫描仪对 IP 的条码窗进行信息读取。将扫描后的 IP 插入激光扫描仪,读取影像信息 | 2分 | 未做扣2分 | |
| | 3. 获得图像后,对图像进行后处理,调节亮度、剪裁、标记,并对多幅图像进行排版。影像显示能满足诊断学要求 | 2分 | 根据情况酌情扣分 | |
| | 4. 确认图像信息,存储、传输、打印照片 | 2分 | 未做扣2分 | |
| | 5. 退回至主界面,按顺序关机 | 2分 | 未做扣2分 | |

## 【知识拓展】

### 心胸比率

心影最大横径（$T_1+T_2$,心影左、右缘最突出点至胸廓中线的垂直距离之和）与胸廓最大横径（$T$ 经右膈顶平面到两侧胸廓内缘间连线长度）的比率,即（$T_1+T_2$）/$T$,是评价心脏大小的常用指标。

正常成人心胸比率≤0.50,一般垂位心的心胸比率小于0.50;斜位心的心胸比率约为0.50;横位心的心胸比率略大于0.50但不超过0.52。如果心胸比率大于0.52,提示心脏增大。

## 【课后习题】

1. 心脏 X 射线摄影是检查心脏病变的重要手段。下列关于心脏摄影的叙述,错误的是（　　）

　　A. 常规取站立后前位　　　B. 右前斜位应服钡　　　C. 摄影距离为200 cm

　　D. 侧位常规取左侧位　　　E. 深吸气末屏气曝光

2. 心脏右前斜位摄影,身体冠状面与胶片夹角为（　　）

　　A. 15°~20°　　　　　　　B. 25°~35°　　　　　　　C. 35°~40°

　　D. 45°~55°　　　　　　　E. 55°~65°

3. 心脏右前斜位摄影,服钡的目的是观察（　　）

　　A. 右心房压迫食管情况　　B. 右心室压迫食管情况　　C. 左心房压迫食管情况

　　D. 左心室压迫食管情况　　E. 全心压迫食管情况

参考答案:

1. E　2. D　3. C

（武宇轩）

# 腹部仰卧前后位、腹部站立前后位

## 【课前预习】

1. 自主学习:腹部常用"九分法"来进行划分(图2-22-1),分为左季肋区、腹上区、右季肋区;左腰区、脐区、右腰区;左髂区、腹下区、右髂区。腹部仰卧前后位是腹部 X 射线摄影常用的体位之一,该体位主要用以概括观察腹腔脏器,如诊断泌尿系统结石等;腹部站立前后位主要用于临床诊断肠梗阻及胃肠道穿孔等疾病。

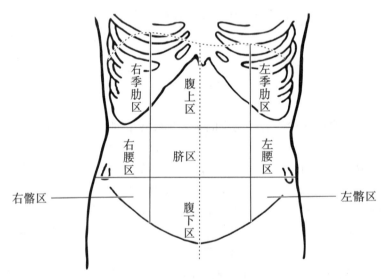

图2-22-1 腹部九分法

(1)以下为解剖结肠上区各个脏器解剖特点

1)肝脏:肝周围的韧带共有7条。在膈面查找冠状韧带(上、下层)、左右三角韧带及镰状韧带,在脏面查找肝十二指肠韧带、肝胃韧带和肝圆韧带。探查肝周围的腹膜腔间隙:右肝上间隙、右肝下间隙、左肝上前间隙、左肝下前间隙和左肝下后间隙。注意各间隙的交通及明确右肝下间隙是在仰卧时腹膜腔在骨盆以上的最低部分,其底为右肾,该间隙亦称肝肾隐窝。观察左肝下后间隙即小网膜囊,探查后明确网膜孔是其唯一对外通道,理解该间隙为最危险间隙。

在肝圆韧带左侧和左纵沟左侧切除肝左叶,在右纵沟的右侧切除肝右叶,将肝向上推胃向下拉显露小网膜。沿胃小弯切开并清除小网膜,观察内部的血管、淋巴管(胃左、右动脉及静脉,幽门淋巴结、胃上淋巴结、贲门旁淋巴结);在食管前后查找迷走神经的前后干及其分支(胃前支和肝支,腹腔支和胃后支),观察神经干与食管间的位置关系;在肝门处查找肝外胆道系统(左、右肝管及肝总管、胆囊管、胆总管)、肝总动脉、肝固有动脉、胃十二指肠动脉、胆囊动脉和门静脉,观察相互间位置关系;查找腹腔干及其周围的淋巴结、神经节。

2)胃:胃周围的肝胃韧带、胃结肠韧带、胃脾韧带和胃膈韧带。明确胃的血管、神经、淋巴管均通过这些韧带出入胃。

胃前壁,间接地与肝、膈和腹前壁相贴,其间为左肝下前间隙;切开胃结肠韧带,将胃向上翻起,观察胃后壁与胃床(膈、脾、胰、左肾、左肾上腺、横结肠及其系膜等)间接相贴关系,其间为左肝下后间隙。

在胃上缘可以找到胃的血管、神经:胃左、右动脉;胃冠状静脉及其周围的胃左、右及幽门上淋巴结;迷走神经的胃前支和胃后支及其分支。

沿胃大弯下方,查找胃网膜左、右动脉,左、右静脉和淋巴结,观察动脉发出的胃支,追踪动脉分别发自脾动脉和胃十二指肠动脉。

切开胃脾韧带,查找胃短血管和脾淋巴结。

胃膈韧带处,无任何血管、神经通过,也无明显腹膜皱襞,但却将胃底和贲门紧紧固定接近不动。

在胃的周围韧带内,共有 5 条血管,最大的血管是胃左动脉即腹腔干三分支中最小者。

3)胰腺:将胃向上翻起,观察胰腺部分位于腹膜腔及其脏器层次,部分位于腹膜后间隙层次;部分位于结肠上区,部分位于结肠下区;而且横跨中线延伸至两侧较远部分。明确胰头、颈、体和尾四部的划分。

4)脾:将右手置于膈结肠韧带之上伸入左季肋部,并以手背循膈转向后,如此脾即位于手掌之中。指尖抵住前后两个韧带,即后方的脾肾韧带和前方的胃脾韧带。示指向上剥离,即可破坏上部十分薄弱的膈脾韧带。

(2)泌尿系统常见脏器解剖特点

1)肾:肾位于腰部,脊柱两旁,左右各一,用显微镜观察,可见到每一个肾脏主要由约 100 万个具有相同结构与功能的肾单位和少量结缔组织所组成,其间有大量血管和神经纤维。肾单位由肾小体和肾小管两部分组成。肾小管又汇合入集合管。

2)输尿管:输尿管左右各一条,终端起于肾盂,在腰大肌表面下降,跨越髂总动脉和静脉,进入盆腔,沿盆腔壁下降,跨越骶髂关节前上方,在坐骨棘转折向内,斜行穿膀胱壁,开口于膀胱,全长 20 ~ 30 cm。输尿管的功能是输送尿液。

输尿管有 3 个狭窄:第一狭窄在穿入膀胱壁处;第二狭窄在跨越髂动脉入小骨盆处;第三狭窄在穿入膀胱壁入口处。当肾结石随尿液下行时,容易嵌顿在输尿管的狭窄处,并产生输尿管绞痛和排尿障碍。输尿管按其走形位置,可分为 3 部:输尿管腹部、输尿管盆部和输尿管壁内部。3 个狭窄:输尿管起始处;跨越小骨盆入口处;斜穿膀胱壁处,如图 2-22-2。

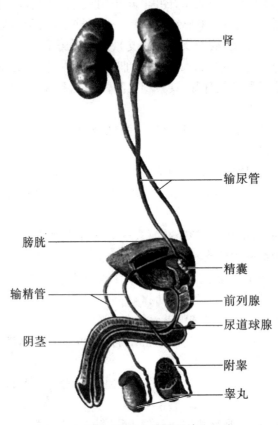

图 2-22-2　泌尿系统

2. 自我检测

(1)消化系统主要包括以下哪些器官(　　　　)(多选)

　　A. 肝　　　　　　　　　　B. 肾　　　　　　　　　　C. 胆囊

　　D. 胰腺　　　　　　　　　E. 膀胱

(2)腹部 X 射线检查被检者检查前准备包括(　　　　)(多选)

　　A. 清洁肠道　　　　　　　　　　B. 去除检查部位金属物品

　　C. 对被检者进行呼吸训练　　　　D. 交代检查事项,取得被检者配合

　　E. 准备钡剂

**参考答案:**

(1)ACD　(2)ABCD

3.根据检查申请单回答问题。

×××医院 X 射线检查申请单

申请科室:急诊科　　　执行科室:普放室　　　X 射线号:××××××

| 姓名:李×× 　性别:男 　年龄:26 岁 　门诊号:×××××× |
| --- |
| 项目:数字 X 射线摄影(DR) |
| 检查部位:腹部 |
| 主诉:腹部疼痛 3 h<br>病历摘要:3 h 前运动后突发左侧腰背部剧烈疼痛,向腹股沟放射、恶心呕吐、脸色苍白伴血尿<br>临床诊断:怀疑泌尿系统结石<br>检查目的与要求:怀疑泌尿系统结石,明确是否有泌尿系统结石,请包括耻骨联合 |
| 重要告知:X 射线、CT 检查有辐射危险,婴幼儿请慎重检查,妊娠 3 个月内禁止检查<br>同意请签字:　　　　联系方式:<br>申请医师:<br>申请日期: |

问题:

(1)根据以上 X 射线检查申请单信息,作为影像技师应如何进行 X 射线检查?

(2)该项检查的检查目的和要求有哪些?

## 【知识目标】

1.了解泌尿系统影像解剖结构。

2.熟悉腹部常见病变的影像诊断。

3.掌握腹部仰卧前后位、腹部站立前后位摄影流程及要点。

## 【能力目标】

1.能操作 X 射线检查设备,选择合适的腹部摄影条件。

2.能按照腹部摄影规程进行腹部仰卧前后位、腹部站立前后位摄影。

3.学会对图像进行后处理,获得符合诊断要求的影像。

## 【素质目标】

1.通过腹部摄影规程练习,培养学生养成严谨认真的工作作风,注意射线防护,关爱患者。

2.通过学习腹部摄影的操作标准,培养学生树立团队协作精神。

## 【实训目的】

1.能正确且熟练使用 X 射线设备。

2.掌握腹部仰卧前后位、腹部站立前后位 X 射线摄影方法。

3.能够正确对 X 射线照片进行质量评价。

## 【实训步骤】

### (一)概述

1.在带教指导老师的引导下,学生对腹部仰卧前后位、腹部站立前后位的理论相关知识进行归纳、总结。

2.在带教指导老师的指导下,根据课前 X 射线检查申请单分组,学生分为检查者和被检者进行角色扮演,掌握腹部仰卧前后位、腹部站立前后位摄影目的、体位设计、中心线、呼吸方式及影像显示知识点。

3.检查前了解被检者的基本情况,数字 X 射线摄影时做好被检者基本信息录入工作。明确检查要求,与被检者或家属进行必要的交流沟通争取最佳配合,暴露被检部位(去除可能重叠在腹部的物品,如衣服拉链、纽扣、腰带等,必要时更衣),对于怀疑泌尿系统结石的患者要服泻药和清洁肠道准备,做好被检者安置。

### (二)腹部仰卧前后位摄影

1.普通 X 射线摄影:将标记好的铅字正贴于接收器边缘,并将其置于滤线栅下的托盘上。使用 CR 摄影系统时把 IP 置于滤线栅下方的托盘上,使用 DR 摄影时把平板探测器置于摄影床下方。

2.被检者仰卧于摄影床上,身体正中矢状面与床面垂直并与床中线重合;两手臂上举或放于身旁,双下肢伸直;IR 上缘包括剑突,下缘至耻骨联合下 2 cm。对非照射部位进行射线防护。

3.调节摄影距离和中心线,摄影距离一般为 100 cm,中心线经剑突至耻骨联合上缘连线的中点垂直射入接收器。

4.选择合适的照射野,根据检查部位和被检者情况,能全部容下被检部位即可。

5.曝光条件:管电压 75~85 kV、管电流 200 mA、曝光时间 0.2 s,也可选用自动控制曝光。呼吸方式:深呼气后屏气曝光

6.进行图像后处理、标记图像左右,CR 和 DR 摄影把图像送入 PACS 系统,冲洗或打印照片,观察 X 射线照片显示部位及评价照片质量(图 2-22-3)。

### (三)腹部站立前后位摄影

1.普通 X 射线摄影:将标记好的铅字正贴于接收器边缘,并将其置于滤线栅下的托盘上。使用 CR 摄影系统时把 IP 置于滤线栅下方的托盘上,使用 DR 摄影时把平板探测器置于摄影床下方。

2.被检者站立于摄影床上,背部紧贴摄影架;两臂自然下垂,手掌向前置于身旁;IR 上缘包括第 4 前肋,下缘包括耻骨联合。对非照射部位进行射线防护。

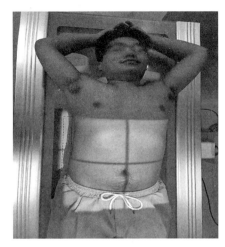
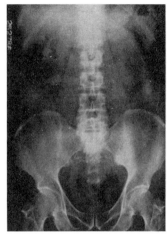

图 2-22-3　腹部仰卧前后位体位及影像

3. 调节摄影距离和中心线,摄影距离一般为 100 cm,中心线经脐至剑突连线的中点垂直射入接收器。

4. 选择合适的照射野,根据检查部位和被检者情况,能全部容下被检部位即可。

5. 曝光条件:管电压 75～85 kV、管电流 200 mA、曝光时间 0.2 s,也可选用自动控制曝光。呼吸方式为深呼气后屏气曝光。

6. 进行图像后处理、标记图像左右,CR 和 DR 摄影把图像送入 PACS 系统,冲洗或打印照片,观察 X 射线照片显示部位及评价照片质量(图 2-22-4)。

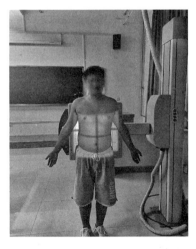
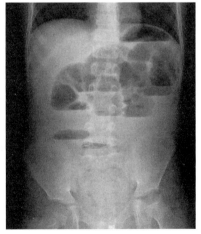

图 2-22-4　腹部站立前后位体位及影像

## 【实训记录】

实训记录见表 2-22-1。

表 2-22-1　实训记录

| 摄影体位 | 焦点大小 | 管电压/kV | 管电流/mA | 曝光时间/s | FFD/cm | 滤线栅(有/无) |
|---|---|---|---|---|---|---|
| 腹部仰卧前后位 | | | | | | |
| 腹部站立前后位 | | | | | | |

## 【实训讨论】

1. 腹部仰卧前后位和腹部站立前后位 X 射线摄影,体位设计分别是什么?

2. 腹部摄影时,为什么要深吸气后屏气曝光?

3. 申请单中的被检者摄影体位 X 射线照片主要观察什么内容?

## 【实训视频】

腹部仰卧前后位摄影体位　　　　　　腹部站立前后位摄影体位

## 【评分标准】

### 腹部仰卧前后位摄影评分标准

| 项目总分 | 考核内容 | 分值 | 评分标准 | 得分 |
|---|---|---|---|---|
| 准备质量标准<br>(20分) | 1. 详细阅读申请单,核对被检者姓名、性别、检查部位 | 6分 | 未核对者扣6分 | |
| | 2. 检查室温、空气湿度,接通设备电源、开机;观察电源电压是否正常 | 6分 | 缺一项扣1分 | |
| | 3. 检查接收器(FPD/IP)位置是否正确、打印机状态是否正常 | 4分 | 不符合要求每项扣2分 | |
| | 4. 去除被检者身上金属等高密度异物 | 4分 | 未做扣4分 | |

续表

| 项目总分 | 考核内容 | 分值 | 评分标准 | 得分 |
|---|---|---|---|---|
| 操作质量标准（70 分） | 1. 移动 X 射线管,焦-片距离调整为 100 cm | 7 分 | 根据情况酌情扣分 | |
| | 2. 将 X 射线中心线对准床下滤线栅中心,调整照射野 | 10 分 | 根据情况酌情扣分 | |
| | 3. 录入被检者信息。录入被检者姓名、年龄、体重、病史等信息 | 3 分 | 未做扣 3 分 | |
| | 4. 被检者摄影体位中点对准台面中线。叮嘱被检者曝光时保持体位静止不变 | 6 分 | 一项未做扣 3 分 | |
| | 5. 被检者仰卧于摄影床上,身体正中矢状面与床面垂直并与床中线重合;两手臂上举或放于身旁,双下肢伸直。嘱被检者深呼吸后屏气曝光 | 9 分 | 一项未做扣 3 分 | |
| | 6. 中心线经剑突至耻骨联合上缘连线的中点垂直射入接收器 | 6 分 | 根据情况酌情扣分 | |
| | 7. IR 上缘包括剑突,下缘至耻骨联合下 2 cm | 4 分 | 根据情况酌情扣分 | |
| | 8. 对非照射部位进行射线防护 | 5 分 | 未做扣 5 分 | |
| | 9. 设置曝光条件,管电压和管电流正确,也可选用自动控制曝光 | 8 分 | 根据情况酌情扣分 | |
| | 10. 手闸曝光,曝光期间观察曝光指示灯是否正常 | 6 分 | 未做扣 6 分 | |
| | 11. 曝光结束,记录摄影条件,预览图像,判断图像质量是否合格 | 6 分 | 未做扣 6 分 | |
| 图像后处理及存储质量标准（10 分） | 1. 在 CR/DR 系统中新建检查项目,录入被检者信息,选择检查部位、体位,点击"确认"键,进入曝光界面 | 2 分 | 未做扣 2 分 | |
| | 2. CR 系统用条码扫描仪对 IP 的条码窗进行信息读取。将扫描后的 IP 插入激光扫描仪,读取影像信息 | 2 分 | 未做扣 2 分 | |
| | 3. 获得图像后,对图像进行后处理,调节亮度、剪裁、标记,并对多幅图像进行排版。影像显示能满足诊断学要求 | 2 分 | 根据情况酌情扣分 | |
| | 4. 确认图像信息,存储、传输、打印照片 | 2 分 | 未做扣 2 分 | |
| | 5. 退回至主界面,按顺序关机 | 2 分 | 未做扣 2 分 | |

**腹部站立前后位摄影评分标准**

| 项目总分 | 考核内容 | 分值 | 评分标准 | 得分 |
|---|---|---|---|---|
| 准备质量标准（20分） | 1.详细阅读申请单，核对被检者姓名、性别、检查部位 | 6分 | 未核对者扣6分 | |
| | 2.检查室温、空气湿度，接通设备电源、开机；观察电源电压是否正常 | 6分 | 缺一项扣1分 | |
| | 3.检查接收器（FPD/IP）位置是否正确、打印机状态是否正常 | 4分 | 不符合要求每项扣2分 | |
| | 4.去除被检者身上金属等高密度异物 | 4分 | 未做扣4分 | |
| 操作质量标准（70分） | 1.移动X射线管，焦-片距离调整为100 cm | 7分 | 根据情况酌情扣分 | |
| | 2.将X射线中心线对准床下滤线栅中心，调整照射野 | 10分 | 根据情况酌情扣分 | |
| | 3.录入被检者信息。录入被检者姓名、年龄、体重、病史等信息 | 3分 | 未做扣3分 | |
| | 4.被检者摄影体位中点对准台面中线。叮嘱被检者曝光时保持体位静止不变 | 6分 | 一项未做扣3分 | |
| | 5.被检者站立于摄影床上，背部紧贴摄影架；两臂自然下垂，手掌向前置于身旁；嘱被检者深呼吸后屏气曝光 | 9分 | 一项未做扣3分 | |
| | 6.中心线经脐至剑突连线的中点垂直射入接收器 | 6分 | 根据情况酌情扣分 | |
| | 7.IR上缘包括第4前肋，下缘包括耻骨联合 | 4分 | 根据情况酌情扣分 | |
| | 8.对非照射部位进行射线防护 | 5分 | 未做扣5分 | |
| | 9.设置曝光条件，管电压和管电流正确，也可选用自动控制曝光 | 8分 | 根据情况酌情扣分 | |
| | 10.手闸曝光，曝光期间观察曝光指示灯是否正常 | 6分 | 未做扣6分 | |
| | 11.曝光结束，记录摄影条件，预览图像，判断图像质量是否合格 | 6分 | 未做扣6分 | |

续表

| 项目总分 | 考核内容 | 分值 | 评分标准 | 得分 |
|---|---|---|---|---|
| 图像后处理及存储质量标准（10分） | 1. 在 CR/DR 系统中新建检查项目，录入被检者信息，选择检查部位、体位，点击"确认"键，进入曝光界面 | 2分 | 未做扣2分 | |
| | 2. CR 系统用条码扫描仪对 IP 的条码窗进行信息读取。将扫描后的 IP 插入激光扫描仪，读取影像信息 | 2分 | 未做扣2分 | |
| | 3. 获得图像后，对图像进行后处理，调节亮度、剪裁、标记，并对多幅图像进行排版。影像显示能满足诊断学要求 | 2分 | 根据情况酌情扣分 | |
| | 4. 确认图像信息，存储、传输、打印照片 | 2分 | 未做扣2分 | |
| | 5. 退回至主界面，按顺序关机 | 2分 | 未做扣2分 | |

## 【知识拓展】

### 腹部倒立位

腹部摄影有时候会用到腹部倒立位，该体位常用于检查先天性肛门闭锁。

体位设计：在患儿肛门处放一金属标记，陪护人员一手持患儿双踝部，另一手托患儿肩部或头部，使患儿臀背部贴近暗盒，边缘超出肛门处皮肤 6 cm，如图 2-22-5。

中心线：水平投射对准耻骨联合上缘，垂直暗盒射入。

标准影像显示：腹部倒立正位影像。显示金属标志到直肠盲端的距离。

呼吸方式：深呼气后屏气曝光。

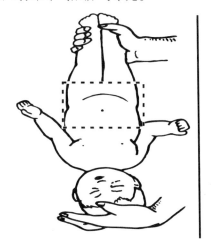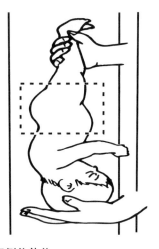

图 2-22-5 腹部倒立正侧位体位

## 【课后习题】

1. 拟观察某肠梗阻患者腹部积气和积液情况,最好选用( )
   A. 仰卧前后位　　　　　B. 站立前后位　　　　　C. 俯卧后前位
   D. 侧卧侧位　　　　　　E. 前后斜位

2. 腹部摄影时,应当使用的呼吸方式是( )
   A. 平静呼吸不屏气　　　B. 深吸气后屏气　　　　C. 深呼气后屏气
   D. 平静呼吸下屏气　　　E. 自由呼吸

3. 怀疑新生儿先天性肛门闭锁,检查应选用的摄影体位是( )
   A. 腹部仰卧正、侧位　　B. 腹部侧卧正、侧位　　C. 腹部站立正、侧位
   D. 腹部站立正、侧位　　E. 腹部俯卧正、侧位

**参考答案:**

1. B　 2. C　 3. D

（任红丽）

## 任务二十三

# 头颅后前位、头颅侧位

【课前预习】

1. 自主学习:头骨由脑颅骨与面颅骨构成。

脑颅骨由 8 块骨组成,其中不成对的有额骨、蝶骨、筛骨、枕骨,成对的有顶骨和颞骨。它们构成颅腔。颅腔的顶是穹隆形的颅盖,由额骨、顶骨和枕骨构成。颅腔的底由中部的蝶骨、后方的枕骨、两侧的颞骨、前方的额骨和筛骨构成。其中筛骨只有一小部分参与脑颅,其余构成面颅。

面颅骨共 14 块,成对的有上颌骨、腭骨、颧骨、泪骨、下鼻甲和鼻骨,不成对的有犁骨、下颌骨。

上颌骨是面颅骨中最主要的骨骼,其他面颅骨都与之毗邻。上颌骨构成眼眶底、鼻腔底和侧壁及硬腭的大部分,骨体内有空腔称上颌窦。

下颌骨是头颅中唯一能活动的骨,位于上颌骨下方,分体和支,支与体的接合部叫作下颌角。下颌体呈弓状,下缘光滑称下颌底,上缘生有下牙槽。下颌支上端前后分别为喙突和关节突,关节突与颞骨的下颌凹形成关节,称为颞颌关节。

颧骨位于面部两侧,构成眼眶的外侧缘,与颞骨颧突连成颧骨弓。泪骨位于眶内侧壁前部。鼻骨位于上颌骨额突的前内侧,构成鼻梁上部。下鼻甲附于上颌骨的鼻面。腭骨位于上颌骨鼻面后部。犁骨组成鼻中隔的后下部。

额骨、蝶骨、筛骨和上颌骨都有气窦,分别为额窦、蝶窦、筛窦和上颌窦,这些窦腔与鼻腔相通,称为鼻窦。

头颅后前位、头颅侧位摄影主要观察颅骨的对称性、骨质、骨板厚度、颅缝宽度、颅内有无钙化斑点,多用于检查颅骨外伤情况。

2. 自我检测

(1)翼点是由以下哪几块颅骨围成(　　　　)(多选)

  A.顶骨       B.蝶骨       C.筛骨

  D.枕骨       E.颞骨

（2）头颅 X 射线摄影检查被检者检查前准备包括（　　）（多选）

  A. 使用滤线器设备     B. 去除检查部位金属物品

  C. 对被检者进行呼吸训练   D. 交代检查事项,取得被检者配合

  E. 准备钡剂

（3）鼻窦一共有 4 组,分别是（　　）（多选）

  A. 额窦     B. 蝶窦     C. 筛窦

  D. 上颌窦    E. 下颌窦

**参考答案:**

（1）ABE　（2）ABCD　（3）ABCD

3. 根据检查申请单回答问题。

×××医院 X 射线检查申请单

申请科室:急诊科  执行科室:普放室  X 射线号:×××××

| |
| --- |
| 姓名:李××  性别:男  年龄:26 岁  门诊号:×××××× |
| 项目:数字 X 射线摄影(DR) |
| 检查部位:头部 |
| 主诉:头部外伤 1 h<br>病历摘要:1 h 前骑电动车摔倒,头部撞击地面,额头及颞部软组织破裂,伴有出血,出现头痛、烦躁不安症状<br>临床诊断:头颅外伤,怀疑出现颅骨骨折<br>检查目的与要求:头颅外伤,怀疑出现颅骨骨折,明确是否有颅骨骨折,请观察翼点 |
| 重要告知:X 射线、CT 检查有辐射危险,婴幼儿请慎重检查,妊娠 3 个月内禁止检查<br>同意请签字:    联系方式:<br>申请医师:<br>申请日期: |

问题:

（1）根据以上 X 射线检查申请单信息,作为影像技师应如何进行 X 射线检查?

（2）该项检查的检查目的和要求有哪些?

## 【知识目标】

1. 了解头颅影像解剖结构。

2. 熟悉头颅常见病变的影像诊断。

3. 掌握头颅后前位、头颅侧位摄影流程及要点。

## 【能力目标】

1. 能操作 X 射线检查设备,选择合适的头颅摄影条件。

2. 能按照头颅摄影规程进行头颅后前位、头颅侧位摄影。

3. 学会对图像进行后处理,获得符合诊断要求的影像。

## 【素质目标】

1. 通过头颅摄影规程练习,培养学生养成严谨认真的工作作风,注意射线防护,关爱患者。

2. 通过学习头颅摄影的操作标准,培养学生树立团队协作精神。

## 【实训目的】

1. 能正确且熟练使用 X 射线设备。

2. 掌握头颅后前位、头颅侧位 X 射线摄影方法。

3. 能够正确对 X 射线照片进行质量评价。

## 【实训步骤】

### (一)概述

1. 在带教指导老师的引导下,学生对头颅后前位、头颅侧位的理论相关知识进行归纳、总结。

2. 在带教指导老师的指导下,根据课前 X 射线检查申请单分组,学生分为检查者和被检者进行角色扮演,掌握头颅后前位、头颅侧位摄影目的、体位设计、中心线、呼吸方式及影像显示知识点。

3. 检查前了解被检者的基本情况,数字 X 射线摄影时做好被检者基本信息录入工作。明确检查要求,与被检者或家属进行必要的交流沟通争取最佳配合,暴露被检部位(去除可能重叠在头部的物品,如发卡、活动性义齿、耳环等),穿好铅衣、做好 X 射线防护工作,做好被检者安置。

### (二)头颅后前位摄影

1. 普通 X 射线摄影:将标记好的铅字正贴于接收器边缘,并将其置于滤线栅下的托盘上。使用 CR 摄影系统时把 IP 置于滤线栅下方的托盘上,使用 DR 摄影时把平板探测器置于摄影床下方。

2. 被检查者穿好铅衣俯卧于摄影床上,头颅正中矢状面垂直于床面,并重合于床面中线。额部及鼻尖紧贴床面,下颌内收,听眦线垂直于床面,两侧外耳孔与床面等距,IR 上缘超出颅顶 3 cm。

3. 调节摄影距离和中心线,摄影距离一般为 100 cm,中心线自枕外隆凸经眉间垂直射入。

4. 选择合适的照射野,根据检查部位和被检者情况,能全部容下被检部位即可。

5. 曝光条件:管电压 70 ~ 80 kV、管电流 100 mA、曝光时间 ≤ 200 ms,也可选用自动控制曝光。呼吸方式为平静呼吸后屏气曝光。

6.进行图像后处理、标记图像左右,CR 和 DR 摄影把图像送入 PACS 系统,冲洗或打印照片,观察 X 射线照片显示部位及评价照片质量(图 2-23-1)。

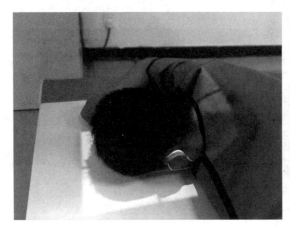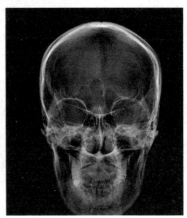

图 2-23-1　头颅后前位体位及影像

### (三)头颅侧位摄影

1.普通 X 射线摄影:将标记好的铅字正贴于接收器边缘,并将其置于滤线栅下的托盘上。使用 CR 摄影系统时把 IP 置于滤线栅下方的托盘上,使用 DR 摄影时把平板探测器置于摄影床下方。

2.被检查者穿好铅衣俯卧于摄影床上,身体长轴与床面中线平行。头部侧转,被检侧紧贴床面,头颅矢状面与床面平行,瞳间线垂直床面,下颌稍内收,额鼻线(前额与鼻尖间的连线)与床面平行。被检侧上肢内旋置于身旁,下肢伸直;对侧上肢屈肘握拳垫于颌下,下肢屈曲以支撑身体。IR 上缘超出颅顶 3 cm。

3.调节摄影距离和中心线,摄影距离一般为 100 cm,中心线对准外耳孔前、上各 2.5 cm 处垂直射入。

4.选择合适的照射野,根据检查部位和被检者情况,能全部容下被检部位即可。

5.曝光条件:设置管电压 65～70 kV、管电流 100 mA、曝光时间 ≤200 ms,也可选用自动控制曝光。呼吸方式为平静呼吸后屏气曝光。

6.进行图像后处理、标记图像左右,CR 和 DR 摄影把图像送入 PACS 系统,冲洗或打印照片,观察 X 射线照片显示部位及评价照片质量(图 2-23-2)。

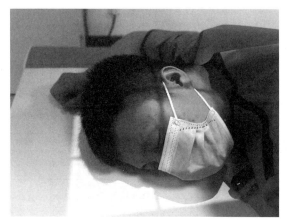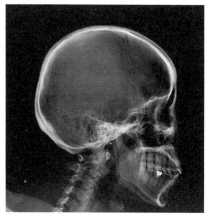

图 2-23-2　头颅侧位体位及影像

【实训记录】

实训记录见表 2-23-1。

表 2-23-1　实训记录

| 摄影体位 | 焦点大小 | 管电压/kV | 管电流/mA | 曝光时间/s | FFD/cm | 滤线栅（有/无） |
| --- | --- | --- | --- | --- | --- | --- |
| 头颅后前位 | | | | | | |
| 头颅侧位 | | | | | | |

【实训讨论】

1.头颅后前位、头颅侧位 X 射线摄影,体位设计分别是什么?

2.头颅摄影时,为什么要平静呼吸后屏气曝光?

3.申请单中的被检者摄影体位 X 射线照片主要观察什么内容?

【实训视频】

头颅后前位摄影体位　　　　　　　　头颅侧位摄影体位

## 【评分标准】

### 头颅后前位摄影评分标准

| 项目总分 | 考核内容 | 分值 | 评分标准 | 得分 |
|---|---|---|---|---|
| 准备质量标准（20分） | 1. 详细阅读申请单,核对被检者姓名、性别、检查部位 | 6分 | 未核对者扣6分 | |
| | 2. 检查室温、空气湿度,接通设备电源、开机;观察电源电压是否正常 | 6分 | 缺一项扣1分 | |
| | 3. 检查接收器(FPD/IP)位置是否正确、打印机状态是否正常 | 4分 | 不符合要求每项扣2分 | |
| | 4. 去除被检者身上金属等高密度异物 | 4分 | 未做扣4分 | |
| 操作质量标准（70分） | 1. 移动 X 射线管,焦-片距离调整在 90～100 cm | 7分 | 根据情况酌情扣分 | |
| | 2. 将 X 射线中心线对准床下滤线栅中心,调整照射野 | 10分 | 根据情况酌情扣分 | |
| | 3. 录入被检者信息。录入被检者姓名、年龄、体重、病史等信息 | 3分 | 未做扣3分 | |
| | 4. 被检者摄影体位中点对准台面中线。叮嘱被检者曝光时保持体位静止不变 | 6分 | 一项未做扣3分 | |
| | 5. 被检查者穿好铅衣俯卧于摄影床上,头颅正中矢状面垂直于床面,并重合于床面中线。额部及鼻尖紧贴床面,下颌内收,听眦线垂直于床面,两侧外耳孔与床面等距。嘱被检者平静呼吸下屏气 | 9分 | 一项未做扣3分 | |
| | 6. 中心线自枕外隆凸经眉间垂直射入 | 6分 | 根据情况酌情扣分 | |
| | 7. IR 上缘超出颅顶 3 cm | 4分 | 根据情况酌情扣分 | |
| | 8. 对非照射部位进行射线防护 | 5分 | 未做扣5分 | |
| | 9. 设置曝光条件,管电压和管电流正确,也可选用自动控制曝光 | 8分 | 根据情况酌情扣分 | |
| | 10. 手闸曝光,曝光期间观察曝光指示灯是否正常 | 6分 | 未做扣6分 | |
| | 11. 曝光结束,记录摄影条件,预览图像,判断图像质量是否合格 | 6分 | 未做扣6分 | |

续表

| 项目总分 | 考核内容 | 分值 | 评分标准 | 得分 |
|---|---|---|---|---|
| 图像后处理及存储质量标准（10 分） | 1. 在 CR/DR 系统中新建检查项目，录入被检者信息，选择检查部位、体位，点击"确认"键，进入曝光界面 | 2 分 | 未做扣 2 分 | |
| | 2. CR 系统用条码扫描仪对 IP 的条码窗进行信息读取。将扫描后的 IP 插入激光扫描仪，读取影像信息 | 2 分 | 未做扣 2 分 | |
| | 3. 获得图像后，对图像进行后处理，调节亮度、剪裁、标记，并对多幅图像进行排版。影像显示能满足诊断学要求 | 2 分 | 根据情况酌情扣分 | |
| | 4. 确认图像信息，存储、传输、打印照片 | 2 分 | 未做扣 2 分 | |
| | 5. 退回至主界面，按顺序关机 | 2 分 | 未做扣 2 分 | |

### 头颅侧位摄影评分标准

| 项目总分 | 考核内容 | 分值 | 评分标准 | 得分 |
|---|---|---|---|---|
| 准备质量标准（20 分） | 1. 详细阅读申请单，核对被检者姓名、性别、检查部位 | 6 分 | 未核对者扣 6 分 | |
| | 2. 检查室温、空气湿度，接通设备电源、开机；观察电源电压是否正常 | 6 分 | 缺一项扣 1 分 | |
| | 3. 检查接收器（FPD/IP）位置是否正确、打印机状态是否正常 | 4 分 | 不符合要求每项扣 2 分 | |
| | 4. 去除被检者身上金属等高密度异物 | 4 分 | 未做扣 4 分 | |
| 操作质量标准（70 分） | 1. 移动 X 射线管，焦-片距离调整 90～100 cm | 7 分 | 根据情况酌情扣分 | |
| | 2. 将 X 射线中心线对准床下滤线栅中心，调整照射野 | 10 分 | 根据情况酌情扣分 | |
| | 3. 录入被检者信息。录入被检者姓名、年龄、体重、病史等信息 | 3 分 | 未做扣 3 分 | |
| | 4. 被检者摄影体位中点对准台面中线。叮嘱被检者曝光时保持体位静止不变 | 6 分 | 一项未做扣 3 分 | |

续表

| 项目总分 | 考核内容 | 分值 | 评分标准 | 得分 |
|---|---|---|---|---|
| 操作质量标准<br>（70分） | 5. 被检查者穿好铅衣俯卧于摄影床上,身体长轴与床面中线平行。头部侧转,被检侧紧贴床面,头颅矢状面与床面平行,瞳间线垂直床面,下颌稍内收,额鼻线(前额与鼻尖间的连线)与床面平行。被检侧上肢内旋置于身旁,下肢伸直;对侧上肢屈肘握拳垫于颌下,下肢屈曲以支撑身体。嘱被检者平静呼吸下屏气 | 9分 | 一项未做扣3分 | |
| | 6. 中心线对准外耳孔前、上各2.5 cm处垂直射入 | 6分 | 根据情况酌情扣分 | |
| | 7. IR上缘超出颅顶3 cm | 4分 | 根据情况酌情扣分 | |
| | 8. 对非照射部位进行射线防护 | 5分 | 未做扣5分 | |
| | 9. 设置曝光条件,管电压和管电流正确,也可选用自动控制曝光 | 8分 | 根据情况酌情扣分 | |
| | 10. 手闸曝光,曝光期间观察曝光指示灯是否正常 | 6分 | 未做扣6分 | |
| | 11. 曝光结束,记录摄影条件,预览图像,判断图像质量是否合格 | 6分 | 未做扣6分 | |
| 图像后处理及存储质量标准<br>（10分） | 1. 在CR/DR系统中新建检查项目,录入被检者信息,选择检查部位、体位,点击"确认"键,进入曝光界面 | 2分 | 未做扣2分 | |
| | 2. CR系统用条码扫描仪对IP的条码窗进行信息读取。将扫描后的IP插入激光扫描仪,读取影像信息 | 2分 | 未做扣2分 | |
| | 3. 获得图像后,对图像进行后处理,调节亮度、剪裁、标记,并对多幅图像进行排版。影像显示能满足诊断学要求 | 2分 | 根据情况酌情扣分 | |
| | 4. 确认图像信息,存储、传输、打印照片 | 2分 | 未做扣2分 | |
| | 5. 退回至主界面,按顺序关机 | 2分 | 未做扣2分 | |

## 【知识拓展】

### 汤氏位

头颅部摄影有时候会用到汤氏位,该体位常用于用于观察顶骨后部、枕骨、枕骨大孔、内听道、鞍背及床突等结构影像。

体位设计:

(1)被检者仰卧于摄影床上,正中矢状面垂直于床面,并与床面中线重合。

(2)下颌内收,听眦线垂直于床面。

(3)暗盒置于滤线器托盘上,其长轴与床中线平行,暗盒上缘平颅顶。

中心线:中心线向足端倾斜30°,经两外耳孔连线与正中矢状面的交点处射入暗盒。

呼吸方式:平静呼吸后屏气曝光。

## 【课后习题】

1.拟观察左侧颅骨骨折情况,最好选用(　　)

A.颅骨正位　　　　　　　　B.颅骨侧位　　　　　　　C.颅骨正位与颅骨右侧位

D.颅骨正位与颅骨左侧位　　E.颅骨汤氏位

2.头颅侧位摄影时,应当使用的呼吸方式是(　　)

A.平静呼吸不屏气　　　　　B.深吸气后屏气　　　　　C.深呼气后屏气

D.平静呼吸下屏气　　　　　E.自由呼吸

3.头颅正位标准影像显示,以下叙述错误的是(　　)

A.头颅正位影像,照片包括全部颅骨及下颌骨升支

B.矢状缝及鼻中隔影像居中,眼眶、上颌窦、筛窦等左右对称显示

C.顶骨及两侧颞骨影像对称

D.颞骨岩骨上缘位于眼眶正中,外耳孔显示清晰

E.颅骨骨板及骨质结构显示清晰

4.关于头颅摄影注意事项的叙述,错误的是(　　)

A.颅骨切线位可不用滤线器　　　　B.中心线倾斜角度必须准确

C.颅底骨折患者常取颌顶位摄取颅底位　　D.可取平静呼吸下屏气曝光

E.焦-片距离一般为 100 cm

5.关于头颅侧位摄影的叙述,错误的是(　　)

A.用于检查颅骨骨质改变　　B.头颅常规摄影体位之一　　C.矢状面与台面平行

D.瞳间线与床面垂直　　　　E.应深吸气后屏气曝光

**参考答案:**

1.D　2.D　3.D　4.C　5.E

(穆　野)

## 任务二十四

# 头颅瓦氏位、头颅柯氏位

【课前预习】

1.自主学习:颅前面由额骨和面颅骨构成,可分为额区、眼眶、骨性鼻腔,鼻窦和骨性口腔。

(1)骨性鼻腔:位于面颅中央,被骨性鼻中隔分为左、右两部分。鼻腔前方经梨状孔通外界,后方借鼻后孔通咽腔。鼻腔顶主要由筛骨板构成,经筛孔通颅前窝。鼻腔底由骨腭构成,前端有切牙管通口腔。外侧壁由上而下有3个向下卷曲的骨片,分别称为上鼻甲、中鼻甲、下鼻甲,各鼻甲下方相应的间隙,分别称上鼻道、中鼻道、下鼻道,上鼻甲后上方与蝶骨体之间的间隙,称为蝶筛隐窝,下鼻道前部有鼻泪管的开口。

(2)鼻旁窦又称副鼻窦,位于鼻腔周围,是上颌骨、额骨、蝶骨和筛骨内的含气腔,开口于鼻腔。

1)额窦:位于眉弓深面,左、右各一,窦口向后下方开口于中鼻道前部。

2)蝶窦:位于蝶骨体内,向前开口于蝶筛隐窝。

3)筛窦:位于筛骨迷路内,有许多蜂窝状小腔,分为前群、中群、后群,前群、中群开口于中鼻道,后群开口于上鼻道。

4)上颌窦:最大,位于上颌骨体内,窦口位置较高,开口于中鼻道,有炎症脓性分泌物时不易引流。

2.自我检测

(1)蝶窦开口于(　　　)

    A.中鼻道前部　　　　　　B.蝶筛隐窝　　　　　　C.中鼻道

    D.上鼻道　　　　　　　　E.下鼻道

(2)上颌窦开口于(　　　)

    A.鼻咽　　　　　　　　　B.蝶筛隐窝　　　　　　C.中鼻道

    D.上鼻道　　　　　　　　E.下鼻道

(3)在临床中,以下哪组鼻旁窦最容易发生炎症( 　　)

  A.蝶窦      B.额窦       C.筛窦前群

  D.筛窦后群     E.上颌窦

**参考答案:**

(1)B  (2)C  (3)E

3.根据检查申请单回答问题。

×××医院 X 射线检查申请单

申请科室:内科   执行科室:普放室   X 射线号:×××××

| |
|---|
| 姓名:李××   性别:女   年龄:56 岁   门诊号:×××××× |
| 项目:数字 X 射线摄影(DR) |
| 检查部位:头部 |
| 主诉:流脓涕、鼻塞 3 个月<br>病历摘要:精神不振、易疲劳,大量黏脓性或脓性鼻涕。眼睛、脸颊、鼻子及额头周围疼痛、肿胀和压痛 |
| 检查目的与要求:鼻窦炎症,重点观察鼻旁窦腔内情况 |
| 重要告知:X 射线、CT 检查有辐射危险,婴幼儿请慎重检查,妊娠 3 个月内禁止检查<br>同意请签字:     联系方式:<br>申请医师:<br>申请日期: |

问题:

(1)根据以上 X 射线检查申请单信息,作为影像技师应如何进行 X 射线检查?

(2)该项检查的检查目的和要求有哪些?

**【知识目标】**

1.了解鼻旁窦影像解剖结构。

2.熟悉鼻旁窦常见病变的影像诊断。

3.掌握头颅瓦氏位、头颅柯氏位摄影流程及要点。

**【能力目标】**

1.能操作 X 射线检查设备,选择合适的头颅瓦氏位、头颅柯氏位摄影条件。

2.能按照头颅摄影规程进行,头颅瓦氏位、头颅柯氏位摄影。

3.学会对图像进行后处理,获得符合诊断要求的影像。

**【素质目标】**

1.通过头颅瓦氏位、头颅柯氏位摄影规程练习,培养学生养成严谨认真的工作作风,注意射线防护,关爱患者。

2.通过学习头颅瓦氏位、头颅柯氏位摄影的操作标准,培养学生树立团队协作精神。

## 【实训目的】

1.能正确且熟练使用 X 射线设备。

2.掌握头颅瓦氏位、头颅柯氏位 X 射线摄影方法。

3.能够正确对 X 射线照片进行质量评价。

## 【实训步骤】

### (一)概述

1.在带教指导老师的引导下,学生对头颅瓦氏位、头颅柯氏位的理论相关知识进行归纳、总结。

2.在带教指导老师的指导下,根据课前 X 射线检查申请单分组,学生分为检查者和被检者进行角色扮演,掌握头颅瓦氏位、头颅柯氏位摄影目的、体位设计、中心线、呼吸方式及影像显示知识点。

3.检查前了解被检者的基本情况,数字 X 射线摄影时做好被检者基本信息录入工作。明确检查要求,与被检者或家属进行必要的交流沟通争取最佳配合,暴露被检部位(去除可能重叠在头部的物品,如发卡、活动性义齿、耳环等),穿好铅衣、做好 X 射线防护工作,做好被检者安置。

### (二)头颅瓦氏位摄影

1.普通 X 射线摄影:将标记好的铅字正贴于接收器边缘,并将其置于滤线栅下的托盘上。使用 CR 摄影系统时把 IP 置于滤线栅下方的托盘上,使用 DR 摄影时把平板探测器置于摄影床下方。

2.被检查者穿好铅衣俯卧于摄影床上,两手放于头旁。正中矢状面垂直于床面,并与床中线重合。下颌骨颏部置于床面上,头稍后仰,鼻尖离开床面 0.5 ~ 1.5 cm,使听眦线与床面呈 37°角。

3.调节摄影距离和中心线,摄影距离一般为 100 cm,中心线自经鼻中棘垂直射入。

4.选择合适的照射野,根据检查部位和被检者情况,能全部容下被检部位即可。

5.曝光条件:管电压 70 ~ 80 kV、管电流 100 mA、曝光时间 ≤200 ms,也可选用自动控制曝光。呼吸方式为平静呼吸后屏气曝光。

6.进行图像后处理、标记图像左右,CR 和 DR 摄影把图像送入 PACS 系统,冲洗或打印照片,观察 X 射线照片显示部位及评价照片质量(图 2-24-1)。

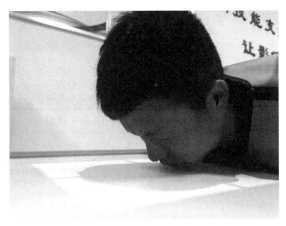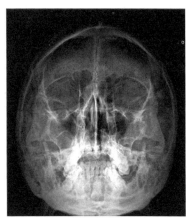

图 2-24-1　头颅瓦氏位体位及影像

**（三）头颅柯氏位摄影**

1.普通 X 射线摄影:将标记好的铅字正贴于接收器边缘,并将其置于滤线栅下的托盘上。使用 CR 摄影系统时把 IP 置于滤线栅下方的托盘上,使用 DR 摄影时把平板探测器置于摄影床下方。

2.摄影体位设计:被检查者穿好铅衣俯卧于摄影床上,两手放于头旁。正中矢状面垂直于床面,并与床中线重合。额部及鼻尖置于床面上,下颌内收,听眦线垂直于床面。

3.中心线校对:移动 X 射线球管,调节摄影距离及中心线。距离一般为 100 cm,中心线向足侧倾斜 23°角,经鼻根部射入。

4.选择合适的照射野,根据检查部位和被检者情况,能全部容下被检部位即可。

5.曝光条件:管电压 70~80 kV、管电流 100 mA、曝光时间≤200 ms,也可选用自动控制曝光。呼吸方式为平静呼吸后屏气曝光。

6.进行图像后处理、标记图像左右,CR 和 DR 摄影把图像送入 PACS 系统,冲洗或打印照片,观察 X 射线照片显示部位及评价照片质量(图 2-24-2)。

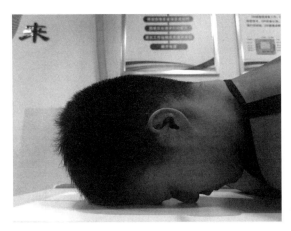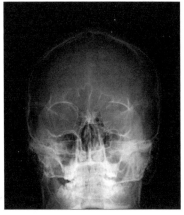

图 2-24-2　头颅柯氏位体位及影像

## 【实训记录】

实训记录见表2-24-1。

表2-24-1 实训记录

| 摄影体位 | 焦点大小 | 管电压/kV | 管电流/mA | 曝光时间/s | FFD/cm | 滤线栅(有/无) |
|---|---|---|---|---|---|---|
| 头颅瓦氏位 | | | | | | |
| 头颅柯氏位 | | | | | | |

## 【实训讨论】

1. 头颅瓦氏位、头颅柯氏位X射线摄影,体位设计分别是什么?

2. 头颅摄影时,为什么要平静呼吸后屏气曝光?

3. 申请单中的被检者摄影体位X射线照片主要观察什么内容?

## 【实训视频】

头颅瓦氏位摄影体位

头颅柯氏位摄影体位

# 【评分标准】

## 头颅瓦氏位摄影评分标准

| 项目总分 | 考核内容 | 分值 | 评分标准 | 得分 |
|---|---|---|---|---|
| 准备质量标准<br>（20分） | 1.详细阅读申请单,核对被检者姓名、性别、检查部位 | 6分 | 未核对者扣6分 | |
| | 2.检查室温、空气湿度,接通设备电源、开机;观察电源电压是否正常 | 6分 | 缺一项扣1分 | |
| | 3.检查接收器(FPD/IP)位置是否正确、打印机状态是否正常 | 4分 | 不符合要求每项扣2分 | |
| | 4.去除被检者身上金属等高密度异物 | 4分 | 未做扣4分 | |
| 操作质量标准<br>（70分） | 1.移动 X 射线管,焦-片距离调整在90～100 cm | 7分 | 根据情况酌情扣分 | |
| | 2.将 X 射线中心线对准床下滤线栅中心,调整照射野 | 10分 | 根据情况酌情扣分 | |
| | 3.录入被检者信息。录入被检者姓名、年龄、体重、病史等信息 | 3分 | 未做扣3分 | |
| | 4.被检者摄影体位中点对准台面中线。叮嘱被检者曝光时保持体位静止不变 | 6分 | 一项未做扣3分 | |
| | 5.被检查者穿好铅衣俯卧于摄影床上,两手放于头旁。正中矢状面垂直于床面,并与床中线重合。下颌骨颏置于床面上,头稍后仰,鼻尖离开床面0.5～1.5 cm,使听眦线与床面呈37°角。嘱被检者平静呼吸下屏气 | 9分 | 一项未做扣3分 | |
| | 6.中心线自经鼻中棘垂直射入 | 6分 | 根据情况酌情扣分 | |
| | 7.根据检查部位和被检者情况,能全部容下被检部位即可 | 4分 | 根据情况酌情扣分 | |
| | 8.对非照射部位进行射线防护 | 5分 | 未做扣5分 | |
| | 9.设置曝光条件,管电压和管电流正确,也可选用自动控制曝光 | 8分 | 根据情况酌情扣分 | |
| | 10.手闸曝光,曝光期间观察曝光指示灯是否正常 | 6分 | 未做扣6分 | |
| | 11.曝光结束,记录摄影条件,预览图像,判断图像质量是否合格 | 6分 | 未做扣6分 | |

续表

| 项目总分 | 考核内容 | 分值 | 评分标准 | 得分 |
|---|---|---|---|---|
| 图像后处理及存储质量标准（10 分） | 1. 在 CR/DR 系统中新建检查项目，录入被检者信息，选择检查部位、体位，点击"确认"键，进入曝光界面 | 2 分 | 未做扣 2 分 | |
| | 2. CR 系统用条码扫描仪对 IP 的条码窗进行信息读取。将扫描后的 IP 插入激光扫描仪，读取影像信息 | 2 分 | 未做扣 2 分 | |
| | 3. 获得图像后，对图像进行后处理，调节亮度、剪裁、标记，并对多幅图像进行排版。影像显示能满足诊断学要求 | 2 分 | 根据情况酌情扣分 | |
| | 4. 确认图像信息，存储、传输、打印照片 | 2 分 | 未做扣 2 分 | |
| | 5. 退回至主界面，按顺序关机 | 2 分 | 未做扣 2 分 | |

### 头颅柯氏位摄影评分标准

| 项目总分 | 考核内容 | 分值 | 评分标准 | 得分 |
|---|---|---|---|---|
| 准备质量标准（20 分） | 1. 详细阅读申请单，核对被检者姓名、性别、检查部位 | 6 分 | 未核对者扣 6 分 | |
| | 2. 检查室温、空气湿度，接通设备电源、开机；观察电源电压是否正常 | 6 分 | 缺一项扣 1 分 | |
| | 3. 检查接收器（FPD/IP）位置是否正确、打印机状态是否正常 | 4 分 | 不符合要求每项扣 2 分 | |
| | 4. 去除被检者身上金属等高密度异物 | 4 分 | 未做扣 4 分 | |
| 操作质量标准（70 分） | 1. 移动 X 射线管，焦-片距离调整在 90 ~ 100 cm | 7 分 | 根据情况酌情扣分 | |
| | 2. 将 X 射线中心线对准床下滤线栅中心，调整照射野 | 10 分 | 根据情况酌情扣分 | |
| | 3. 录入被检者信息。录入被检者姓名、年龄、体重、病史等信息 | 3 分 | 未做扣 3 分 | |
| | 4. 被检者摄影体位中点对准台面中线。叮嘱被检者曝光时保持体位静止不变 | 6 分 | 一项未做扣 3 分 | |
| | 5. 被检查者穿好铅衣俯卧于摄影床上，两手放于头旁。正中矢状面垂直于床面，并与床中线重合。额部及鼻尖置于床面上，下颌内收，听眦线垂直于床面。嘱被检者平静呼吸下屏气 | 9 分 | 一项未做扣 3 分 | |

续表

| 项目总分 | 考核内容 | 分值 | 评分标准 | 得分 |
|---|---|---|---|---|
| 操作质量标准（70分） | 6.中心线向足侧倾斜23°角,经鼻根部射入 | 6分 | 根据情况酌情扣分 | |
| | 7.根据检查部位和被检者情况,能全部容下被检部位即可 | 4分 | 根据情况酌情扣分 | |
| | 8.对非照射部位进行射线防护 | 5分 | 未做扣5分 | |
| | 9.设置曝光条件,管电压和管电流正确,也可选用自动控制曝光 | 8分 | 根据情况酌情扣分 | |
| | 10.手闸曝光,曝光期间观察曝光指示灯是否正常 | 6分 | 未做扣6分 | |
| | 11.曝光结束,记录摄影条件,预览图像,判断图像质量是否合格 | 6分 | 未做扣6分 | |
| 图像后处理及存储质量标准（10分） | 1.在 CR/DR 系统中新建检查项目,录入被检者信息,选择检查部位、体位,点击"确认"键,进入曝光界面 | 2分 | 未做扣2分 | |
| | 2.CR 系统用条码扫描仪对 IP 的条码窗进行信息读取。将扫描后的 IP 插入激光扫描仪,读取影像信息 | 2分 | 未做扣2分 | |
| | 3.获得图像后,对图像进行后处理,调节亮度、剪裁、标记,并对多幅图像进行排版。影像显示能满足诊断学要求 | 2分 | 根据情况酌情扣分 | |
| | 4.确认图像信息,存储、传输、打印照片 | 2分 | 未做扣2分 | |
| | 5.退回至主界面,按顺序关机 | 2分 | 未做扣2分 | |

# 【知识拓展】

## 许氏位

头颅部摄影有时候会用到许氏位,该体位常用于观察鼓室、鼓窦、乳突气房、乙状窦等结构影像。

体位设计:

(1)被检者俯卧于摄影床上,身体长轴与床面中线平行。

(2)暗盒平放在摄影床上,被检侧耳郭前折。

(3)头部侧转,被检侧乳突贴近暗盒,乳突尖置于暗盒中心,头颅矢状面与暗盒平行,瞳间线与暗盒垂直。

中心线:向足端倾斜25°,经被检侧乳突尖射入暗盒中心。

呼吸方式:平静呼吸后屏气曝光。

# 【课后习题】

1.观察额窦情况,主要使用以下哪种摄影体位(　　　)

    A.瓦氏位　　　　　　　　B.柯氏位　　　　　　　　C.汤氏位

    D.许氏位　　　　　　　　E.梅氏位

2.观察上颌窦情况,主要使用以下哪种摄影体位(　　　)

    A.瓦氏位　　　　　　　　B.柯氏位　　　　　　　　C.汤氏位

    D.许氏位　　　　　　　　E.梅氏位

3.瓦氏位摄影时听眦线与床面呈多少度(　　　)

    A.23°　　　　　　　　　B.37°　　　　　　　　　C.45°

    D.60°　　　　　　　　　E.90°

4.柯氏位摄影时中心线向足侧倾斜多少度(　　　)

    A.23°　　　　　　　　　B.37°　　　　　　　　　C.45°

    D.60°　　　　　　　　　E.90°

参考答案:

1.B　2.A　3.B　4.A

(穆　野)

## 任务二十五

# 颞下颌关节侧位(闭口位、张口位)

## 【课前预习】

1. 自主学习:下颌骨位于面颅下部,呈马蹄形,分中部的下颌体和两侧的下颌支,体的上缘为牙槽弓;下缘圆钝,称下颌底。前外侧面有 1 对颏孔。下颌支上端有 2 个突起,前方的称冠突,后方的称髁突;两突之间的凹陷,称下颌切迹。髁突上端膨大,称下颌头;下方缩细,称下颌颈。下颌支内侧面中央有一开口,称下颌孔,有下牙槽血管和神经通过,再经下颌管通颏孔。下颌底与下颌支后缘相交处,称下颌角。

颞下颌关节又称下颌关节,由颞骨的下颌窝及关节结节与下颌骨的下颌头构成,属联合关节。关节囊松弛,外侧有韧带加强;腔内有关节盘,将关节腔分隔成上、下两部。下颌骨可做上提、下降和前进、后退及侧方运动。如张口过大,下颌头可滑到关节结节前方,造成颞下颌关节脱位。

颞下颌关节侧位主要用于观察颞下颌关节间隙,检查颞下颌关节有无脱位等。

2. 自我检测

(1)不属于脑颅骨的是( )

    A. 颞骨                 B. 顶骨                         C. 下颌骨

    D. 额骨                  E. 蝶骨

(2)颞下颌关节脱位的常见原因是( )(多选)

    A. 张口过度           B. 暴力打击      C. 头部肿瘤行放疗后,肌肉萎缩

    D. 大笑                  E. 以上都不是

**参考答案:**

(1)C   (2)ABCD

3. 根据检查申请单回答问题。

×××医院 X 射线检查申请单

申请科室:急诊科　　　执行科室:普放室　　　X 射线号:××××××

| 姓名:王×× 　性别:女 　年龄:50 岁 　门诊号:×××××× |
| --- |
| 项目:数字 X 射线摄影(DR) |
| 检查部位:颞下颌关节侧位 |
| 主诉:大笑后口不能闭 2 h<br>病历摘要:2 h 前大笑后患者突然不能闭口,前牙张开,说话不清<br>临床诊断:怀疑颞下颌关节脱位<br>检查目的与要求:怀疑颞下颌关节脱位,明确是否有颞下颌关节脱位。请包括张口位和闭口位 |
| 重要告知:X 射线、CT 检查有辐射危险,婴幼儿请慎重检查,妊娠 3 个月内禁止检查<br>同意请签字:　　　　联系方式:<br>申请医师:<br>申请日期: |

问题:

(1)根据以上 X 射线检查申请单信息,作为影像技师应如何进行 X 射线检查?

(2)该项检查的检查目的和要求有哪些?

## 【知识目标】

1. 了解颞下颌关节的影像解剖结构。

2. 熟悉颞下颌关节常见病变的影像诊断。

3. 掌握颞下颌关节闭口位、张口位摄影流程及要点。

## 【能力目标】

1. 能操作 X 射线检查设备,选择合适的颞下颌关节摄影条件。

2. 能按照颞下颌关节摄影规程进行颞下颌关节闭口位、张口位摄影。

3. 学会对图像进行后处理,获得符合诊断要求的影像。

## 【素质目标】

1. 通过颞下颌关节闭口位、张口位摄影规程练习,培养学生养成严谨认真的工作作风,注意射线防护,关爱患者。

2. 通过学习颞下颌关节摄影的操作标准,培养学生树立团队协作精神。

## 【实训目的】

1. 能正确且熟练使用 X 射线设备。

2.掌握颞下颌关节闭口位、张口位 X 射线摄影方法。

3.能够正确对 X 射线照片进行质量评价。

## 【实训步骤】

### （一）概述

1.在带教指导老师的引导下，学生对颞下颌关节闭口位、张口位理论相关知识进行归纳、总结。

2.在带教指导老师的指导下，根据课前 X 射线检查申请单分组，学生分为检查者和被检者进行角色扮演，掌握颞下颌关节闭口位、张口位摄影目的、体位设计、中心线及影像显示知识点。

3.检查前了解被检者的基本情况，数字 X 射线摄影时做好被检者基本信息录入工作。明确检查要求，与被检者或家属进行必要的交流沟通争取最佳配合，暴露被检部位（去除可能重叠在颈部的项链、耳环等），并嘱咐患者配合闭口和张口，一般先摄闭口位片，保持头部不动，再摄张口位片，摄完一侧再摄另一侧。

### （二）颞下颌关节侧位摄影

1.普通 X 射线摄影：将标记好的铅字正贴于接收器边缘，并将其置于滤线栅下的托盘上。使用 CR 摄影系统时把 IP 置于滤线栅下方的托盘上，使用 DR 摄影时把平板探测器置于摄影床下方。

2.被检者俯卧于摄影床上，头侧转，头颅矢状面与床面平行，瞳间线与床面垂直，被检侧颞下颌关节对准照射野中心，一般先摄闭口位片，保持头部不动，再摄张口位片，摄完一侧再摄另一侧。对非照射部位进行射线防护。

3.调节摄影距离和中心线，摄影距离一般为 100 cm，中心线向足侧倾斜 25°，对准对侧外耳孔上 7~8 cm 处，经被检颞下颌关节射入。

4.选择合适的照射野，根据检查部位和被检者情况，能全部容下被检部位即可。

5.曝光条件：管电压 70~80 kV、管电流 100 mA、曝光时间 0.2 s，也可选用自动控制曝光。

6.进行图像后处理、标记图像左右，CR 和 DR 摄影把图像送入 PACS 系统，冲洗或打印照片，观察 X 射线照片显示部位及评价照片质量（图 2-25-1、图 2-25-2）。

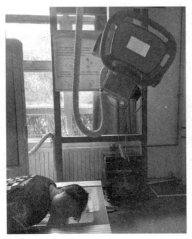
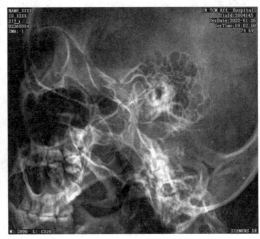

图 2-25-1 颞下颌关节闭口位体位及影像

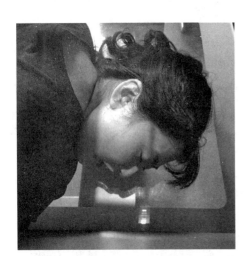
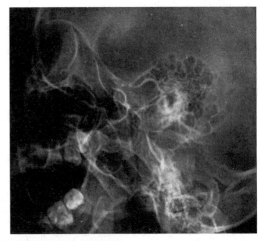

图 2-25-2 颞下颌关节张口位体位及影像

## 【实训记录】

实训记录见表 2-25-1。

表 1-25-1　实训记录

| 摄影体位 | 焦点大小 | 管电压/kV | 管电流/mA | 曝光时间/s | FFD/cm | 滤线栅(有/无) |
|---|---|---|---|---|---|---|
| 颞下颌关节闭口位 | | | | | | |
| 颞下颌关节张口位 | | | | | | |

## 【实训讨论】

1.颞下颌关节闭口位、张口位 X 射线摄影,体位设计分别是什么?

2.颞下颌关节摄影,为什么要摄闭口位、张口位?

3.申请单中的被检者摄影体位 X 射线照片主要观察什么内容?

## 【实训视频】

颞下颌关节侧位摄影体位

## 【评分标准】

颞下颌关节侧位摄影评分标准

| 项目总分 | 考核内容 | 分值 | 评分标准 | 得分 |
|---|---|---|---|---|
| 准备质量标准<br>(20分) | 1.详细阅读申请单,核对被检者姓名、性别、检查部位 | 6分 | 未核对者扣 6 分 | |
| | 2.检查室温、空气湿度,接通设备电源、开机;观察电源电压是否正常 | 6分 | 缺一项扣 1 分 | |
| | 3.检查接收器(FPD/IP)位置是否正确、打印机状态是否正常 | 4分 | 不符合要求每项扣2 分 | |
| | 4.去除被检者身上金属等高密度异物 | 4分 | 未做扣 4 分 | |

续表

| 项目总分 | 考核内容 | 分值 | 评分标准 | 得分 |
|---|---|---|---|---|
| 操作质量标准（70分） | 1. 移动X射线管,焦-片距离调整为90~100 cm | 7分 | 根据情况酌情扣分 | |
| | 2. 将X射线中心线对准床下滤线栅中心,调整照射野 | 10分 | 根据情况酌情扣分 | |
| | 3. 录入被检者信息。录入被检者姓名、年龄、体重、病史等信息 | 3分 | 未做扣3分 | |
| | 4. 被检者摄影体位中点对准台面中线。叮嘱被检者曝光时保持体位静止不变 | 6分 | 一项未做扣3分 | |
| | 5. 被检者俯卧于摄影床上,头侧转,头颅矢状面与床面平行,瞳间线与床面垂直,被检侧颞下颌关节对准照射野中心,一般先摄闭口位片,保持头部不动,再摄张口位片,摄完一侧再摄另一侧。嘱被检者平静呼吸下屏气 | 9分 | 一项未做扣3分 | |
| | 6. 中心线向足侧倾斜25°,对准对侧外耳孔上7~8 cm处,经被检侧颞下颌关节摄入 | 6分 | 根据情况酌情扣分 | |
| | 7. 根据检查部位和被检者情况,能全部容下被检部位即可 | 4分 | 根据情况酌情扣分 | |
| | 8. 对非照射部位进行射线防护 | 5分 | 未做扣5分 | |
| | 9. 设置曝光条件,管电压和管电流正确,也可选用自动控制曝光 | 8分 | 根据情况酌情扣分 | |
| | 10. 手闸曝光,曝光期间观察曝光指示灯是否正常 | 6分 | 未做扣6分 | |
| | 11. 曝光结束,记录摄影条件,预览图像,判断图像质量是否合格 | 6分 | 未做扣6分 | |
| 图像后处理及存储质量标准（10分） | 1. 在CR/DR系统中新建检查项目,录入被检者信息,选择检查部位、体位,点击"确认"键,进入曝光界面 | 2分 | 未做扣2分 | |
| | 2. CR系统用条码扫描仪对IP的条码窗进行信息读取。将扫描后的IP插入激光扫描仪,读取影像信息 | 2分 | 未做扣2分 | |
| | 3. 获得图像后,对图像进行后处理,调节亮度、剪裁、标记,并对多幅图像进行排版。影像显示能满足诊断学要求 | 2分 | 根据情况酌情扣分 | |
| | 4. 确认图像信息,存储、传输、打印照片 | 2分 | 未做扣2分 | |
| | 5. 退回至主界面,按顺序关机 | 2分 | 未做扣2分 | |

【课后习题】

1. 摄影时需要摄张、闭口的位置是(　　)
   A. 下颌骨侧位　　　　　　　　B. 上颌骨侧位　　　　　　　　C. 颞下颌关节正位
   D. 颞下颌关节侧位　　　　　　E. 汤氏位

2. 摄颞下颌关节张闭口位时,中心线向足侧倾斜(　　)
   A. 25°　　　　　　　　　　　B. 35°　　　　　　　　　　　C. 15°
   D. 45°　　　　　　　　　　　E. 30°

3. 摄影时需要摄张口的位置是(　　)(多选)
   A. 下颌骨侧位　　　　　　　　B. 上颌骨侧位　　　　　　　　C. 第 1~2 颈椎前后位
   D. 颞下颌关节侧位　　　　　　E. 汤氏位

4. 关于颞下颌关节侧位摄影体位,下列描述正确的是(　　)(多选)
   A. 中心线向足侧倾斜 25°　　　　　　B. 头颅矢状面与床面平行
   C. 瞳间线与床面垂直　　　　　　　　D. 被检测颞下颌关节对准照射野中心
   E. 以上说法都正确

5. 关于颞下颌关节侧位摄影体位,下列描述不正确的是(　　)(多选)
   A. 中心线向足侧倾斜 25°　　　　　　B. 头颅矢状面与床面垂直
   C. 瞳间线与床面平行　　　　　　　　D. 被检测颞下颌关节对准照射野中心
   E. 以上说法都正确

参考答案:
1. D　2. A　3. CD　4. ABCD　5. BC

(王　贞)

# 鼻骨侧位

【课前预习】

1. 自主学习:鼻骨位于两上颌骨额突之间,构成鼻腔上部,上厚下薄,支撑着鼻背。鼻骨上接额骨,下接鼻软骨,外侧接上颌骨,内侧接对侧鼻骨。鼻骨成对,位于额骨下方中线的两侧,组成鼻背。鼻骨损伤的机会较多,且多伴复合损伤。

鼻骨侧位主要用于检查鼻骨,了解鼻骨骨折及其凹陷情况。

2. 自我检测

(1)不属于面颅骨的是( )

    A. 舌骨                B. 下颌骨                C. 鼻骨

    D. 泪骨                E. 颞骨

(2)鼻骨骨折首选的检查方式是( )

    A. X 摄线摄影          B. CT                C. MRI

    D. 透视                E. 超声

参考答案:

(1)E   (2)A

3.根据检查申请单回答问题。

×××医院 X 射线检查申请单

申请科室:急诊科　　　执行科室:普放室　　　X 射线号:×××××

| | |
|---|---|
| 姓名:徐××　　性别:男　　年龄:20 岁　　门诊号:×××××× | |
| 项目:数字 X 射线摄影(DR) | |
| 检查部位:鼻骨侧位 | |
| 主诉:鼻骨外伤 1 h<br>病历摘要:1 h 前鼻骨外伤,鼻出血,局部肿胀、疼痛<br>临床诊断:怀疑鼻骨骨折<br>检查目的与要求:怀疑鼻骨骨折,明确是否鼻骨骨折。请摄鼻骨侧位片 | |
| 重要告知:X 射线、CT 检查有辐射危险,婴幼儿请慎重检查,妊娠 3 个月内禁止检查<br>同意请签字:　　　　联系方式:<br>申请医师:<br>申请日期: | |

问题:

(1)根据以上 X 射线检查申请单信息,作为影像技师应如何进行 X 射线检查?

(2)该项检查的检查目的和要求有哪些?

## 【知识目标】

1.了解鼻骨及其周围组织的影像解剖结构。

2.熟悉鼻骨及其周围组织常见病变的影像诊断。

3.掌握鼻骨侧位的摄影流程及要点。

## 【能力目标】

1.能操作 X 射线检查设备,选择合适的鼻骨侧位摄影条件。

2.能按照鼻骨侧位摄影规程进行鼻骨侧位摄影。

3.学会对图像进行后处理,获得符合诊断要求的影像。

## 【素质目标】

1.通过鼻骨侧位摄影规程练习,培养学生养成严谨认真的工作作风,注意射线防护,关爱患者。

2.通过学习鼻骨侧位摄影的操作标准,培养学生树立团队协作精神。

## 【实训目的】

1.能正确且熟练使用 X 射线设备。

2. 掌握鼻骨侧位 X 射线摄影方法。

3. 能够正确对 X 射线照片进行质量评价。

## 【实训步骤】

### (一) 概述

1. 在带教指导老师的引导下,学生对鼻骨侧位理论相关知识进行归纳、总结。

2. 在带教指导老师的指导下,根据课前 X 射线检查申请单分组,学生分为检查者和被检者进行角色扮演,掌握鼻骨侧位摄影目的、体位设计、中心线、呼吸方式及影像显示知识点。

3. 检查前了解被检者的基本情况,数字 X 射线摄影时做好被检者基本信息录入工作。明确检查要求,与被检者或家属进行必要的交流沟通争取最佳配合,暴露被检部位(去除眼镜、鼻环等金属物品),并嘱咐被检者保持所摆体位不动。

### (二) 鼻骨侧位摄影

1. 普通 X 射线摄影:将标记好的铅字正贴于接收器边缘,并将其置于摄影床上或摄影架后面。使用 CR 摄影系统时把 IP 置于摄影床一端或摄影架后面,使用 DR 摄影时把平板探测器置于摄影床一端或摄影架后面。

2. 被检者站立于摄影架前,头部侧转,被检侧紧贴摄影架;头颅矢状面与摄影架平行,瞳间线与摄影架垂直,被检侧鼻根下 1 cm 置于照射野中心;鼻骨左侧位,左侧面部贴近接收器,鼻骨右侧位,右侧面部贴近接收器。此位置也可以摄取俯卧位或坐位,对非照射部位进行射线防护。

3. 调节摄影距离和中心线,摄影距离一般为 100 cm,中心线经鼻根下 1 cm 垂直射入。

4. 选择合适的照射野,根据检查部位和被检者情况,能全部容下被检部位即可。

5. 曝光条件:管电压 55 ~ 60 kV、管电流 100 mA、曝光时间 0.25 s,手动曝光,也可选用自动控制曝光。

6. 进行图像后处理、标记图像左右,CR 和 DR 摄影把图像送入 PACS 系统,冲洗或打印照片,观察 X 射线照片显示部位及评价照片质量,鼻骨影像位于鼻根部眼眶的前方(图 2-26-1)。

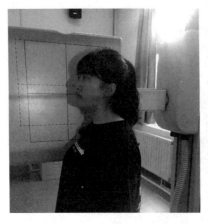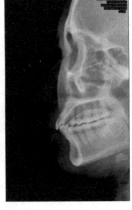

图 2-26-1 鼻骨侧位体位及影像

## 【实训记录】

实训记录见表 2-26-1。

表 2-26-1 实训记录

| 摄影体位 | 焦点大小 | 管电压/kV | 管电流/mA | 曝光时间/s | FFD/cm | 滤线栅(有/无) |
|---|---|---|---|---|---|---|
| 鼻骨侧位 | | | | | | |

## 【实训讨论】

1.鼻骨侧位摄影,体位设计是什么?

2.鼻骨左、右侧位摄影在一张 X 射线胶片上时要注意什么?

3.如何评价鼻骨侧位照片的质量?

## 【实训视频】

**鼻骨侧位摄影体位**

## 【评分标准】

**鼻骨侧位摄影评分标准**

| 项目总分 | 考核内容 | 分值 | 评分标准 | 得分 |
|---|---|---|---|---|
| 准备质量标准<br>(20分) | 1.详细阅读申请单,核对被检者姓名、性别、检查部位 | 6分 | 未核对者扣6分 | |
| | 2.检查室温、空气湿度,接通设备电源、开机;观察电源电压是否正常 | 6分 | 缺一项扣1分 | |
| | 3.检查接收器(FPD/IP)位置是否正确、打印机状态是否正常 | 4分 | 不符合要求每项扣2分 | |
| | 4.去除被检者身上金属等高密度异物 | 4分 | 未做扣4分 | |

续表

| 项目总分 | 考核内容 | 分值 | 评分标准 | 得分 |
|---|---|---|---|---|
| 操作质量标准<br>(70分) | 1.移动 X 射线管,焦-片距离调整为 90 ~ 100 cm | 7分 | 根据情况酌情扣分 | |
| | 2.将 X 射线中心线对准床下滤线栅中心,调整照射野 | 10分 | 根据情况酌情扣分 | |
| | 3.录入被检者信息。录入被检者姓名、年龄、体重、病史等信息 | 3分 | 未做扣3分 | |
| | 4.被检者摄影体位中点对准台面中线。叮嘱被检者曝光时保持体位静止不变 | 6分 | 一项未做扣3分 | |
| | 5.被检者站立于摄影架前,头部侧转,被检侧紧贴摄影架;头颅矢状面与摄影架平行,瞳间线与摄影架垂直,被检侧鼻根下 1 cm 置于照射野中心;鼻骨左侧位,左侧面部贴近接收器,鼻骨右侧位,右侧面部贴近接收器。嘱被检者平静呼吸下屏气 | 9分 | 一项未做扣3分 | |
| | 6.中心线经鼻根下 1 cm 垂直摄入 | 6分 | 根据情况酌情扣分 | |
| | 7.根据检查部位和被检者情况,能全部容下被检部位即可 | 4分 | 根据情况酌情扣分 | |
| | 8.对非照射部位进行射线防护 | 5分 | 未做扣5分 | |
| | 9.设置曝光条件,管电压和管电流正确,也可选用自动控制曝光 | 8分 | 根据情况酌情扣分 | |
| | 10.手闸曝光,曝光期间观察曝光指示灯是否正常 | 6分 | 未做扣6分 | |
| | 11.曝光结束,记录摄影条件,预览图像,判断图像质量是否合格 | 6分 | 未做扣6分 | |

续表

| 项目总分 | 考核内容 | 分值 | 评分标准 | 得分 |
|---|---|---|---|---|
| 图像后处理及存储质量标准（10分） | 1. 在 CR/DR 系统中新建检查项目,录入被检者信息,选择检查部位、体位,点击"确认"键,进入曝光界面 | 2分 | 未做扣2分 | |
| | 2. CR 系统用条码扫描仪对 IP 的条码窗进行信息读取。将扫描后的 IP 插入激光扫描仪,读取影像信息 | 2分 | 未做扣2分 | |
| | 3. 获得图像后,对图像进行后处理,调节亮度、剪裁、标记,并对多幅图像进行排版。影像显示能满足诊断学要求 | 2分 | 根据情况酌情扣分 | |
| | 4. 确认图像信息,存储、传输、打印照片 | 2分 | 未做扣2分 | |
| | 5. 退回至主界面,按顺序关机 | 2分 | 未做扣2分 | |

## 【课后习题】

1. 鼻骨骨折患者最佳的摄影体位是(　　　　)

　A. 鼻骨左侧位　　　　　　B. 鼻骨右侧位　　　　　　C. 鼻骨双侧位

　D. 鼻骨正位　　　　　　　E. 以上都对

2. 关于鼻骨侧位摄影体位,下列描述正确的是(　　　　)(多选)

　A. 鼻骨右侧位,右侧面部贴近接收器　　B. 头颅矢状面与摄影架平行

　C. 瞳间线与摄影架垂直　　　　　　　　D. 中心线对准鼻根

　E. 以上都对

3. 关于鼻骨侧位摄影体位,下列描述不正确的是(　　　　)

　A. 摄影距离 100 cm　　　　　　　　　B. 头颅矢状面与摄影架平行

　C. 瞳间线与摄影架平行　　　　　　　　D. 被检测鼻根下 1 cm 置于照射野中心

　E. 中心线对准鼻根

**参考答案:**

1. C　2. ABC　3. C

(王　贞)

## 任务二十七

# 乳腺内外斜位、乳腺头尾位、乳腺90°侧位

## 【课前预习】

1. 自主学习:成年乳腺多呈半球形或圆锥形,位于胸前浅筋膜浅层和深层之间。分为乳头、乳晕、皮肤、皮下脂肪、实质、乳后脂肪层。中央有一短柱为乳头,其表面有15~20个输乳孔;周围皮肤色泽较深的区域,称为乳晕。

乳腺细微结构:乳腺是由腺泡和乳管构成,每个乳管分支及其所属腺泡组成乳腺小叶,若干个乳腺小叶组成乳腺叶(15~20个),乳腺叶以乳头为中心呈放射状排列,每个小叶均有一个输乳管引至乳头,输乳管近乳头梭形膨大,为输乳管窦。

乳腺内外斜位主要用筛查性和诊断性乳腺摄影,了解乳腺上部外侧的病变,如诊断乳腺癌、乳腺增生等疾病;乳腺头尾位主要用于筛查性和诊断性乳腺摄影,显示内侧乳腺组织。

2. 自我检测

(1)软 X 射线摄影应用管电压为(　　　)

    A. 20 kV 以下 　　　　B. 40 kV 以下 　　　　C. 50 kV 以下

    D. 60 kV 以下 　　　　E. 70 kV 以下

(2)乳腺位于(　　　)

    A. 第 1~5 肋间水平 　　B. 第 2~5 肋间水平 　　C. 第 1~6 肋间水平

    D. 第 2~6 肋间水平 　　E. 第 3~6 肋间水平

(3)乳腺癌好发部位是(　　　)

    A. 乳腺小叶 　　　　　　B. 腺叶与腺泡之间 　　C. 乳腺悬韧带

    D. 乳房悬韧带(Cooper 韧带) 　　E. 乳头

(4)乳腺疾病三大主要症状是(　　　)

    A. 肿块、皮肤红肿和乳头溢液 　　　B. 皮肤红肿、周期性不适和乳头溢液

    C. 肿块、疼痛和乳头溢液 　　　　　D. 周期性不适、肿块和乳头溢液

    E. 疼痛、肿块和皮肤红肿

参考答案：

（1）B　（2）B　（3）A　（4）C

3. 根据检查申请单回答问题。

### ×××医院 X 射线检查申请单

申请科室：普外科　　　执行科室：普放室　　　X 射线号：××××××

| | |
| --- | --- |
| 姓名：李××　　性别：女　　年龄：46 岁　　门诊号：×××××× | |
| 项目：乳腺钼靶摄影 DR | |
| 检查部位：乳腺 | |
| 主诉：左侧乳房胀痛半年余<br>病历摘要：左侧乳房胀痛半年余,疼痛常于月经前数天出现或加重,并向同侧腋窝或肩背部放射,左侧乳房可触及多个质地中等的肿块<br>临床诊断：怀疑乳腺增生<br>检查目的与要求：怀疑乳腺增生,明确是否有乳腺增生 | |
| 重要告知：X 射线、CT 检查有辐射危险,婴幼儿请慎重检查,妊娠 3 个月内禁止检查<br>同意请签字：　　　　　联系方式：<br>申请医师：<br>申请日期： | |

问题：

（1）根据以上 X 射线检查申请单信息,作为影像技师应如何进行 X 射线检查?

（2）该项检查的检查目的和要求有哪些?

## 【知识目标】

1. 了解乳腺组织影像解剖结构。

2. 熟悉乳腺疾病常见病变的影像诊断。

3. 掌握乳腺内外斜位（MLO）、乳腺头尾位（CC）、乳腺 90°侧位摄影流程及要点。

## 【能力目标】

1. 能操作乳腺 X 射线检查设备,选择合适的乳腺摄影条件。

2. 能按照乳腺摄影规程进行乳腺内外斜位、乳腺头尾位、乳腺 90°侧位摄影。

3. 学会对图像进行后处理,获得符合诊断要求的影像。

## 【素质目标】

1. 通过乳腺摄影规程练习,培养学生养成严谨认真的工作作风,注意射线防护,关爱患者。

2. 通过学习乳腺摄影的操作标准,培养学生树立团队协作精神。

## 【实训目的】

1. 能正确且熟练使用乳腺 X 射线设备。

2. 掌握乳腺内外斜位、乳腺头尾位、乳腺 90°侧位 X 射线摄影方法。

3. 能够正确对乳腺 X 射线摄影照片进行质量评价。

## 【实训步骤】

### (一)概述

1. 在带教指导老师的引导下,学生对乳腺内外斜位、乳腺头尾位的理论相关知识进行归纳、总结。

2. 在带教指导老师的指导下,根据课前 X 射线检查申请单分组,学生分为检查者和被检者进行角色扮演,掌握乳腺内外斜位、乳腺头尾位、乳腺 90°侧位的摄影目的、体位设计、中心线、呼吸方式及影像显示知识点。

3. 检查前了解被检者的基本情况,数字 X 射线摄影时做好被检者基本信息录入工作。明确检查要求,与被检者或家属进行必要的交流沟通争取最佳配合,暴露被检部位。

4. 乳腺摄影注意事项

(1)摄影前必须认真审查检查申请单,了解被检者情况(包括病案号、姓名、性别、年龄和病情介绍等)、诊断要求、检查目的等。

(2)根据需要在乳腺皮肤表面粘贴标记,以便在照片中提示肿块或手术瘢痕等。

(3)由于乳腺为私密部位,非常敏感,很多被检者对检查方法不了解,心理紧张,惧怕检查。因此,在检查前摄影技师要耐心细致、态度诚恳地向被检者介绍检查的方法、重要性和有效性,辐射剂量符合国家标准,以及检查中压迫的必要性。摄影中注意保护个人隐私,手法要轻柔,尽量避免佩戴饰物如戒指、手镯等,不留长指甲,这样使被检者感到舒适安心,会放松紧张的心情,能在摆位时配合摄影技师完成摄影工作。

(4)照片信息的显示包括病案号、姓名、性别、年龄、检查日期、检查医院名称、摄影技术参数等,显示原则是尽量远离乳腺,避免与组织重叠,显示体位和方位性的标志号放在乳腺的腋侧。

(5)乳腺摄影压迫的方法:压迫板轻柔缓慢压下,避免粗暴骤压引起被检者不适。恶性肿瘤较大时不宜加压过度,以免造成肿瘤扩散。在对有丰胸植入物、心脏起搏器、化疗泵的乳腺压迫时,要特别注意,可附加拍摄辅助体位。压迫的程度要使乳腺组织均匀伸展,被检者能够忍受最大限度的程度。

(6)应用自动曝光控制时,自动曝光控制探测器位置要设置在乳腺最致密区域下面,如果 AEC 探测器放置在腺体后的脂肪组织下,曝光时就得到脂肪组织的照片密度。对于致密的腺体组织曝光量自然不足,也有的腺体致密区域并不位于 AEC 探测器可移动的中线上,建议摄影技师在摆位时注意,若不能使腺体的致密区域与 AEC 探测器相对应,请改用手动曝光。

（二）乳腺内外斜位

1. 摄影目的：筛检性和诊断性乳腺摄影，了解乳腺上部外侧的病变。

（1）专用乳腺机，专用活动滤线栅，将标记好的铅字正贴于接收器边缘，并将其置于乳腺摄影架里。使用 CR 时把乳腺专用 IP 置于压迫器下方的暗盒槽内，使用 DR 摄影时平板探测器位于压迫器下方。

（2）被检者面对摄影架站立，转动支架使摄影平台与胸大肌外侧缘平行，即与水平面成 30°~60°，被检侧上臂抬高，手放在机架手柄上。放松手臂肌肉以放松胸大肌。被检侧紧贴摄影台，腋窝置于摄影台侧上角，向上向外牵拉被检侧乳腺，将其置于摄影台上，并包括腋部乳腺组织、胸大肌及腋窝前部；调整压迫器加压，压迫的同时用手拉伸展平乳腺，使乳腺呈侧斜位压扁状，同时避免皮肤出现皱褶，并保持乳腺的位置不变，对非照射部位进行射线防护。

（3）调节摄影距离和中心线，摄影距离一般为 60 cm，中心线自被检侧乳腺的内上方射入，外下方射出垂直于摄影台。

（4）照射野调节：调节照射野，包含乳腺、胸大肌和腋下组织。

（5）曝光条件：管电压 25~35 kV，管电流 28~34 mA，也可选用自动控制曝光。

（6）进行图像后处理、标记图像左右，CR 和 DR 摄影把图像送入 PACS 系统，冲洗或打印照片，观察 X 射线照片显示部位及评价照片质量（图 2-27-1）。

（7）照片显示：①腺体后方的脂肪组织显示充分，胸大肌下缘要延伸到乳头后线或以下。②乳腺无皱褶，无下垂，乳头呈切线位轮廓可见。

2. 注意事项

（1）操作者摆 MLO 时注意摄影台面与胸大肌平行，应用可移动组织向固定组织运动原理，向上向外的操作手法，不使乳腺下垂，充分伸展乳腺，分离组织，在压迫板下压的同时，操作者的手慢慢从乳腺的上方撤离。拨平乳腺下皮肤皱褶，使其不影响此部位乳腺的充分显示。

（2）叮嘱被检者抬头以免显示下颌影像，对侧手将对侧乳腺移至照射野外避免其影像显示。如果照片中包括大量腋部或胸部组织，而乳腺本身表现结构重叠，纤维化腺体组织曝光不一致，乳腺下垂等，表明压迫板过多的压迫到腋部或胸部，而使乳腺压迫不充分。

（3）被检者辐射剂量标准参照 GBZ 186—2007；乳腺平均腺体剂量在 4 cm 厚模体，使用滤线栅情况下应小于 2 mGy。

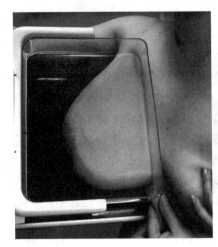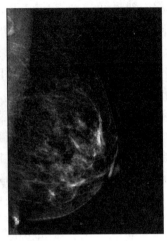

图 2-27-1　乳腺内外斜位体位及影像

### (三)乳腺头尾位

1.摄影目的:筛检性和诊断性乳腺摄影,能够显示内侧乳腺组织。

2.摄影体位

(1)专用乳腺机,专用活动滤线栅,将标记好的铅字正贴于接收器边缘,并将其置于乳腺摄影架里。使用 CR 摄影系统时把乳腺专用 IP 置于压迫器下方的暗盒槽内,使用 DR 摄影时平板探测器位于压迫器下方。

(2)被检者面向摄影架站立,面转向对侧。检查侧胸壁紧靠摄影台;机架垂直于地面,技师调节摄影台高度,使被检者乳腺置于摄影台正中、乳头呈水平向前;技师站在被检者被检乳腺的内侧、被检者头转对侧,用对侧的手用力向外压扁对侧乳腺,技师用一手放其肩上,一手托起乳腺。轻轻将乳腺组织往前上牵拉远离胸壁,因上部乳腺易成盲区,应尽量充分托起乳腺、展平皮肤皱褶,且将乳头呈切线位置于摄影台中线上,技师一边加压,一边用手拉伸乳腺组织,先用电动调节压迫器自上而下压紧并固定乳腺,再用手微调压迫器直至乳腺表面有紧绷感为止,如果皮肤皱褶仍然存在,则用一个手指轻轻滑动展平皱褶处。

(3)调节摄影距离和中心线,摄影距离一般为 60 cm,中心线经被检测乳腺的上方射入达下方垂直摄影台中线。

(4)选择合适的照射野,包括整个乳腺组织。

(5)曝光条件:管电压 25 ~ 35 kV,管电流 28 ~ 34 mA,也可选用自动控制曝光。

(6)进行图像后处理、标记图像左右,CR 和 DR 摄影把图像送入 PACS 系统,冲洗或打印照片,观察 X 射线照片显示部位及评价照片质量(图 2-27-2)。

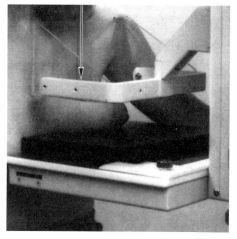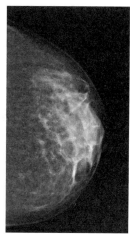

图 2-27-2 乳腺头尾位体位及影像

3. 照片显示

（1）内侧乳腺组织显示完整,包含腺体后的脂肪组织,能显示胸大肌边缘。

（2）CC 与 MLO 乳头后线长度差距在 1 cm 范围内。

（3）乳腺无皱褶,乳头呈切线位轮廓可见。

4. 注意事项

（1）为了显示内侧乳腺组织,应将对侧乳腺放在摄影台的拐角上。

（2）为了使乳腺上部组织显示,要托起乳腺将可动的下部组织向固定的上部组织移动。双手牵拉的操作手法可最大限度伸展乳腺组织。摄影技师可用示指在乳腺外侧的压迫板下滑动,打开皮肤皱褶。注意被检者的头和检侧的肩要移至照射野外。

5. 辅助摄影体位:辅助摄影体位是把病变部位作为重点的摄影方法。也是对于常规体位不易显示的部位从其他方向摄影的方法。

**（四）乳腺 90°侧位**

1. 摄影目的:对于乳腺病变定位时,当常规体位中仅在一个体位上发现可疑影像而另一个体位上没有看到时,最常用的是 90°侧位。根据病变部位的情况选择摄影方向(内外侧位或外内侧位),将病变部位贴近摄影台,减少几何模糊。

2. 摄影体位:内外侧位。

（1）专用乳腺机,专用活动滤线栅,将标记好的铅字正贴于接收器边缘,并将其置于乳腺摄影架里。使用 CR 摄影系统时把乳腺专用 IP 置于压迫器下方的暗盒槽内,使用 DR 摄影时平板探测器位于压迫器下方。

（2）机架旋转 90°角置于水平方向,摄影台垂直于水平面。被检者立于乳腺 X 射线机前,摄影台置于被检侧乳腺外侧,将被检侧乳腺紧贴摄影台,调整压迫器加压,在加压的同时用手将乳腺向前上牵拉,使腺体组织均匀呈侧位偏平,同时使乳头呈切线位。

（3）调节摄影距离和中心线,摄影距离一般为 60 cm,中心线呈水平方向,经乳腺内侧射入外侧,垂直于摄影台。

（4）选择合适的照射野，包括整个乳腺组织。

（5）曝光条件：管电压 25～35 kV，管电流 28～34 mA，也可选用自动控制曝光。

（6）进行图像后处理、标记图像左右，CR 和 DR 摄影把图像送入 PACS 系统，冲洗或打印照片，观察 X 射线照片显示部位及评价照片质量（图 2-27-3）。

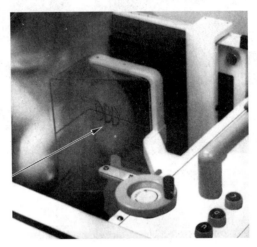

图 2-27-3　90°侧位体位

3. 注意事项

（1）不论内外侧位（ML）还是外内侧位（LM），都要注意应用可移动组织向固定组织运动原理，向上向外的操作手法，不使乳腺下垂，充分伸展乳腺，分离组织。拨平乳腺下皮肤皱褶，使其不影响此部位乳腺的充分显示。

（2）内外侧位（ML）还要注意叮嘱被检者抬头以免显示下颌影像，对侧的手将对侧的乳腺移至照射野以外避免其在照片上显示。

【实训记录】

实训记录见表 2-27-1。

表 2-27-1　实训记录

| 摄影体位 | 焦点大小 | 管电压/kV | 管电流/mA | 曝光时间/s | FFD/cm | 滤线栅（有/无） |
|---|---|---|---|---|---|---|
| 乳腺内外斜位 | | | | | | |
| 乳腺头尾位 | | | | | | |
| 乳腺 90°侧位 | | | | | | |

## 【实训讨论】

1.乳腺内外斜位和乳腺头尾位的乳腺 X 射线摄影,体位设计分别是什么?

2.乳腺摄影时,为什么要使用滤线栅?

3.申请单中的被检者乳腺摄影体位 X 射线照片主要观察什么内容?

## 【评分标准】

乳腺内外斜位摄影评分标准

| 项目总分 | 考核内容 | 分值 | 评分标准 | 得分 |
|---|---|---|---|---|
| 准备质量标准（20 分） | 1.详细阅读申请单,核对被检者姓名、性别、检查部位 | 6 分 | 未核对者扣6分 | |
| | 2.检查室温、空气湿度,接通设备电源、开机;观察电源电压是否正常 | 6 分 | 缺一项扣1分 | |
| | 3.检查接收器(FPD/IP)位置是否正确、打印机状态是否正常 | 4 分 | 不符合要求每项扣2分 | |
| | 4.去除被检者身上金属等高密度异物 | 4 分 | 未做扣4分 | |
| 操作质量标准（70 分） | 1.移动 X 射线管,焦－片距离调整为60 cm | 7 分 | 根据情况酌情扣分 | |
| | 2.将 X 射线中心线对准床下滤线栅中心,调整照射野 | 10 分 | 根据情况酌情扣分 | |
| | 3.录入被检者信息。录入被检者姓名、年龄、体重、病史等信息 | 3 分 | 未做扣3分 | |
| | 4.被检者摄影体位中点对准台面中线。叮嘱被检者曝光时保持体位静止不变 | 6 分 | 一项未做扣3分 | |
| | 5.被检者面对摄影架站立,转动支架使摄影平台与胸大肌外侧缘平行,即与水平面呈30°～60°角,被检侧上臂抬高,手放在机架手柄上。放松手臂肌肉以放松胸大肌。被检侧紧贴摄影台,腋窝置于摄影台侧上角,向上向外牵拉被检侧乳腺,将其置于摄影台上,并包括腋部乳腺组织、胸大肌及腋窝前部;调整压迫器加压,压迫的同时用手拉伸展平乳腺,使乳腺呈侧斜位压扁状,同时避免皮肤出现皱褶,并保持乳腺的位置不变。嘱被检者平静呼吸下屏气 | 9 分 | 一项未做扣3分 | |

续表

| 项目总分 | 考核内容 | 分值 | 评分标准 | 得分 |
|---|---|---|---|---|
| 操作质量标准<br>(70分) | 6. 中心线自被检侧乳腺的内上方射入,外下方射出垂直于摄影台 | 6分 | 根据情况酌情扣分 | |
| | 7. 调节照射野,包含乳腺、胸大肌和腋下组织 | 4分 | 根据情况酌情扣分 | |
| | 8. 对非照射部位进行射线防护 | 5分 | 未做扣5分 | |
| | 9. 设置曝光条件,管电压和管电流正确,也可选用自动控制曝光 | 8分 | 根据情况酌情扣分 | |
| | 10. 手闸曝光,曝光期间观察曝光指示灯是否正常 | 6分 | 未做扣6分 | |
| | 11. 曝光结束,记录摄影条件,预览图像,判断图像质量是否合格 | 6分 | 未做扣6分 | |
| 图像后处理及存储质量标准<br>(10分) | 1. 在 CR/DR 系统中新建检查项目,录入被检者信息,选择检查部位、体位,点击"确认"键,进入曝光界面 | 2分 | 未做扣2分 | |
| | 2. CR 系统用条码扫描仪对 IP 的条码窗进行信息读取。将扫描后的 IP 插入激光扫描仪,读取影像信息 | 2分 | 未做扣2分 | |
| | 3. 获得图像后,对图像进行后处理,调节亮度、剪裁、标记,并对多幅图像进行排版。影像显示能满足诊断学要求 | 2分 | 根据情况酌情扣分 | |
| | 4. 确认图像信息,存储、传输、打印照片 | 2分 | 未做扣2分 | |
| | 5. 退回至主界面,按顺序关机 | 2分 | 未做扣2分 | |

## 【知识拓展】

### 夸大头尾位

1. 摄影目的:夸大头尾位是常规头尾位(CC)的补充摄影,能显示乳腺外侧深部的病变。

2. 摄影体位:摄影体位基本同常规头尾位(CC),使被检者转身,将乳腺外侧置于摄影台上(图2-27-4)。

3. 注意事项:被检者的头和检侧的肩要移到照射野外。双肩放松持平,避免外侧乳腺扭曲显示。

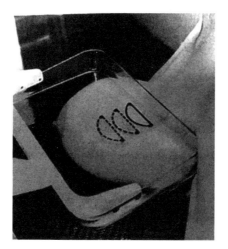

**图 2-27-4 乳腺夸大头尾位体位**

## 【课后习题】

1. 有关乳腺摄影的注意事项,下列错误的是(　　　)
   A. 采用近距离摄影　　　　　　B. 应屏气曝光　　　　　　C. 使用高分辨率胶片
   D. 照片应有上、下、左、右标记　　E. 乳腺均为软组织,不需加压摄影

2. 属于乳腺摄影常规体位的是(　　　)
   A. ML　　　　　　　　　　B. LM　　　　　　　　　　C. MLO
   D. AT　　　　　　　　　　E. CC

3. 属于乳腺摄影常规体位的是(　　　)
   A. ML　　　　　　　　　　B. LM　　　　　　　　　　C. CV
   D. CC　　　　　　　　　　E. AT

4. 在乳房筛查摄影中,要求(　　　)
   A. 内外斜位、头尾位　　　　　B. 内外位、头尾位　　　　　C. 侧位、头尾位
   D. 内外斜位、定点压迫位　　　E. 外内斜位、放大位

5. 乳腺摄影 CC 英文缩写代表的体位是(　　　)
   A. 侧位　　　　　　　　　　B. 夸大位　　　　　　　　C. 头尾位,轴位
   D. 放大位　　　　　　　　　E. 内外斜位

6. 关于乳腺摄影,下列说法错误的是(　　　)
   A. 应吸气末屏气曝光　　　　　　　B. 恶性肿块较大时,不宜加压过度
   C. 压迫时应缓慢渐进　　　　　　　D. 应将乳头置于切线位
   E. 月经后 1 周左右,乳腺结构显示较清晰

7. 关于乳腺摄影压迫作用的叙述,错误的是(　　　)
   A. 分辨率得到提高　　　　　　　　B. 使得乳腺内部结构分离
   C. 减少了产生运动模糊　　　　　　D. 提高密度的一致性
   E. 可提高曝光量

8.乳腺内侧组织显示最充分的摄影位置是(　　)

　　A. MLO　　　　　　　　B. ML　　　　　　　　　C. LM

　　D. CC　　　　　　　　 E. CV

9.头尾位双手牵拉法的目的是(　　)

　　A. 使滤线器的胸壁缘紧靠胸骨　　　　　B. 使乳头位于暗盒托盘中心

　　C. 使乳房厚度变小　　　　　　　　　　D. 使乳房厚度变小

　　E. 最大限度地使乳房组织呈现出来

10.乳腺90°侧位摄影的目的是(　　)

　　A. 有助于密集组织区域的显示　　　　　B. 有利于良、恶性病变的区分

　　C. 增加乳房后内深部病变的显示　　　　D. 显示乳房外侧部分的深部病变

　　E. 与标准体位结合确切乳腺病变的定位

**参考答案:**

1. E　2. C　3. A　4. A　5. C　6. A　7. E　8. D　9. E　10. E

(王　贞)

# 口腔曲面全景

## 【课前预习】

1.自主学习:普通 X 射线摄影,被检者结构多有重叠,牙齿又是弧形排列,口腔曲面全景摄影能解决这一问题。课前需掌握口腔颌面部的影像解剖,了解成人与儿童牙齿的不同,以及乳牙的发出、发育规律,掌握曲面摄影的基本原理及口腔曲面全景的适应证和禁忌证。

2.自我检测

(1)从牙体解剖面观察,以下哪些项属于牙体的组成部分(　　　)(多选)

    A.牙釉质　　　　　　　　　B.牙骨质　　　　　　　　　C.牙本质

    D.牙髓腔　　　　　　　　　E.牙髓

(2)所谓"解剖牙冠",是指(　　　)

    A.显露于口腔的部分牙体

    B.牙体被牙龈覆盖的部分

    C.牙体发挥咀嚼功能的部分

    D.被牙本质所覆盖的牙体部分

    E.由牙釉质所覆盖的牙体部分

**参考答案:**

(1)ABCE　　(2)E

3.根据检查申请单回答问题。

**×××医院 X 射线检查申请单**

申请科室:口腔科 　　执行科室:普放室 　　X 射线号:××××××

| 姓名:李×× 　性别:男 　年龄:26 岁 　门诊号:×××××× |
| --- |
| 项目:数字 X 射线摄影(DR) |
| 检查部位:口腔曲面全景 |
| 主诉:牙痛<br>病历摘要:6 个月前发现左侧上颌牙槽发智齿,近 1 周来疼痛<br>临床诊断:牙周炎<br>检查目的与要求:判断智齿定位及周边相邻关系,为智齿拔除制定辅助方案及风险评估 |
| 重要告知:X 射线、CT 检查有辐射危险,婴幼儿请慎重检查,妊娠 3 个月内禁止检查<br>同意请签字: 　　　联系方式:<br>申请医师:<br>申请日期: |

问题:

(1)根据以上 X 射线检查申请单信息,作为影像技师应如何进行 X 射线检查?

(2)该项检查的检查目的和要求有哪些?

## 【知识目标】

1.了解口腔内全牙影像解剖结构。

2.熟悉口腔曲面全景摄影的适应证及禁忌证。

3.掌握口腔曲面全景 X 射线摄影流程及要点。

## 【能力目标】

1.能操作 X 射线检查设备,选择合适的口腔曲面全景摄影条件。

2.能按照正确的摄影规程进行口腔曲面全景 X 射线摄影。

3.学会对图像进行后处理,获得符合诊断要求的影像。

## 【素质目标】

1.通过口腔曲面全景摄影规程练习,培养学生养成严谨认真的工作作风,注意射线防护,关爱患者。

2.通过学习口腔曲面全景摄影的操作标准,培养学生树立团队协作精神。

## 【实训目的】

1.能正确且熟练使用 X 射线设备。

2.掌握口腔曲面全景 X 射线摄影方法。

3.能够正确对 X 射线照片进行质量评价。

## 【实训步骤】

### (一)概述

1.在带教指导老师的引导下,学生对口腔曲面全景 X 射线摄影的理论相关知识进行归纳、总结。

2.在带教指导老师的指导下,根据课前 X 射线检查申请单分组,学生分为检查者和被检者进行角色扮演,掌握口腔曲面全景 X 射线摄影目的、体位设计、中心线、呼吸方式及影像显示知识点。

3.检查前了解被检者的基本情况,数字 X 射线摄影时做好受检者基本信息录入工作。明确检查要求,与被检者或家属进行必要的交流沟通争取最佳配合,暴露被检部位(去除可能重叠在颌面部的物品)。

### (二)口腔曲面全景 X 射线摄影

因牙齿排列呈弧形,普通 X 射线摄影只能显示少数牙的影像且存在重叠现象,不可避免,无法实现全口牙一次显示。由此,根据人类口腔颌面部的解剖特点,芬兰人 Peatero 利用体层摄影及狭缝摄影原理,设置出一种一次曝光便可将全口牙影像显示在一张照片上的方法,即口腔曲面全景体层摄影。

1.全口牙位曲面体层:牙病最为常用的检查方法。摄影时,被检者取立位或坐位,颈椎垂直或向前倾斜,下颌颏部置于颏托正中,用前切牙缘咬在颌板槽内,头矢状面与地面垂直,听眶线与听鼻线的角平分线与地面平行。用额托或头夹将头固定。用 5 英寸×7 英寸胶片装入暗盒后固定于片架上,数字口腔曲面体层摄影则无须安装胶片。X 射线管向头侧倾斜 5°~7°角。层面选择:颏托标尺零位或前移 5 mm。全口牙位曲面体层摄影影像显示如图 2-28-1。

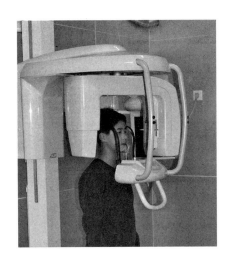

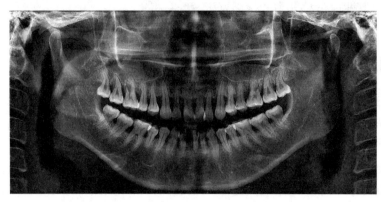

图 2-28-1　全口牙位曲面体层体位及影像

2. 下颌骨位曲面体层：被检者下颌颏部署于颏托正中，上下切牙缘咬在颌板槽内，听鼻线与地面平行，头矢状面与地面垂直。胶片尺寸、准备及 X 射线管倾斜角度同全口牙位曲面体层摄影。层面选择：颏托标尺向前移 10 mm。

3. 上颌骨位曲面体层：被检者颏部置于颏托上，听眶线与地面平行，头矢状面与地面垂直，胶片尺寸、准备及 X 射线管倾斜角度同全口牙位曲面体层摄影。层面选择：颏托标尺向前移 10～15 mm。

4. 颞下颌关节曲面体层：被检者颏部置于颏托上，头矢状面对准颏托中心，听鼻线垂直于头夹基准线。层面选择：如为观察两侧颞下颌关节，将颏托向前移 10 mm；如重点观察关节结构，则将颏托健侧移 10 mm。

## 【实训记录】

实训记录见表 2-28-1。

表 2-28-1　实训记录

| 摄影体位 | 焦点大小 | 管电压/kV | 管电流/mA | 曝光时间/s | FFD/cm | 滤线栅(有/无) |
|---|---|---|---|---|---|---|
| 口腔曲面全景 | | | | | | |

## 【实训讨论】

1. 观察口腔曲面全景片，进行质量分析。

2. 分析影像密度过高或过低差异，如何进行调整？

## 【实训视频】

口腔曲面全景体位摄影体位

## 【评分标准】

口腔曲面全景 X 射线摄影评分标准

| 项目总分 | 考核内容 | 分值 | 评分标准 | 得分 |
|---|---|---|---|---|
| 准备质量标准<br>（20分） | 1. 详细阅读申请单，核对被检者姓名、性别、检查部位 | 6分 | 未核对者扣6分 | |
| | 2. 检查室温、空气湿度，接通设备电源、开机；观察电源电压是否正常 | 6分 | 缺一项扣1分 | |
| | 3. 检查接收器（FPD/IP）位置是否正确、打印机状态是否正常 | 4分 | 不符合要求每项扣2分 | |
| | 4. 去除被检者身上金属等高密度异物 | 4分 | 未做扣4分 | |
| 操作质量标准<br>（70分） | 1. 移动 X 射线管，焦-片距离调整 90 ~ 100 cm | 7分 | 根据情况酌情扣分 | |
| | 2. 将 X 射线中心线对准床下滤线栅中心，调整照射野 | 10分 | 根据情况酌情扣分 | |
| | 3. 录入被检者信息。被检入患者姓名、年龄、体重、病史等信息 | 3分 | 未做扣3分 | |
| | 4. 被检者摄影体位中点对准台面中线。叮嘱被检者曝光时保持体位静止不变 | 6分 | 一项未做扣3分 | |
| | 5. 摄影时，被检者立位或坐位，颈椎垂直或向前倾斜，下颌颏部置于颏托正中，用前切牙缘咬在颌板槽内，头矢状面与地面垂直，听眶线与听鼻线的角平分线与地面平行。用 5 英寸×7 英寸胶片装入暗盒后固定于片架上，数字口腔曲面体层摄影则无须安装胶片。层面选择：颏托标尺零位或前移 5 mm | 9分 | 一项未做扣3分 | |

续表

| 项目总分 | 考核内容 | 分值 | 评分标准 | 得分 |
|---|---|---|---|---|
| 操作质量标准<br>(70分) | 6.中心线X射线管向头侧倾斜5°~7°角 | 6分 | 根据情况酌情扣分 | |
| | 7.根据检查部位和被检者情况,能全部容下被检部位即可 | 4分 | 根据情况酌情扣分 | |
| | 8.对非照射部位进行射线防护 | 5分 | 未做扣5分 | |
| | 9.设置曝光条件,管电压和管电流正确,也可选用自动控制曝光 | 8分 | 根据情况酌情扣分 | |
| | 10.手闸曝光,曝光期间观察曝光指示灯是否正常 | 6分 | 未做扣6分 | |
| | 11.曝光结束,记录摄影条件,预览图像,判断图像质量是否合格 | 6分 | 未做扣6分 | |
| 图像后处理及<br>存储质量标准<br>(10分) | 1.在CR/DR系统中新建检查项目,录入被检者信息,选择检查部位、体位,点击"确认"键,进入曝光界面 | 2分 | 未做扣2分 | |
| | 2.CR系统用条码扫描仪对IP的条码窗进行信息读取。将扫描后的IP插入激光扫描仪,读取影像信息 | 2分 | 未做扣2分 | |
| | 3.获得图像后,对图像进行后处理,调节亮度、剪裁、标记,并对多幅图像进行排版。影像显示能满足诊断学要求 | 2分 | 根据情况酌情扣分 | |
| | 4.确认图像信息,存储、传输、打印照片 | 2分 | 未做扣2分 | |
| | 5.退回至主界面,按顺序关机 | 2分 | 未做扣2分 | |

## 【知识拓展】

### 根尖片摄影

对于想要详细观察单个或几个相邻牙齿的情况,一般采用根尖片摄影。

1. 体位设计:患者端坐,拍摄上颌牙时患者的上颌平面与地面平行,拍摄下颌牙时要头部后仰45°左右,使下颌的平面与地面平行。使用对侧手示指或拇指固定牙片。

2. 中心线:X射线中心线垂直于受检牙齿长轴和胶片所成角的角平分线。

3. 标准影像显示:受检牙齿影像完整显示,无遗漏,影像无失真。

【课后习题】

1.口腔全景体层摄影主要用于(　　　　)(多选)

　　A.全口牙位曲面体层摄影　　　　　　B.上颌骨位曲面体层摄影

　　C.颞下颌关节曲面体层摄影　　　　　D.下颌骨位曲面体层摄影

　　E.上颌窦位曲面体层摄影

2.口腔曲面全景摄影时,与地面平行的是(　　　　)

　　A.听眦线　　　　　　　　　B.听眶线　　　　　　　　　C.听鼻线

　　D.听眶线与听鼻线的分角线　　E.听眦线与听鼻线的分角线

3.下列哪项是曲面体层摄影的优点(　　　　)

　　A.患者口内无须放片,舒适度高

　　B.辐射剂量小

　　C.显示多发病变更有优势

　　D.对于上颌牙槽骨和上颌窦底部、上颌结节区的病变有优势

　　E.以上均是

参考答案:

1.ABCD　　2.D　　3.E

(李　杨)

第 三 部 分

# X射线造影检查技术

# 静脉肾盂造影

## 【课前预习】

1. 自主学习:泌尿系统由肾、输尿管、膀胱及尿道组成,普通 X 射线检查时这些结构均表现为软组织密度,缺乏良好的天然对比。而泌尿系统造影能够观察泌尿系统的解剖结构及生理功能,对明确有无病变和病变的性质具有重要意义。

2. 自我检测

(1)静脉肾盂造影检查前应(　　　　)(多选)

　　A. 憋尿　　　　　　　　　　　B. 做碘过敏试验

　　C. 尽量排空肠道气体和容物　　D. 了解患者心、肝、肾耐受情况

　　E. 无须准备

(2)造影前腹部 X 射线检查被检者检查前准备包括(　　　　)

　　A. 清洁肠道　　　　　　　　　B. 去除检查部位金属物品

　　C. 对被检者进行呼吸训练　　　D. 交代检查事项,取得被检者配合

　　E. 准备钡剂

参考答案:

(1)BCD　　(2)ABCD

3.根据检查申请单回答问题。

**×××医院 X 射线检查申请单**

申请科室:急诊科　　执行科室:普放室　　X 射线号:××××××

| 姓名:李×× 性别:男 年龄:26 岁 门诊号:×××××× |
| --- |
| 项目:KUB+IVP |
| 检查部位:腹部 |
| 主诉:腰背部绞痛 3 h<br>病历摘要:3 h 前突发左侧腰背部剧烈疼痛,伴血尿,无发热<br>临床诊断:怀疑泌尿系统结石<br>检查目的与要求:怀疑泌尿系统结石,明确是否有泌尿系统结石,请包括耻骨联合 |
| 重要告知:X 射线、CT 检查有辐射危险,婴幼儿请慎重检查,妊娠 3 个月内禁止检查<br>同意请签字:　　　　联系方式:<br>申请医师:<br>申请日期: |

问题:

(1)根据以上 X 射线检查申请单信息,作为影像技师应如何进行 X 射线检查?

(2)该项检查的检查目的和要求有哪些?

## 【知识目标】

1.了解泌尿系统影像解剖结构。

2.熟悉腹部常见病变的影像诊断。

3.掌握静脉肾盂造影检查的摄影流程及要点。

## 【能力目标】

1.能操作 X 射线检查设备,选择合适的腹部摄影条件。

2.能按照摄影规程进行泌尿系统造影检查。

3.学会对图像进行后处理,获得符合诊断要求的影像。

## 【素质目标】

1.通过泌尿系统造影摄影规程练习,培养学生养成严谨认真的工作作风,注意射线防护,关爱患者。

2.通过学习泌尿系统造影的操作标准,培养学生树立团队协作精神。

## 【实训目的】

1.能正确且熟练使用 X 射线设备。

2. 掌握泌尿系统造影检查的摄影方法。

3. 能够正确对 X 射线照片进行质量评价。

# 【实训步骤】

## (一)概述

1. 在带教指导老师的引导下,学生对泌尿系统造影检查的理论相关知识进行归纳、总结。

2. 在带教指导老师的指导下,根据课前 X 射线检查申请单分组,学生分为检查者和被检者进行角色扮演,掌握泌尿系统造影检查的目的、体位设计、中心线、呼吸方式及影像显示知识点。

3. 检查前了解被检者的基本情况,数字 X 射线摄影时做好被检者基本信息录入工作。明确检查要求,与被检者或家属进行必要的交流沟通,争取最佳配合,暴露被检部位(去除可能重叠在腹部的物品,如衣服拉链、纽扣、腰带等,必要时更衣),对于怀疑泌尿系统结石的患者要服泻药和清洁肠道准备,做好被检者安置。

## (二)静脉肾盂造影

静脉肾盂造影(intravenous pyelography,IVP)又叫静脉尿路造影,是将造影剂注入静脉后经肾排泄至尿路而显影。静脉肾盂造影简单易行,危险性小,可观察整个泌尿系统的解剖结构、分泌功能以及各种尿路病变。因此,这是临床上最常用的一种泌尿系统 X 射线检查方法。

静脉肾盂造影有常规静脉肾盂造影和大剂量静脉肾盂造影两种。

1. 常规静脉肾盂造影

(1)适应证:①不明原因的血尿或脓尿;②肾、输尿管疾疾,如结核、肿瘤、结石、先天性畸形和积水;③尿道狭窄不能插入导管或做膀胱镜检查者;④了解腹膜后包块与泌尿系统的关系;⑤肾血管性高血压的筛选检查。

(2)禁忌证:①碘过敏者;②肝、肾功能严重受损者;③全身衰竭,急性传染病或高热者;④妊娠期及哺乳期;⑤严重的甲状腺功能亢进者;⑥急性泌尿系统炎症、严重血尿和肾绞痛者。

(3)造影前准备:①造影前 2~3 d 不吃易产气和多渣食物,并禁服钡剂、碘剂、含钙或重金属的药物;②造影前 1 d 口服泻药,排空肠道内粪便;③造影前 12 h 内禁食、控制饮水;④碘过敏试验阴性者方能做此检查;⑤向被检者介绍造影前的准备事项、造影中可能发生的情况及造影加压的反应,取得被检者的配合;⑥造影前先行腹部透视,如腹内有较多气体,可注射垂体加压素 0.5 mL,待腹腔清洁后可行造影检查。

(4)造影剂:最好采用非离子型造影剂,成人一般用量为 20~40 mL,儿童因不能压迫输尿管,且肾浓缩功能不如成人,用量可按每千克体重 0.5~1.0 mL 计算,6 岁以上即可用成人量。

(5)造影技术:被检者仰卧于摄影台上,双下肢伸直,正中矢状面垂直于台面并与暗盒长轴中线重合,两臂置于体侧,摄取腹部平片,如发现肾区有钙化,加摄腹部侧位平片。

在两侧髂骨前上棘连线水平上,将两个圆柱状压迫器呈倒"八"字放置,此位置对应于输尿管进入骨盆处。将连以血压计的气袋覆盖其上,用多头腹带束紧绑好,充气后可压迫两侧输尿管,防止造影剂流入膀胱。儿童或因腹部病变不宜加压时,可采取头低足高位,即骨盆抬高10°~15°。

经静脉注入造影剂,注入1~2 mL后减慢速度,观察2~3 min,如被检者无不良反应即将造影剂快速注入。注药过程中如有反应,应立即停止注药。造影剂注射完毕后即给气袋充气,加大压力视被检者的耐受能力调整,一般为80~100 mmHg,以能压迫输尿管使造影剂停留于肾盂、肾盏内。加压期间,若患者出现迷走神经反应和下肢循环障碍,应立即减压或解压。

一般于注射造影剂后7 min摄第1片,观察摄影位置、条件及肾盂、肾盏显影情况。分别于第15 min、30 min摄取第2片、第3片。如一侧肾盂、肾盏显影不佳,应延长摄片时间。按常规时间摄片肾盂显影淡或不显影者,可在数小时后再摄片。双侧肾盂、肾盏显影良好时,除去腹压带,摄全尿路片1张。如疑有肾下垂或游走肾,应加摄立位片。疑膀胱占位性病变者,解压后,待排尿前摄取膀胱造影片。

常规法静脉肾盂造影多摄取双肾区前后位片,中心线一般对准胸骨剑突至脐部连线的中点,照片上缘包括第11肋骨,下缘包括第3腰椎(图3-1-1)。

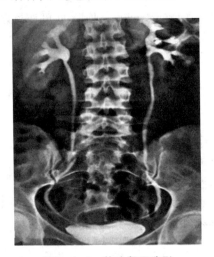

图3-1-1 静脉肾盂造影

2. 大剂量静脉肾盂造影:是将大量稀释的造影剂在短时间内做快速静脉滴注,使血液内造影剂浓度迅速提高,同时肾脏排尿量超过输尿管下泄量,从而使全尿路显影的一种检查方法。

(1)适应证:①常规静脉肾盂造影或逆行肾盂造影显影不满意者;②需要观察肾脏的高血压患者;③输尿管病变和不能配合常规造影检查者;④肥胖、腹水及腹部巨大肿块者等。

(2)禁忌证:①碘过敏者;②肝功能严重受损者;③有严重的心血管疾病者;④肾功能衰竭者。

（3）造影前准备：一般不需禁水，对肾功能不佳者，禁水会损害肾功能。此外，亦不需做压迫输尿管准备。其他准备事项同常规静脉肾盂造影。

（4）造影剂：常用60%复方泛影葡胺，剂量按体重2 mL/kg计算，加上等量5%葡萄糖溶液或生理盐水稀释，混匀后使用。造影剂的剂量不应超过140 mL。

（5）造影技术：被检者仰卧于摄影台上，先摄取全尿路平片。然后使用1号针头或输血针头做快速静脉滴注，将造影剂在5~8 min内滴注完毕，一般不超过10 min，否则会影响造影效果。肾盂输尿管一般在滴注开始后15~30 min内充盈显影最充足，不需压迫输尿管，取头低足高位10°~15°，于注药开始后的10 min、20 min及30 min分别摄肾盂造影片一张。若肾盂、肾盏及输尿管显影不良，可适当延长时间再摄片。

大剂量静脉肾盂造影摄影位置同腹部前后位，被检者仰卧，中心线对准剑突到肚脐连线中点垂直射入，照射野应包括第11胸椎及耻骨联合。

## 【实训记录】

实训记录见表3-1-1。

表3-1-1　实训记录

| 摄影体位 | 焦点大小 | 管电压/kV | 管电流/mA | 曝光时间/s | FFD/cm | 滤线栅(有/无) |
|---|---|---|---|---|---|---|
| 静脉肾盂造影 | | | | | | |

## 【实训讨论】

1.泌尿系统造影检查摄影，体位设计分别是什么？

2.泌尿系统造影检查，有什么禁忌证？

3.泌尿系统造影检查的适应证？

## 【实训视频】

大剂量静脉肾盂造影

常规静脉肾盂造影

## 【知识拓展】

### 逆行肾盂造影

逆行肾盂造影系统是使用膀胱镜经尿道和膀胱向输尿管内插入特制的导管,并注入造影剂使肾盂、肾盏、输尿管等全尿路显影,从而可用以观察全尿路情况的检查方法。此方法显影清晰,不受肾脏分泌功能的影响。但膀胱镜的插入可给受检者带来一定痛苦,且此方法操作复杂,易发生逆行性感染,故通常多做选择性应用。

## 【课后习题】

1. 泌尿系统阴性结石引起肾盂、肾盏积水扩张,泌尿系统造影多采用(　　　)
   A. 仰卧前后位　　　　　　B. 站立前后位　　　　　　C. 俯卧后前位
   D. 侧卧侧位　　　　　　　E. 前后斜位

2. 泌尿系统造影检查典型的禁忌证是(　　　)
   A. 泌尿系统肿瘤　　　　　B. 泌尿系统结石　　　　　C. 碘过敏试验阳性
   D. 肠道积气　　　　　　　E. 泌尿系统外伤

3. 泌尿系统造影检查加压带的主要目的(　　　)
   A. 防止患者异常呼吸　　　B. 固定患者　　　　　　　C. 使腹壁厚度变薄
   D. 让肾盂、肾盏及上段输尿管充分显影　　　E. 防止患者移动

**参考答案:**

1. A　2. C　3. D

（李　杨）

# 上消化道造影

## 【课前预习】

1. 自主学习：上消化道主要由口腔、咽、食管组成，并且熟悉口腔、咽、食管解剖特点。普通 X 射线检查时这些空腔结构均表现为软组织密度，缺乏良好的天然对比。而上消化道气钡造影能够清楚显示上消化道的解剖结构、形态及生理功能，对于病变动态状态下显示，图像更加直观。

2. 自我检测

（1）上消化道气钡造影包含哪些结构（　　　）（多选）

    A. 食管　　　　　　　　　B. 胃　　　　　　　　　　　C. 十二指肠

    D. 空肠　　　　　　　　　E. 回肠

（2）下列关于胃解剖结构描述正确的是（　　　）（多选）

    A. 食管通过贲门与胃相连续　　　B. 十二指肠通过幽门与胃相连续

    C. 胃部分为胃底、胃体、胃窦　　　D. 胃体部黏膜有 3~5 条

    E. 胃大弯侧在造影中表现为锯齿状改变

**参考答案：**

（1）ABC　　（2）ABCDE

3.根据检查申请单回答问题。

×××医院 X 射线检查申请单

申请科室:消化科　　执行科室:普放室　　X 射线号:××××××

| 姓名:王××　性别:女　年龄:38 岁　门诊号:×××××× |
| :--- |
| 项目:上消化道气钡双重造影 |
| 检查部位:上消化道 |
| 主诉:左上腹部疼痛 2 个月余,进食后加重<br>病历摘要:左上腹部疼痛 2 个月余,进食后加重,无家族病史<br>临床诊断:怀疑胃溃疡<br>检查目的与要求:怀疑胃溃疡,明确胃部是否有溃疡 |
| 重要告知:X 射线、CT 检查有辐射危险,婴幼儿请慎重检查,妊娠 3 个月内禁止检查<br>同意请签字:　　　　　联系方式:<br>申请医师:<br>申请日期: |

问题:

(1)根据以上 X 射线检查申请单信息,作为影像技师应如何进行上消化道气钡双重检查?

(2)该项检查的检查目的和要求有哪些?

## 【知识目标】

1.了解上消化道影像解剖结构。

2.熟悉上消化道常见疾病的影像诊断特点。

3.掌握上消化道气钡双重造影检查的检查流程、步骤及要点。

## 【能力目标】

1.能操作 X 射线透视检查设备,熟悉操作界面各项按键、旋钮的功能。

2.能按照造影流程进行上消化道造影检查。

3.学会对操作过程中各体位的图像摄取及采集,获得符合诊断要求的影像。

## 【素质目标】

1.通过上消化道造影摄影流程练习,培养学生养成规范、严谨、求实的工作作风,注意射线防护,关爱患者。

2.通过学习上消化道造影的操作流程,培养学生树立认真、仔细的工作态度。

## 【实训目的】

1. 能正确且熟练使用X射线透视设备。

2. 掌握上消化道气钡双重造影检查的流程、步骤。

3. 能够针对各体位进行图像摄影、采集。

## 【实训步骤】

### (一)概述

1. 在带教指导老师的引导下,学生对上消化道气钡双重造影检查的理论相关知识进行归纳、总结。

2. 在带教指导老师的指导下,根据课前X射线检查申请单分组,学生分为进行角色扮演检查者和被检者,掌握上消化道造影检查的目的、流程、步骤、相关体位的设计及影像显示结构知识点。

3. 检查前了解被检者的基本情况,造影前做好被检者基本信息录入工作,如姓名、年龄、性别及造影方式等。明确检查要求,与被检者或家属进行必要的交流沟通争取最佳配合,暴露被检部位(去除可能重叠在检查部位的物品,如衣服拉链、纽扣、腰带等,必要时更衣),对于需要陪护的患者,做好陪护者的防护。

### (二)上消化道造影

上消化道造影包括上消化道气钡双重造影和上消化道普通造影。

上消化道造影(upper gastrointestinal contrast,UGI)是将造影剂经口服后,流经口咽、食管、胃、十二指肠后,依次显影。上消化道造影简单易行,无不良反应,可观察整个上消化道的解剖结构、蠕动、功能情况及各种上消化道实质性及功能性病变。现在主要应用的是上消化道气钡双重造影。因此,这是临床上最常用、有效的一种消化道X射线检查方法。

1. 上消化道气钡双重造影

(1)适应证:①上消化道普通造影发现的可疑病变而难以定性者;②怀疑上消化道有病变,普通造影难以发现病变者;③确定上消化道肿瘤,包括早期肿瘤;④明确上消化道出血原因、炎症、溃疡等;⑤上消化道发育异常者。

(2)禁忌证:①胃肠道穿孔,急性胃肠道出血;②肠梗阻,不全肠梗阻者可根据病情酌情造影;③体质极度衰弱,不能配合检查者;④低张药物使用禁忌者。

(3)造影前准备:①检查前24 h禁止服用能在胃肠道内显影或能改变胃肠道功能的一切药物;②检查前1 d应吃少渣易消化的食物,晚饭后应停止饮食,禁食8~12 h,控制饮水;③次日早晨空腹到放射科受检;④如已按照上述要求做准备,而于检查时胃内仍有大量潴留液者多属病理,此时应先用胃管尽量抽空,然后进行检查。

(4)造影剂:采用硫酸钡混悬液造影剂,成人一般用量为150~200 mL,浓度为160%~200%。

(5)造影技术:①先做立位胸腹部常规透视,特别注意胃泡情况及胃内有无积液,腹部有无梗阻及穿孔征象,有无异常钙化及结石影。②透视无禁忌证者,造影前 10 ~ 20 min 肌内注射山莨菪碱(654-2)10 ~ 15 mg。③吞服双重对比产气剂,口服 1 袋( 3 g ),10 mL 温水冲服。④口服钡剂(30 ~ 50 mL)后立刻在右前斜位、左前斜位观察口咽、食管及贲门情况,时间不宜过长。⑤然后即进行胃部双重造影检查。患者采用卧位检查,在检查床上从左侧开始 360° 身体翻转 2 圈,让钡剂均匀涂抹在胃壁及胃黏膜上。⑥将检查床台面调至卧位,摄取仰卧左斜位、前后位、右斜位的体位图像,观察胃体中下部、胃窦后壁、十二指肠黏膜情况(图 3-2-1);之后采用俯卧位,分别在俯卧左斜位、后前位、右斜位摄取胃体、胃窦部、十二指肠前壁黏膜图像。⑦再将检查床台面倾斜至半立位或立位,进行胃体、胃窦、十二指肠的黏膜图像摄取,检查过程中根据情况,适当采用压迫器,对局部组织压迫有利于局部黏膜显示更清楚。⑧再次口服造影剂让胃部充盈,观察胃部、十二指肠充盈像(图 3-2-2)。

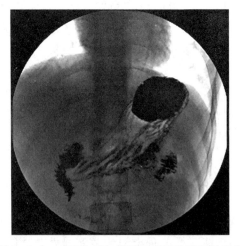

图 3-2-1 上消化道气钡造影仰卧前后位黏膜像

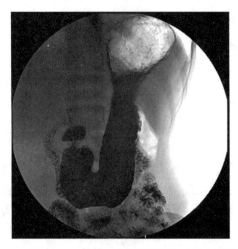

图 3-2-2 上消化道气钡造影站前后位充盈像

2.上消化道普通造影

（1）适应证：①上消化道肿瘤诊断；②明确上消化道出血原因、炎症、溃疡等；③上消化道发育异常者；④上消化道术后复查。

（2）禁忌证：同上消化道气钡双重造影。

（3）造影前准备：同上消化道气钡双重造影。

（4）造影剂：同上消化道气钡双重造影。

（5）造影技术：①先做立位胸腹部常规透视，特别注意胃泡情况及胃内有无积液，腹部有无梗阻及穿孔征象，有无异常钙化及结石影。②透视无禁忌证者，口服钡剂（30～50 mL）后立刻在右前斜位、左前斜位观察口咽、食管及贲门情况，时间不宜过长。③然后即进行胃部造影检查。患者采用卧位检查，在检查床上从左侧开始360°身体翻转2圈，让钡剂均匀涂抹在胃壁及胃黏膜上。④将检查床台面调至卧位，摄取仰卧左斜位、前后位、右斜位的体位图像，观察胃体中下部、胃窦后壁、十二指肠黏膜情况；之后采用俯卧位，分别在俯卧左斜位、后前位、右斜位摄取胃体、胃窦部、十二指肠前壁黏膜图像。⑤再将检查床台面倾斜至半立位或立位，进行胃体、胃窦、十二指肠的黏膜图像摄取，检查过程中根据情况，适当采用压迫器，对局部组织压迫有利于局部黏膜显示更清楚。⑥再次口服造影剂让胃部充盈，观察胃部、十二指肠充盈像。

## 【实训记录】

实训记录见表3-2-1。

表3-2-1　实训记录

| 造影体位 | 管电压/kV | 管电流/mA | 仰卧前后位、左斜位、右斜位胃部所显示的结构 | 俯卧后前位、左斜位、右斜位胃部所显示的结构 |
| --- | --- | --- | --- | --- |
| 上消化道造影 | | | | |

## 【实训讨论】

1.上消化道造影检查，检查过程中需要哪些体位配合？

2.上消化道造影检查有什么禁忌证及检查前准备？

3.上消化道造影检查有什么适应证？

## 【知识拓展】

### 胃肠手术后钡餐检查法

胃肠手术后钡餐检查法：一般在手术后10～15 d内不做X射线检查，除非有迫切需要时如术后有阻塞征象，为确定其部位和原因等情况可予检查。检查仅能在卧位下进行，有必要和病情许可时，可将检查台逐渐抬高，但不宜超过60°。一般术后检查应在3～4周后进行，此时不但增加了检查的安全性，同时也容易达到检查目的。

## 【课后习题】

1. 上消化道气钡双重造影检查哪个卧位对十二指肠球部显示较好(　　)

　　A. 仰卧前后位　　　　　　B. 站立前后位　　　　　　C. 俯卧后前位

　　D. 侧卧侧位　　　　　　　E. 仰卧左斜位

2. 不是上消化道气钡双重造影检查禁忌证的是(　　)

　　A. 肠梗阻　　　　　　　　B. 胃肠管穿孔　　　　　　C. 胃肠道出血

　　D. 胆囊结石　　　　　　　E. 青光眼

3. 不是上消化道普通造影适应证的是(　　)

　　A. 上消化道发育畸形　　　B. 中晚期食管癌　　　　　C. 早期胃癌

　　D. 胃溃疡　　　　　　　　E. 上消化道术后复查

参考答案:

1. E　2. D　3. C

(张兆国)

# 心脏大血管造影

【课前预习】

1. 自主学习:心血管造影术是将含有机化合物在 X 射线照射下透明的造影剂快速注入血流,使心脏和大血管腔在 X 射线照射下显影,同时有快速摄片、电视摄影或磁带录像等方法,将心脏和大血管腔的显影过程拍摄下来,从显影的结果可以看到含有造影剂的血液流动顺序,以及心脏大血管充盈情况,从而了解心脏和大血管的生理和解剖的变化,是一种很有价值的诊断心脏血管病的方法。

2. 自我检测

(1)心尖搏动点正常位于左侧第5肋骨肩锁骨中线内侧约( )

    A.1 cm              B.2 cm             C.3 cm

    D.4 cm              E.5 cm

(2)下列反应中,不属于造影剂过敏症状的是( )

    A.休克              B.低血压           C.幻视

    D.喉头水肿         E.呼吸急促

参考答案:

(1)B   (2)C

【知识目标】

1. 了解心血管影像解剖结构。
2. 熟悉心血管常见病变的影像诊断。
3. 掌握心血管造影检查的技术要点。

【能力目标】

1. 能操作 X 射线检查设备,选择合适的心血管造影条件。

2.能按照造影规程进行心血管造影检查。

3.学会对图像进行后处理,获得符合诊断要求的影像。

## 【素质目标】

1.通过心血管造影规程练习,培养学生养成严谨认真的工作作风,注意射线的剂量以及防护,关爱患者。

2.通过学习心血管造影的操作标准,培养学生树立团队协作精神。

## 【实训目的】

1.能正确且熟练使用X射线设备。

2.掌握心血管造影的检查方法。

3.能够正确对图像进行质量评价。

## 【实训步骤】

### (一)概述

1.在带教指导老师的引导下,学生对心血管造影检查的理论相关知识进行归纳、总结。

2.在带教指导老师的指导下,并进行分组,学生进行角色扮演检查者和被检者,掌握心血管造影检查的目的、体位设计、参数选择及影像显示知识点。

3.检查前了解被检者的基本情况,明确检查要求,与被检者或家属进行必要的交流沟通争取最佳配合。

### (二)心脏大血管造影

心脏大血管造影是临床诊断心血管疾病的金标准之一。目前临床主要应用选择性心血管造影,它能直接显示造影部位的血管病变情况,对心脏大血管疾病的诊断、治疗起决定性作用。

1.手术操作:选择性右心房、右心室及肺动脉造影,是经股静脉穿刺插入 5 ~7F"猪尾形"导管或右心造影导管,按造影目的分别将导管置于右心房中部、右心室流出道、肺动脉主干或左右分支等处进行造影。左心房造影可在右心房、右心室或肺动脉内注射造影剂,经肺循环使左心房显影,也可用穿刺房间隔的方法将导管送入左心房造影;左心室造影从股动脉、桡动脉或肱动脉穿刺并插入"猪尾形"导管进入左心室进行造影。

2.摄影体位

(1)长轴斜位:探测器置左前斜(LAO)35°~65°角,同时向头侧倾斜(CRA)25°~30°角。此位置主要显示主动脉窗,室间隔前半部及二尖瓣环常呈切线位,左室流出道拉长显示,肺动脉主干及左下肺动脉延续部展开等。适用于选择性左、右心室造影。

(2)四腔位:又称肝锁位。取身体长轴向右斜与台面中线呈 20°~30°角,探测器置 LAO 40°~50°角,同时 CAU 45°角。此时,整个房间隔和室间隔的后半部呈切线位,4 个

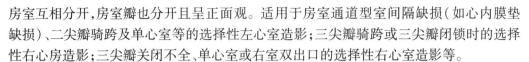

房室互相分开,房室瓣也分开且呈正面观。适用于房室通道型室间隔缺损(如心内膜垫缺损)、二尖瓣骑跨及单心室等的选择性左心室造影;三尖瓣骑跨或三尖瓣闭锁时的选择性右心房造影;三尖瓣关闭不全、单心室或右室双出口的选择性右心室造影等。

(3)半坐位:又名肺动脉轴位。被检者取正位,将胸部垫高,使探测器置CRA 45°～55°角。让肺动脉分叉部基本与X射线垂直,以显示肺动脉瓣、主干、分叉及左、右肺动脉分支,此时主、肺动脉也分开。适用于法洛四联症、肺动脉狭窄或异位肺动脉等的选择性右心室和肺动脉造影;或假性动脉干及主、肺动脉间隔缺损时的主动脉造影等。

(4)延长右前斜位:探测器置于右前斜RAO 30°～35°角,同时头倾CRA 20°～30°角。让X射线与右心室流出道及肺动脉几乎垂直,展开主、肺动脉的前后关系,充分显示右心室流出道、肺动脉瓣、肺动脉主干及其右侧分支。适用于选择性右心房、右心室和肺动脉造影。

(5)右前斜位:通常取右前斜30°角,可观察左心功能、心室壁病变及二尖瓣功能。

(6)正位:标准前后位。

(7)侧位:仰卧水平(左、右)侧位。

(8)其他:LAO 20°～35°加CRA 20°～30°体位可显示房间隔及室间隔后部;RAO 30°～45°体位可观察二尖瓣反流等。对于先天性心脏病,需灵活设计某些复合倾斜角度的摄影体位,以清晰地显示病变解剖部位。

3.摄影参数选择:造影剂选用浓度为300～370 mgI/mL非离子型造影剂。用量:成人主动脉及左心室造影每次35～40 mL,流率18～20 mL/s,连续注射;右心室和(或)肺动脉主干造影每次25～30 mL,流率14～16 mL/s;左、右心房造影每次20～25 mL,流率10～12 mL/s;儿童以1.25～1.50 mL/kg体重计算,流率10～16 mL/s,连续注射。注射压力选用600～900 PSI。以15～30帧/s连续采集影像。

**(三)选择性冠状动脉造影**

选择性冠状动脉造影是诊断冠心病的"金标准"。它不仅能准确地判断冠状动脉内病变的程度与范围,还能通过发现受损血管数目和受损心肌范围,而准确地判断预后;可作为各种冠状动脉血管成形术和重建手术前后的评价与预后判断。

1.手术操作:冠状动脉造影常用血管径路为股动脉或桡动脉穿刺插管,将导管分别选择性插入左、右冠状动脉口部,试注造影剂证实导管在冠状动脉口内,先进行冠状动脉口内压力检测,避免导管嵌顿入冠状动脉口内,如压力正常即可以行冠状动脉造影。一般情况下,先做左冠状动脉造影,后做右冠状动脉造影。有时冠状动脉开口变异,难以找到的情况下,可先行左心室造影,了解左心室功能、冠状动脉开口及主动脉形态等情况,便于选择冠状动脉造影导管型号和指导插管。

(1)股动脉入路:动脉穿刺成功后,选用冠状动脉造影导管(Judkins导管),引入左冠状动脉导管,当导管尖端达到升主动脉时,左冠状动脉导管抵住升主动脉右壁,将管尖抵住升主动脉左侧壁慢慢下滑,导管尖即可顺利进入左冠状动脉口。以1～2 mL造影剂先行试验推注,及观察冠状动脉内压力正常,确认插管位置恰当,然后手推造影剂8～10 mL/次,以15～30帧/s数字录像多体位投照进行造影检查,左冠状动脉造影结束后,在左前斜位透视下,右冠状动脉导管抵达升主动脉右冠窦底,轻轻提拉和旋转导管头端使其转向右侧,轻轻上下滑动,一般都可顺利进入右冠状动脉口。以 1 ~ 2 mL 造影剂先行试验推注,观察冠状动脉内压力正常,确认插管位置恰当,然后手推造影剂,每次 6 ~ 8 mL。右冠状动脉开口变异较多,因此插管较为困难,操作者应轻柔、耐心。

(2)桡动脉入路:经皮桡动脉穿刺插管时,选用桡动脉多功能造影管 Sones 导管,可避免因更换导管而造成桡动脉痉挛的发生。在透视下,将导管经桡动脉送至主动脉窦底部,使其前端成形,操纵导管使其头端位于左冠状动脉开口附近,轻轻提拉和旋转导管头端即可以进入左冠状动脉开口,以 1 ~ 2 mL 造影剂先行试验推注,观察冠状动脉内压力正常,确认插管位置恰当即行多体位造影,左冠状动脉造影结束后,在左前斜位透视下,将导管头端移至主动脉瓣缘水平窦底处,管头向前,轻送并旋转至右侧,轻轻上下滑动,即可以进入右冠状动脉口。

(3)经桡动脉冠状动脉介入技术:桡动脉入路优点是手部的双重循环,减少手部的缺血,穿刺部位骨面扁平无骨突,减少穿刺部位出血,穿刺部位无主要神经、血管走行,无神经损伤的风险。减少穿刺点并发症,减少被检者术后观察时间,进而降低被检者的费用,使被检者提前下床活动,改善被检者术后的下肢活动能力,使被检者感到舒适。为股动脉条件不佳的被检者提供了另外一种选择,减少手术器械费用(不需要血管缝合器),改善被检者在病床上的活动,便于被检者接受其他治疗安排。

桡动脉入路缺点:桡动脉较细,容易发生痉挛,穿刺插管有一定的失败率,术后有部分被检者可出现狭窄甚至闭塞。由于手掌有桡动脉和尺动脉双重供血,即使桡动脉闭塞一般也不会有感觉。极个别被检者可发生骨-筋膜室综合征、手臂神经损伤等严重并发症。

Allen 试验:检查手部的血液供应,桡动脉与尺动脉之间的吻合情况。用来评价桡动脉穿刺插管的成功率。方法:①术者用双手同时按压桡动脉和尺动脉。②嘱被检者反复用力握拳和张开手指 5 ~ 7 次至手掌变白。③松开对尺动脉的压迫,继续保持压迫桡动脉,观察手掌颜色变化。若手掌颜色 10 s 之内迅速变红或恢复正常,即 Allen 试验阴性,表明尺动脉和桡动脉间存在良好的侧支循环;相反,若 10 s 手掌颜色仍为苍白,Allen 试验阳性,表明手掌侧支循环不良。阳性者严禁从桡动脉入路做介入手术。

(4)桡动脉的入点:在桡侧腕屈肌和肱桡肌之间触摸到桡动脉搏动点,如果桡动脉的血供被阻断,手部的血供可由尺动脉代偿。

经桡动脉介入的技术要点:先进行局部浸润麻醉,麻醉成功后,用 19 ~ 21G 的细针进行动脉穿刺,穿刺成功后,将 1 根直径 0.46 ~ 0.64 mm 的短导丝沿穿刺针插入血管中,并使导丝长出针的头端,之后撤出穿刺针,将短导丝保留在血管中,沿短导丝插入桡动脉鞘后撤出短导丝,此时注射"鸡尾酒"(即经过稀释的利多卡因、肝素和硝酸甘油混合剂)可能有助于减少血管痉挛的发生。将造影导管沿锁骨下动脉插入升主动脉,有些情况下,锁骨下动脉会引导导丝直接进入降主动脉,为克服这一点,应将造影导管插到锁骨下动脉和主动脉的结合处,然后导丝就会直接进入升主动脉。

2. 摄影体位

(1)左冠状动脉主干:摄影体位通常为左前斜(LAO)45°加头位(CRA)25°~30°或左前斜 45°加足位(CAU)15°~20°(即蜘蛛位横位心时采用)。在此两方位可以观察到左冠状动脉主干及前降支,回旋支的开口处;正位加头位30°可显示左冠状动脉主干远端;如左主干较短时,右前斜位加足位可观察左主干;右前斜位(RAO)30°及加头位或者足位也可以较好地展示左主干。

(2)左前降支:摄影体位通常为左前斜位30°~45°加头位20°~25°,可对左前降支近端和中段及角支和室间隔穿支开口部位清晰观察,右前斜35°~55°加头位15°~25°或加足位25°也是显示左前降支近段较好的投照角度,正位加向头位30°~35°为左前降支中段、远段显示的最佳摄影体位。

(3)回旋支:摄影体位通常为右前斜位30°加足位15°~25°、正位加足位25°~30°、左前位45°加足位25°,能清晰显示左回旋支。

(4)右冠状动脉:摄影体位通常为左前斜位45°,能对右冠状动脉起始部至后降支的血管节段做清晰显示;右前斜位30°加足位15°~20°亦是较好显示右冠状动脉主干的体位;左前斜位45°加头位15°~20°可显示右冠状动脉后降支和左室后支;前后位加头位20°~25°亦可较好显示后降支和左室后支。

3.摄影参数选择:造影剂选用非离子型造影剂,浓度为300~370 mgI/mL,左冠状动脉每次8~10 mL,右冠状动脉每次6~8 mL,手推造影剂1~2 s内匀速推完,以每秒15~30帧连续采集影像。

**(四)旋转冠状动脉造影**

选用冠状动脉造影导管(Judkins导管),采用股动脉或桡动脉穿刺插管,将导管分别选择性插入左、右冠状动脉口部,为获得较好的旋转采集序列,首先需要将被检者置于等中心位,即在后前位和侧位透视下使感兴趣区都在视野的中心。然后在非透视下进行常速旋转轨迹测试,以确保机架运动过程不会遇到障碍。准备好高压注射器推注造影剂。按下旋转采集键后机架即开始按设定轨迹高速旋转采集。造影剂完全显示整个冠状动脉,通常在旋转运动停止延迟数秒后,停止采集。应注意的是注射造影剂在旋转前开始,在旋转结束后终止,准备的造影剂总量应用超过4 mL/s乘以旋转时间。旋转采集的机架旋转角度左冠状动脉为右前斜30°+头位25°(RAO 30°+CRA 25°)至左前斜位50°+头位25°(LAO 50°+CA 25°);右冠状动脉为左前斜60°(LAO 60°)至右前斜30°(RAO 30°)。根据每例被检者冠状动脉血流的特征及影像采集所需要的时间调整造影剂用量及注射速率。一般用法是右冠状动脉旋转采集用12 mL造影剂,每秒注射3 mL,左冠状动脉旋转采集用16 mL造影剂,每秒注射4 mL,所有造影采集都采用30帧/s。

旋转冠状动脉造影主要优点是应用较少的造影剂及射线辐射量即能显示大量的冠脉病变信息。旋转冠状动脉造影造影剂的应用减少了近1/5,辐射量左冠状动脉及右冠状动脉均明显减少,旋转冠状动脉造影减少了辐射量且没有损失完整冠状动脉造影的影像信息优势。旋转冠状动脉造影实际上比标准冠状动脉脉造影提供了更多的冠状动脉脉影像信息,尤其是开口病变、分叉病变及明显偏心病变:为术者冠脉三维重建提供了视觉效果,减少了术者寻找最佳投射角度对技术熟练的依赖程度。

# 【实训记录】

实训记录见表3-3-1。

表3-3-1　实训记录

| 摄影体位 | 焦点大小 | 管电压/kV | 管电流/mA | 曝光时间/s | FFD/cm | 滤线栅（有/无） |
|---|---|---|---|---|---|---|
| 心脏大血管造影 | | | | | | |
| 冠状动脉造影 | | | | | | |

## 【实训讨论】

1. 心脏大血管造影检查摄影,体位设计是什么?
2. 选择性冠状动脉造影手术操作入路分别有哪些?
3. 旋转冠状动脉造影的主要优点是什么?

## 【知识拓展】

### 冠状动脉CT血管造影与造影比较

冠状动脉CT是冠心病的一个筛选检查,是通过从外周静脉血管注入造影剂,然后在造影剂经过心脏血管代谢时,用CT扫描使冠状动脉血管显影,看冠状动脉有没有狭窄的一个检查。所谓冠状动脉,就是给心脏自身供血的血管。冠状动脉发生硬化狭窄,这就是平常所说的冠心病。如果冠状动脉CT提示冠状动脉血管存在严重狭窄,可能就会建议患者去做冠状动脉造影检查。冠状动脉造影检查和冠状动脉CT都是检查冠状动脉有没有病变的检查。两者不同的地方在于冠状动脉造影检查是需要穿刺动脉血管,通过外周动脉(手或腿部动脉)把一根细的导管送到冠状动脉口处注射造影剂看冠状动脉有没有病变的方法。相比而言,冠状动脉造影的结果更可靠,更直观,更准确;冠状动脉CT可能存在伪差,但是随着CT技术的发展,伪差也在不断减少。另外,冠状动脉CT的费用相对来说要低,创伤要小。

冠状动脉CT血管造影(CTA)近年来被广泛使用,有无创伤、安全性高、使用方便的特点。冠状动脉CTA的使用是如此的广泛,以至于民众一度认为可以避免做有创伤的冠状脉造影术。果真是这样吗? 冠状动脉CTA存在哪些不为人熟悉的问题呢?

冠状动脉CTA最大的价值是排除冠心病,也就是说,如果冠状动脉CTA正常,得冠心病的可能性很小,不到5%。所以,对于某一个患者,症状不典型,没有高血压、糖尿病等危险因素,换句话说,冠心病可能性不大,又要排除冠心病,首选冠状动脉CTA。反过来,一个患者,典型心绞痛,又是高血压,又是糖尿病,每天吸2包烟,冠心病可能性非常大,这种情况下,首先考虑冠状动脉造影。

CTA最大的优势在于非创伤,但和冠状动脉造影相比,它有如下问题。

冠状动脉CTA显示不清晰的部位:远端血管,小血管,以及直径小于3.5 mm的支架内部情况的观察,比如有无支架内再狭窄。

心率快和不规则时(如房颤、频繁期前收缩)时,影响成像,首选冠状动脉造影。

放射损伤:冠状动脉CTA的放射线量是冠状动脉造影的1.5~2.0倍。排数越低,放射量越大,64 排就大于 256 排,冠状动脉 CTA 使用更多的造影剂,所以必须关注造影剂过敏的问题,严重过敏的比例为 0.04%。

造影剂肾病:已经有肾功能不全的人必须格外慎重,造成急性肾衰竭超过 10%,是 CTA 禁忌证之一。

合理使用冠状动脉 CTA,不要因为其无创而滥用,其实无创是相对的,CTA 亦是如此,在冠心病的诊断上,应该注重患者主诉,比如前述的心绞痛症状的鉴别,重视功能检查如运动心电图检查,不论冠状动脉 CTA 或冠状动脉造影,都不该被滥用(图 3-3-1、图 3-3-2)。

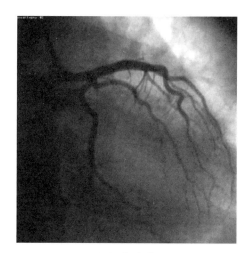

左冠状动脉　　　　　　　　　　　　　右冠状动脉

**图 3-3-1　冠状动脉造影**

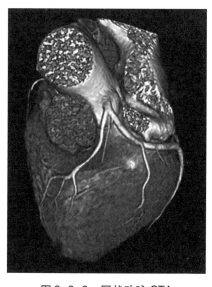

**图 3-3-2　冠状动脉 CTA**

**【课后习题】**

1.右冠状动脉主要分支不包括(　　　)

    A.右室前支 　　　　　　B.左室后支 　　　　　　C.后降支

    D.前降支 　　　　　　　E.锐缘支

2.选择性左心室造影应选择何种导管(　　　)

    A.Y形导管 　　　　　　B.响尾蛇导管 　　　　　C.T形管

    D.导尿管 　　　　　　　E.猪尾形导管

3.心脏冠状动脉造影模式一般选择的成像方式和帧率为(　　　)

    A.IVDSA,15 帧/s 　　　B.IADSA,7.5 帧/s 　　C.IVDSA,7.5 帧/s

    D.IADSA,15 帧/s 　　　E.IADSA,25 帧/s

**参考答案:**

1.D　2.E　3.E

（贺　朝）

# 参考文献

[1]李萌,樊先茂.医学影像检查技术[M].3 版.北京:人民卫生出版社,2014.

[2]唐陶富,廖伟雄,罗天蔚.X 射线检查与诊断技术[M].北京:人民卫生出版社,2015.

[3]崔军胜,张卫萍,兰军.医学影像检查技术[M].天津:天津科学技术出版社,2018.

[4]余建明.实用医学影像技术学[M].北京:人民卫生出版社,2015.

[5]曾勇明.数字 X 射线成像技术操作规范与剂量优化[M].重庆:重庆出版社,2009.

[6]余建明.医学影像技术手册[M].北京:人民卫生出版社,2014.

[7]余建明.医学影像技术学[M].3 版.北京:科学出版社,2014.

[8]余建明.X 射线造影检查技术学[M].北京:人民卫生出版社,2011.

[9]孙存杰.医学影像检查技术学[M].上海:第二军医大学出版社,2013.

[10]王骏.医学影像技术学[M].北京:人民军医出版社,2011.

[11]李萌,余建明.医学影像技术学:X 射线摄影技术卷[M].3 版.北京:人民卫生出版社,2017.

[12]隗志峰,张晨.医学影像技术学实训与学习指导[M].6 版.北京:人民卫生出版社,2019.

[13]于兹喜.医学影像检查技术学[M].北京:人民卫生出版社,2010.

[14]袁聿德.医学影像检查技术[M].北京:人民卫生出版社,2002.

[15]贾一鸣,凌梦颖.仰卧位髌骨轴位在膝关节疼痛患者检查的临床应用价值[J].影像研究与医学应用,2021,5(5):152-153.

[16]宋玉全,陈志远,邓宇,等.髌骨轴位摄影角度与屈膝角度的相关性[J].中国医学影像技术,2010,26(10):1957-1959.

[17]陈荣生,曾勇明,刘志宏,等.髌骨改良轴位的体位设计及临床应用[J].重庆医科大学学报,2010,26(06):920-922.

# 附 录

### 附表1　X射线摄影照片质量分析统计

| 影响因素 | 图像表现 | 存在问题及照片级别 |
|---|---|---|
| 技术人员操作技能和水平 | 摆位不当,异物重叠,兴趣区丢失、失真和歪斜,兴趣区细节模糊不清 | |
| 机器性能 | 探测器预热不够导致噪声过大 | |
| 摄影技术参数 | 曝光过度和不足,导致图像灰雾度大,对比度及锐利度降低或图像噪声大 | |
| 激光相机 | 照片被相机辊轴污物粘连 | |
| 图像后处理 | 分辨率不够,兴趣区过黑或过白 | |

注:优质X射线照片必须满足诊断要求。从X射线摄影技术上来分析,应具备以下条件:①适当的密度;②良好的对比度;③鲜明的锐利度;④正确的几何投影;⑤尽量少的噪声。

甲级片标准:①位置正确;②对比度、清晰度良好;③无异物伪影,无污染、划痕、粘连等;④充分显示解剖结构、形态,提供满意的诊断依据。其中1项不符合为乙级片,2~3项不符合为丙级片,各种技术原因导致不能作为诊断依据的为废片。

### 附表2　摄影体位实训考核项目评分表

| 项目总分 | 考核内容 | 分值 | 评分标准 | 得分 |
|---|---|---|---|---|
| 准备质量标准(20分) | 1. 详细阅读申请单,核对被检者姓名、性别、检查部位 | 6分 | 未核对者扣6分 | |
| | 2. 检查室温、空气湿度,接通设备电源、开机;观察电源电压是否正常 | 6分 | 缺一项扣1分 | |
| | 3. 检查接收器(FPD/IP)位置是否正确、打印机状态是否正常 | 4分 | 不符合要求每项扣2分 | |
| | 4. 去除被检者身上金属等高密度异物 | 4分 | 未做扣4分 | |

续附表2

| 项目总分 | 考核内容 | 分值 | 评分标准 | 得分 |
|---|---|---|---|---|
| 操作质量标准<br>（70分） | 1. 移动X射线管,焦-片距离调整在适当范围内 | 7分 | 根据情况酌情扣分 | |
| | 2. 将X射线中心线对准床下滤线栅中心,调整照射野,使照射野符合摄影要求,暗盒置于摄影床下暗盒托盘内 | 10分 | 根据情况酌情扣分 | |
| | 3. 录入被检者信息。录入被检者姓名、年龄、体重、病史等信息 | 3分 | 未做扣3分 | |
| | 4. 被检者摄影体位中点对准台面中线。叮嘱被检者曝光时保持体位静止不变 | 6分 | 一项未做扣3分 | |
| | 5. 摄影体位设计正确,呼吸方式正确 | 9分 | 一项未做扣3分 | |
| | 6. 中心线设计正确 | 6分 | 根据情况酌情扣分 | |
| | 7. 体位上、下缘定位正确 | 4分 | 根据情况酌情扣分 | |
| | 8. 对非照射部位进行射线防护 | 5分 | 未做扣5分 | |
| | 9. 设置曝光条件,管电压和管电流正确,也可选用自动控制曝光 | 8分 | 根据情况酌情扣分 | |
| | 10. 手闸曝光,曝光期间观察曝光指示灯是否正常 | 6分 | 未做扣6分 | |
| | 11. 曝光结束,记录摄影条件,CR将暗盒取出读取影像信息 | 6分 | 未做扣6分 | |
| 图像后处理及存储质量标准<br>（10分） | 1. 在CR/DR系统中新建检查项目,录入被检者信息,选择检查部位、体位,点击"确认"键,进入曝光界面 | 2分 | 未做扣2分 | |
| | 2. CR系统用条码扫描仪对IP的条码窗进行信息读取。将扫描后的IP插入激光扫描仪,读取影像信息 | 2分 | 未做扣2分 | |
| | 3. 获得图像后,对图像进行后处理,调节亮度、剪裁、标记,并对多幅图像进行排版。影像显示能满足诊断学要求 | 2分 | 根据情况酌情扣分 | |
| | 4. 确认图像信息,存储、传输、打印照片 | 2分 | 未做扣2分 | |
| | 5. 退回至主界面,按顺序关机 | 2分 | 未做扣2分 | |

附表 3　实训报告

| |
|---|
| 实训项目：<br>实训日期：<br>实训地点：<br>实训小组：<br>实训指导老师： |
| 实训目的： |
| 实训仪器设备： |
| 实训方法： |
| 实训步骤： |
| 实训结果与小组讨论：<br><br><br><br><br>小组成员： |
| 实训指导老师评价：<br><br><br><br>　　　　　　　　　　　　　　　　　　　　　指导老师：<br>　　　　　　　　　　　　　　　　　　　年　　月　　日 |